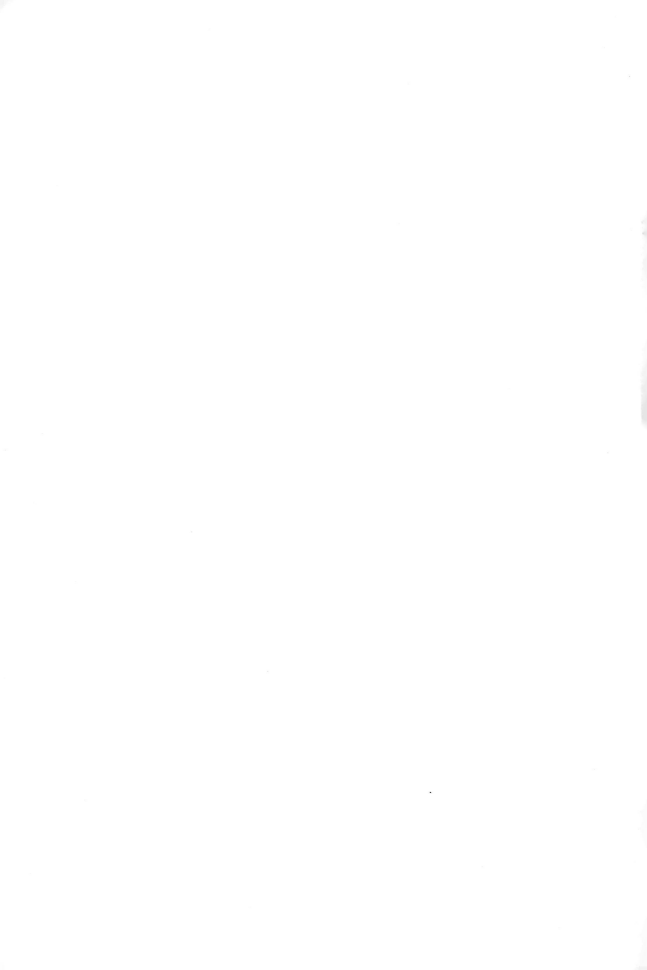

覚醒下手術ことはじめ
The Handbook of Awake Surgery

【編著】中田光俊　金沢大学医薬保健研究域医学系
脳・脊髄機能制御学 教授

中外医学社

■執筆者一覧（執筆順）

中田 光俊　金沢大学医薬保健研究域医学系脳・脊髄機能制御学　教授
木下 雅史　金沢大学医薬保健研究域医学系脳・脊髄機能制御学　講師
中嶋 理帆　金沢大学医薬保健研究域保健学系リハビリテーション科学領域　助教
松久 大希　金沢大学医薬保健研究域医学系麻酔・集中治療医学　助教
沖田 浩一　金沢大学附属病院リハビリテーション部　言語聴覚士
中出 祐介　金沢大学附属病院検査部　副臨床検査技師長
油野 岳夫　金沢大学附属病院検査部　臨床検査技師

■白質解剖図提供

篠原 治道　金沢大学医薬保健研究域医学系脳医科学専攻機能解剖学分野　客員教授

発刊にあたって

　私が，覚醒下手術を初めて見たのは2007年だったと記憶しています．当大学で行われたグリオーマの手術でした．以後大学での覚醒下手術は多くありませんでしたが，脳腫瘍治療担当医師として年に数回の覚醒下手術を行っていました．2013年7月にフランス モンペリエのDuffau教授を訪ね，覚醒下グリオーマ摘出術を見学させていただきました．手術顕微鏡もナビゲーションも使用しない，覚醒下でのタスクに対する患者さんの反応を頼りにしたマクロの手術でした．テクノロジーが進歩してグリオーマ摘出術に多くの医療機器・技術が導入されている昨今の状況の中にあって，肉眼のみで患者さんの反応および術者の知識と経験に依存した手術は強い衝撃でした．覚醒下手術チームの木下雅史講師，作業療法士の中嶋理帆助教が時期を違えてそれぞれDuffau教授の下で留学生活を送り，また言語聴覚士の沖田浩一氏が同施設に見学に赴き，最先端の覚醒下手術を学びました．これに伴い当施設での覚醒下手術件数は増加しました．しかしながら，我々の覚醒下手術の経験はまだ200件程度です．この200件は毎回が発見で，独自で創意工夫を重ねてきました．運動・感覚・言語のモニタリングのみならず，視覚機能や高次脳機能評価を行うようになって，最近は全国から多くの先生方に見学に来ていただくようになりました．そのような状況の中で，まだまだ少ない経験であっても，覚醒下手術の立ち上げを施設で担う先生方，また施設の覚醒下手術チームの構成メンバーに向けてきっと役立つ本が作れると考え，本書をまとめました．執筆者は当施設の覚醒下手術チームメンバーで，関連するパートをそれぞれ専門分野の観点から担当していただきました．少しでもわかりやすくするために図を多く挿入し，術中videoを多用し専用サイトから閲覧できるようにしました（xページ参照）．

　また，本書は手術室に持ち込んで，術中に困った時に役立つ本をイメージしています．覚醒下手術に関わる多くの医療者に是非広く読んでいただき，少しでも役に立つことができましたらこの上ない喜びです．

　本書の出版に当たり，短い期間で，担当分を書き上げた当院の覚醒下手術チームメンバーに感謝いたします．また，金沢大学の覚醒下手術の黎明期を担われた林　裕先生（石川県立中央病院脳神経外科部長）と故　濵田潤一郎先生（金沢大学脳神経外科前教授）に感謝いたします．最後に，編集を担当していただきました中外医学社　佐渡眞歩氏，中畑　謙氏には大変お世話になりました．この場を借りまして厚くお礼申し上げます．

　2019年　2月

金沢大学医薬保健研究域医学系脳・脊髄機能制御学　教授
中 田 光 俊

目次

本書の動画視聴方法　　x

1　はじめに　　〈中田光俊〉　1

 I　覚醒下手術のエビデンス　　1
 II　手術コンセプトの変化　　2
 III　皮質マッピングと皮質下マッピング　　5

2　白質神経線維の基礎知識　　〈中田光俊〉　7

 I　電気刺激で認める症状　　9
 II　主な白質神経線維　　9

3　覚醒下手術の準備・コツ　　〈中田光俊〉　26

 I　覚醒下手術ことはじめ10箇条　　26
 II　手術の同意と説明　　35
 III　施設認定の手順　　36

4　トラクトグラフィの作成法　　〈木下雅史〉　39

 I　DTIトラクトグラフィの原理　　39
 II　綺麗なトラクトの描き方　　42
 III　限界　　43

5　覚醒下手術の流れ　　〈木下雅史〉　46

 I　手術場の入室から退室まで　　46
 II　手術に使用する道具　　48
 III　局所麻酔の場所，使用薬剤，使用量　　49
 IV　全身麻酔下での手術：皮切と開頭範囲の決定　　50
 V　覚醒下手術と全身麻酔下の手術　　51

6 タスク者の準備 〈中嶋理帆〉 52

- I タイムスケジュール ... 52
- II 機能評価・検査法 ... 52
- III タスクの練習 ... 53

7 覚醒下手術の麻酔 〈松久大希〉 55

- I 術前診察 ... 55
- II 覚醒下手術に対する麻酔管理のリスクファクター ... 55
- III 入室から退室までの流れ ... 56
- IV 麻酔における問題点 ... 62

8 覚醒下手術の手術手技 〈木下雅史〉 65

- I 覚醒させるタイミング ... 65
- II 刺激強度の決定法 ... 66
- III タスクの negative control ... 67
- IV Cortical mapping の意義と詳細 ... 67
- V 脳表面処理 ... 68
- VI Subcortical mapping の意義と詳細 ... 68
- VII Subpial dissection ... 69
- VIII タスクをかける基準 ... 70
- IX タスク陽性の判断とコツ ... 71
- X 摘出するか否かの判断 ... 72
- XI 覚醒終了の基準 ... 72

9 覚醒下手術のタスク 74

〈1〉タスクの考え方とタスク施行の工夫 〈中嶋理帆〉 74

- I タスクの考え方 ... 74
- II タスク施行の工夫 ... 77

- 〈2〉運動 〈中嶋理帆〉 80
  - I 皮質局在と運動の特徴 80
  - II 白質線維と運動の特徴 80
  - III 錐体路 81
  - IV タスクの方法 82
  - V 出現する症状と判別方法 83
- 〈3〉感覚 〈中嶋理帆〉 85
  - I 皮質局在と感覚 85
  - II 白質線維と感覚 85
  - III 術中タスクと誘発される症状 86
- 〈4〉言語 〈沖田浩一〉 88
  - I タスク者の役割 88
  - II 皮質局在と言語 89
  - III 白質神経線維と言語 93
  - IV 術中タスクの方法と誘発される症状 94
- 〈5〉視覚 〈木下雅史〉 99
  - I 術中出現する視覚障害とその責任領域 99
  - II 術中タスクの方法と出現する症状 100
  - III 視野障害, 視空間認知障害, 視覚失認の違いと検出法 101
- 〈6〉高次脳機能 〈中嶋理帆〉 103
  - I 皮質・白質線維と高次脳機能 103
  - II タスクの方法・出現する症状と判別方法 105
  - III 術中の高次脳機能評価における偽陽性 111

10 覚醒下手術の電気モニタリング 〈中出祐介〉 *114*

- I 術中モニタリングの基礎 114
- II 術中モニタリングに必要な機器, 機材 118
- III 術中モニタリングの実際 121

11 症例提示 〈木下雅史〉 *139*

- 〈1〉運動領域 139

- 〈2〉補足運動野領域 ... 148
- 〈3〉感覚領域 ... 153
- 〈4〉言語領域 ... 157
- 〈5〉視覚領域 ... 167
- 〈6〉高次脳機能 ... 172

12 ピットフォールと対応策 ... 182

- 〈1〉麻酔科的視点 〈松久大希〉 182
  - Ⅰ 合併症の種類と対処法 ... 182
  - Ⅱ 換気困難 ... 183
  - Ⅲ 再導入時における気道確保確立までの経緯 ... 183
  - Ⅳ 再挿管に難渋する場合 ... 185
- 〈2〉脳神経外科的視点 〈中田光俊〉 187
  - Ⅰ 寒気 ... 187
  - Ⅱ 悪心 ... 188
  - Ⅲ 疼痛 ... 188
  - Ⅳ 痙攣 ... 188
  - Ⅴ 精神的不安 ... 189
  - Ⅵ 脳圧亢進 ... 189
  - Ⅶ 新たな神経症状の出現 ... 189
  - Ⅷ 意欲低下 ... 190
  - Ⅸ 血圧上昇による腫瘍内出血 ... 190
- 〈3〉タスク者的視点 〈中嶋理帆〉 192
  - Ⅰ タスク判定に難渋する場合 ... 192
  - Ⅱ タスクの種類とピットフォール ... 193
- 〈4〉検査者的視点 〈油野岳夫〉 198
  - Ⅰ 電気刺激の注意点 ... 198
  - Ⅱ 術中モニタリング検査の陽性判定 ... 198
  - Ⅲ MEPでどれだけ落ちると不可逆的なのか ... 200
  - Ⅳ アラーム時の注意点 ... 201
  - Ⅴ 実際のMEPモニタリング波形の提示 ... 201
  - Ⅵ トラブルシューティング ... 205

13 術後急性期の症状 〈木下雅史〉**209**

- I 術後急性期の症状と原因 209
- II 術後の錐体路症状と補足運動野症状との見極め 210
- III 緊急の対応を要する症状 210
- IV 経過観察でよい症状 212

14 術後検査計画 〈中嶋理帆〉**213**

- I 術後評価の目的 213
- II 術後の評価法と時期 213
- III 日常生活・社会生活への影響 214
- IV 機能回復の見込み 215

15 おわりに～覚醒下手術の今後の展望～ 〈中田光俊〉**217**

- I 改善点 217
- II 発展の方向性 219

索引 223

本書の動画視聴方法

1. 本書のシリアルコードは以下のとおりです．

   awakesurgery

2. 次のいずれかの方法で，中外医学社ホームページ内の「動画閲覧・ファイルダウンロード」ページにアクセスしてください．
   - 中外医学社ホームページ（http://www.chugaiigaku.jp/）にアクセスし，下に少しスクロールすると左側にあらわれるバナー「動画閲覧・ファイルダウンロード」をクリックしてアクセス．
   - 「動画閲覧・ファイルダウンロード」ページのURL（http://chugaiigaku.jp/movie_system/video/m_list.html）を直接入力してアクセス．
   - スマートフォンなどで下のQRコードを読み取ってアクセス．

3. 「覚醒下手術 ことはじめ」の表紙画像左横のラジオボタンを選択してください．

4. シリアルコード欄に上記のシリアルコードを入力し，「＞確定」をクリックしてください．

5. 御覧になりたい動画番号をクリックし，再生ボタンをクリックすると動画が再生されます．

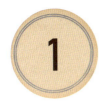

The Handbook of Awake Surgery

1 はじめに

▶Introduction▶

　覚醒下手術とは「術中に患者さんを覚醒させ，運動・言語機能，高次脳機能の局在を同定し，神経機能をリアルタイムでモニタリングする手術術式」と定義される．脳腫瘍やてんかん焦点といった摘出率が予後に関係する脳実質病変を，「安全かつ最大限に」摘出するための手術方法である．覚醒下での脳神経外科手術は19世紀末に初めて行われ，20世紀に入って，Wilder Penfieldがてんかん外科手術において，電気刺激による運動感覚支配領域を詳細に報告した[❶]．これは現在でも広く使用されているいわゆるPenfieldの図である．初期の覚醒下手術はてんかん治療のために行われることが主であった．脳腫瘍に対する覚醒下手術が普及したのは，1960年代に麻酔科領域で強力な鎮痛薬と強力な鎮静薬を使用したニューロレプト麻酔が導入され気管挿管せずに覚醒下手術が可能になってからである．さらに普及に拍車がかかったのは1990年プロポフォールによる静脈麻酔が可能になって麻酔管理がより安全に行えるようになってからである．日本では，プロポフォールは1995年12月に使用可能となり，グリオーマ摘出に際して覚醒下での術中脳機能マッピングが取り入れられるようになった．MRI画像の進歩 動画1-1 やニューロナビゲーションをはじめとした手術支援機器の進歩も伴い，この20年余りで大きく発展した外科的治療法である．

　日本においては，日本Awake Surgery研究会の第1回が2003年に開催され，2006年から覚醒下手術のガイドライン作成に着手し2012年に策定された．そして2014年には覚醒下マッピングの保険収載が叶い，同年日本Awake Surgery研究会は日本Awake Surgery学会に移行した．多くの施設で本手術がすでに施行され，今後さらに導入する施設が増えると予測される．

I 覚醒下手術のエビデンス

　脳腫瘍に対する覚醒下手術の有用性に関する報告が蓄積している．術中電気刺激マッピングの有用性についてメタ解析した結果，覚醒下マッピングをした方が，しないより術後早期の神経学的異常をきたす可能性が高かったが（36% vs 11.3%），慢性期に後遺する神経学的合併症は覚醒下マッピングした群で有意に低率であった（3.4% vs 8.3%）．また，腫瘍のgross total resectionの割合は，覚醒下マッピングした群で75%，しない群で58%であった[❷]．覚醒下手術は術後の神経学的後遺症を低減し，病変の摘出率を向上させるとするエビデンスから，覚醒下手術がグリオーマ手術の標準治療となるべきことを示唆している．

II 手術コンセプトの変化

覚醒下手術の対象疾患は脳内原発腫瘍であるグリオーマが主であるが，転移性脳腫瘍や海綿状血管腫など脳内に埋没し進入経路となる脳皮質と白質の脳機能の同定が必要となる脳内病変も含まれる．覚醒下手術が可能になって，特にグリオーマ摘出術の基本コンセプトに変化が生じており，私見を交えて概説する．

1 境界型悪性グリオーマ lower-grade glioma（WHO grade Ⅱ and Ⅲ）

境界型悪性グリオーマは若年（30〜50歳代）で痙攣発症にて見つかることが多い．画像にて Grade Ⅱ glioma が指摘された場合，経過観察よりも早期の摘出手術が勧められる．その理由は生存期間の延長と悪性転化の予防，てんかん焦点の切除である．また，Eloquent area に局在する場合は覚醒下手術が積極的に推奨される[3]．摘出率については gross total resection では near total resection や subtotal resection よりも生存期間の延長を見込めると報告されている[4]．さらに，画像上の病変を越えて脳機能マッピングの陰性領域を摘出する supratotal resection が有用とする概念が生まれた[5]．Grade Ⅲ glioma については T2 高信号領域の53％以上の摘出で全生存期間の延長が見込めると報告されている[6]．このように摘出率が生存期間に関係するため，病変は可能な限り摘出すべきであるが，機能野に浸潤する病変の摘出にあたっては慎重な判断が必要である．やはり覚醒下手術にて機能温存を確認しながら最大限の摘出を図るべきであろう 図1-1A ．

グリオーマと診断された場合，その疾患からは一生逃れることはできないが，境界型悪性グリオーマの場合は，初回手術から5年以上の生存期間を見込めることが多い．社会生活を正常に営んでいた人が，手術後に高次脳機能が低下し社会生活が損なわれることになれば，術後の生活の質（quality of life: QOL）が大きく変化したまま残りの人生を送ることが余儀な

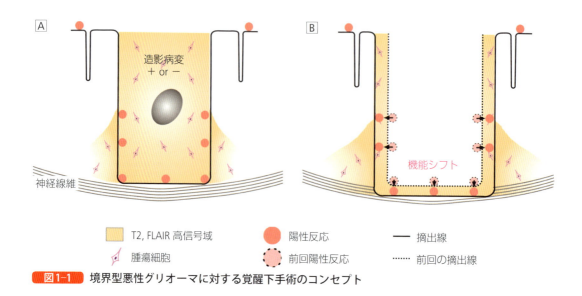

図1-1 境界型悪性グリオーマに対する覚醒下手術のコンセプト

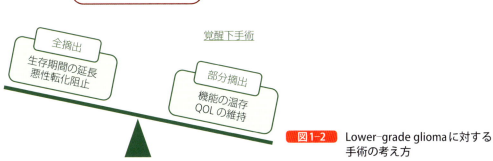

図1-2 Lower-grade gliomaに対する手術の考え方

くされる．できれば，初回の手術で日常生活，社会生活に重要な脳機能が損なわれることは回避したい．

　グリオーマは，正常脳に浸潤する腫瘍であることと，脳という臓器の特質から手術による全摘出は不可能であり，境界型悪性グリオーマ手術後の再発形式としては摘出腔周辺でT2，FLAR高信号領域の拡大を認めることが一般的である．初回術中にタスクにより陽性反応を認め機能野と判断された部位も，腫瘍が同部位で緩徐に増大し摘出が必要になれば，次の手術では機能は別部位で代償されタスクに対して陰性反応を示す現象がしばしば認められる[7]．これは脳の可塑性による機能シフトと呼ばれる 図1-1B ．このことから，境界型悪性グリオーマに対しては臨床経過中に複数回の手術が可能である．長期間の臨床経過における患者さんのQOLの維持，およびその経過中での複数回の手術が可能であることを考えると，仮にT2，FLAR高信号領域を一部残存させても機能温存を図る方が優位とする考え方もある 図1-2 ．

　境界型悪性グリオーマは患者さん本人の希望や社会生活を含めた背景が手術方針決定の重要な因子となる．例えば，職場での要職にあって高度の判断を術後もしていかなければならない場合と，無職で自宅での生活が主になる場合では，温存する必要のある高次脳機能が異なる．摘出率と機能温存のバランスについては，症例に応じて慎重に決定する必要がある．

2 膠芽腫（WHO grade IV）

　膠芽腫は60歳以上の高齢者で，すでに何らかの神経症状をきたし見つかることが多い．膠芽腫はあらゆる治療を行っても，全生存期間は2年以内の場合が多く，長期間の生存は通常見込めない．残存させた病変は必ず再発の温床となることから，病変は可能な限り摘出すべきである．造影病変の78％以上を摘出すれば摘出率が高いほど全生存期間の延長を見込める[8]．膠芽腫に対する覚醒下手術には賛否両論あり，術前MRIにてリング状造影病変を認め膠芽腫が強く疑われた場合には覚醒下手術は施行しないとする施設と，症例の状態を考慮

Ch.1 ● はじめに

して覚醒下手術を選択する施設がある．否定派の意見は，膠芽腫に対する手術は生存期間延長が主目的で機能温存よりも摘出が優先されるという点と，膠芽腫は腫瘍周囲の脳浮腫が強く，術中の覚醒時に脳が膨隆してくるなど手術のリスクが境界型悪性グリオーマより格段に高い点が挙げられる[9]．もちろん，術前に意識障害を認めたり，温存したい脳機能がすでに侵されている場合は覚醒下手術の適応にはならない．筆者らは膠芽腫と考えられる症例であっても，覚醒下手術の適応を満たせば（3章「覚醒下手術の準備・コツ」参照），積極的に覚醒下手術を施行している．その目的は造影病変周囲の腫瘍浸潤脳の拡大摘出にある．造影病変周囲のFLAIR高信号領域の摘出が生存期間の延長に寄与するとの報告がなされ[10]，造影病変外の白質が非機能脳であれば拡大して摘出している．造影病変はフェンスポストを使用して全摘出を行った上で，その周囲の浸潤領域を拡大摘出する際に，摘出限界の決定に脳機

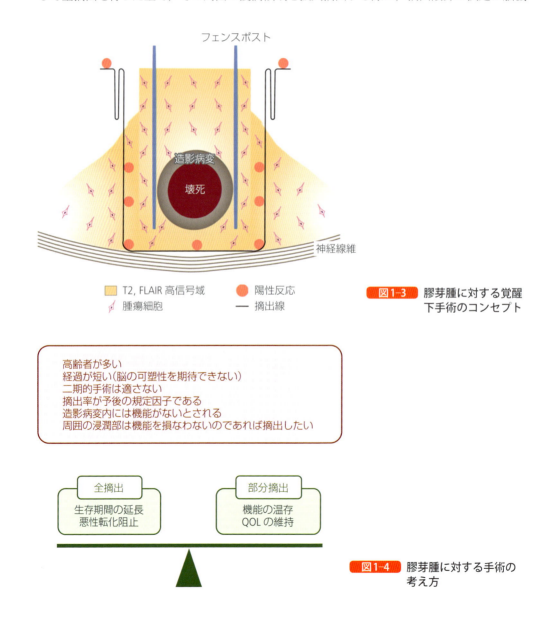

図1-3 膠芽腫に対する覚醒下手術のコンセプト

図1-4 膠芽腫に対する手術の考え方

能マッピングが有用となる 図1-3 ．膠芽腫は境界型悪性グリオーマと異なり，臨床経過の短さから脳の可塑性を期待した2回目の手術は想定できない．初回の手術での摘出率がその後の生存期間に大きく影響するため，摘出と機能温存のバランスについては，境界型悪性グリオーマと比較し摘出にやや比重が傾くことになる．仮に覚醒下手術中にタスクにて陽性反応を認めた部位であっても肉眼的に腫瘍組織であれば摘出する方がよいであろう．なお，筆者らの経験では画像上の造影病変と思われる部位においてタスクに対する陽性反応を認めたことはこれまでない．ただし，膠芽腫であっても日常生活に重要な，運動・感覚・言語機能は温存させたい．患者さんの希望も考慮し，摘出と機能温存の適切なバランスが重要となる 図1-4 ．

III 皮質マッピングと皮質下マッピング 図1-5

覚醒下脳機能マッピングは脳表面の電気刺激を行う皮質マッピングと，皮質切開後に白質の電気刺激を行う皮質下マッピングに分けられる．

1 皮質マッピング

通常皮質マッピングを行う前に，電気刺激の強度を決定するために明らかな機能部位において1.5 mA程度から0.5 mAずつ上げて，陽性反応を示す刺激強度を決定する[11]．通常は3〜6 mAで陽性反応を示す．この作業は電気刺激装置がうまく機能しているかの確認作業でもある．刺激強度が決まれば，皮質マッピングを行う．目的は脳皮質の機能領域を同定することにある．陽性反応を示す脳皮質には機能が確実に存在するため，その場所に切り込むことはできない．切除可能となる陰性反応部位を探索する作業である．

2 皮質下マッピング

陰性反応を示す脳皮質の切開後に，皮質下で陽性反応を見出す作業である．術前のシミュレーションから白質神経線維が走行していると想定される部位において適切なタスクをかけ

皮質マッピング
機能部位を同定し，
進入可能な脳皮質を決定する

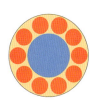

皮質下マッピング
機能白質神経線維を同定し，
摘出限界を探索する

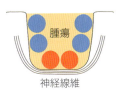

図1-5 皮質マッピングと皮質下マッピングの意義

白質神経線維を同定する．陽性反応を示せばそこが摘出限界となる．

Tips 覚醒下手術は，全身麻酔手術に比べて，多くの医療スタッフが関わり労力を要する手術であると同時に，覚醒状態で脳にメスを入れられる患者さんにかかるストレスも大きい．特殊な手術手技であり，危険性を伴うことは常に念頭におきたい．コンセプト，意義，できることとできないことをよく理解して，本手術に臨んでいただきたい．

文 献

❶ Penfield W, Rasmussen T. The Cerebral Cortex of Man: A Clinical Study of Localization of Function. New York: Mac-Millan; 1957.
❷ De Witt Hamer PC, Robles SG, Zwinderman AH, et al. Impact of intraoperative stimulation brain mapping on glioma surgery outcome: a meta-analysis. J Clin Oncol. 2012; 30: 2559-65.
❸ Aghi MK, Nahed BV, Sloan AE, et al. The role of surgery in the management of patients with diffuse low grade glioma: a systematic review and evidence-based clinical practice guideline. J Neurooncol. 2015; 125: 503-30.
❹ McGirt MJ, Chaichana KL, Attenello FJ, et al. Extent of surgical resection is independently associated with survival in patients with hemispheric infiltrating low-grade gliomas. Neurosurgery. 2008; 63: 700-7; author reply 7-8.
❺ Yordanova YN, Moritz-Gasser S, Duffau H. Awake surgery for WHO Grade Ⅱ gliomas within "noneloquent" areas in the left dominant hemisphere: toward a "supratotal" resection. Clinical article. J Neurosurg. 2011; 115: 232-9.
❻ Fujii Y, Muragaki Y, Maruyama T, et al. Threshold of the extent of resection for WHO Grade Ⅲ gliomas: retrospective volumetric analysis of 122 cases using intraoperative MRI. J Neurosurg. 2018; 129: 1-9.
❼ Southwell DG, Hervey-Jumper SL, Perry DW, et al. Intraoperative mapping during repeat awake craniotomy reveals the functional plasticity of adult cortex. J Neurosurg. 2016; 124: 1460-9.
❽ Sanai N, Polley MY, McDermott MW, et al. An extent of resection threshold for newly diagnosed glioblastomas. J Neurosurg. 2011; 115: 3-8.
❾ 藤井正純．覚醒下手術の実施：言語機能温存を中心に．脳神経外科速報．2017; 27: 1021-9.
❿ Li YM, Suki D, Hess K, et al. The influence of maximum safe resection of glioblastoma on survival in 1229 patients: Can we do better than gross-total resection? J Neurosurg. 2016; 124: 977-88.
⓫ Kayama T. The guidelines for awake craniotomy guidelines committee of the Japan awake surgery conference. Neurol Med Chir. 2012; 52: 119-41.

［中田光俊］

2 白質神経線維の基礎知識

▶Introduction▶

　脳の機能局在の理解には，皮質における機能局在および白質神経線維の走行と機能の理解が不可欠である．一般に皮質の摘出には機能代償は生じやすいが，白質レベルでの損傷は代償が期待しにくいとされている❶．したがって，覚醒下手術を行うにあたっては，白質神経線維の走行や機能は熟知しておく必要がある．

　白質神経線維は手術中には決して走行を見分けることができないが，拡散トラクトグラフィにて精細な描出が可能になり，可視化できるようになってからその理解が進んでいる　図2-1　動画2-1　．これらの白質神経線維は，1956年にKlinglerにより報告された白質神経線維の剖出技術により屍体脳を用いて実際に肉眼的に同定することが可能である　図2-2　．

　白質神経線維は3種類の線維に分けられる　図2-3　．連合線維は同側の大脳皮質間の異なる領域を結ぶ線維，投射線維は大脳皮質と大脳以外を結ぶ線維，交連線維は左右の大脳皮質の対照的な部位を結ぶ線維である．このうち，皮質下マッピングの対象になるのは連合線維と投射線維である．代表的な白質神経線維の走行と機能，損傷された時に認める症状について　表2-1　にまとめた．

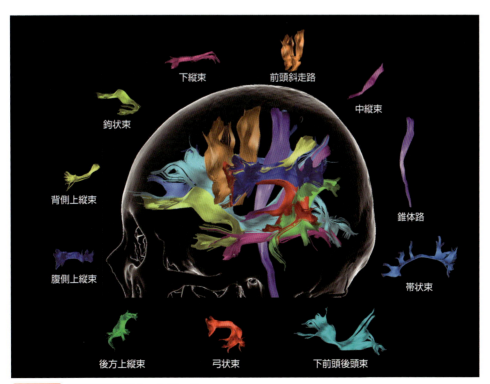

図2-1　白質神経線維ネットワーク

Ch.2 ● 白質神経線維の基礎知識

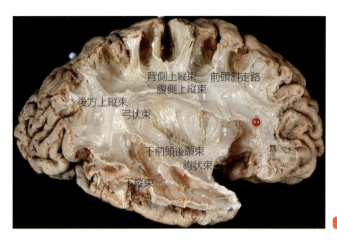

図2-2 白質神経線維の剖出

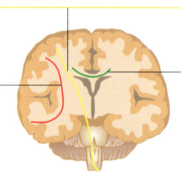

図2-3 白質神経線維の種類

表2-1 主な白質神経線維とその機能

線維名	走行	機能	損傷による症状
錐体路	運動野-脊髄	運動	片麻痺
感覚路	脊髄-感覚野	感覚	感覚障害
視放線	外側膝状体-後頭葉	視覚	1/4盲,同名半盲
背側上縦束	下尾側頭頂皮質-背外側前頭前皮質	視覚空間認知,行為,作業記憶	半側空間無視,失行,視覚運動失調,作業記憶障害
腹側上縦束	縁上回-前頭前皮質	視覚空間認知,構音,聴覚理解	半側空間無視,構音障害,聴覚的理解障害
後方上縦束	縁上回,角回-側頭葉	聴覚,理解,語彙検索,音読	聴覚的理解障害,失読
弓状束	Wernicke-Broca	言語	音韻性錯語,復唱障害
下縦束	後頭葉-側頭葉	視覚認知	視覚失認,相貌失認,失読
下前頭後頭束	後頭葉-前頭葉	言語,注意	語性錯語,注意障害
前頭斜走路	Broca-SMA	発話開始,流暢性,運動制御	流暢性障害,運動制御の障害
前頭線条体路	尾状核-SMA	発話開始,運動制御	流暢性障害,運動制御の障害
帯状束	帯状回	注意,遂行機能	認知・注意・記憶・遂行機能低下
鉤状束	前頭葉-側頭葉	情動	不明
中縦束	上側頭回-頭頂葉	視聴覚統合	不明

I 電気刺激で認める症状

機能別に白質神経線維の電気刺激で認める症状を 表2-2 に示した[2,3]．電気刺激には，機能ネットワークの遮断により機能障害をきたす場合と，逆に活性化させることにより機能を誘発する場合がある．

表2-2 直接電気刺激で認める症状

運動感覚系	症状
錐体路	部位局在に一致した対側の筋収縮
体性感覚線維	部位局在に一致した異常感覚
前頭斜走路，前頭線条体路	発話停止，運動開始やコントロールの障害

視覚系	症状
視放線	抑制現象（欠損，霧がかかる）と興奮現象（閃光），または幻視
背側・腹側上縦束	半側空間無視
下縦束	視覚失認

言語系	症状
弓状束	音韻性錯語，構音障害，復唱障害
後方・腹側上縦束	聴覚的理解障害，失名詞
下前頭後頭束	語性錯語
下縦束	失読

高次脳機能系	症状
弓状束，上縦束，帯状束	メンタライジング障害
複数の皮質や神経線維	multimodal system（作業記憶，注意機能，遂行機能，意識など）障害

II 主な白質神経線維

運動や感覚は左右の大脳半球が分担し左右等しく機能しているが，高次脳機能は左右どちらかの半球にその主要な機能が局在している．これを脳の側性化と言い，高次脳機能の中でも言語中枢が代表例である．白質神経線維の理解のためには，側性化の知識も重要である．なお，「側性化」には機能的な左右大脳半球の優位性と，構造的な左右差をさす場合があるが，本項では前者について述べる．以下，代表的な神経線維について概説する．

1 錐体路（pyramidal tract: PT） 図2-4 動画2-2

走行：大脳皮質の運動野から起こり脊髄を経て骨格筋に至る．背側で全体のおよそ3分の2は中心前回から，腹側で残りの3分の1は頭頂葉から起こる．皮質脊髄路とも呼ばれる．運動野皮質は，頭頂側から側頭部へかけて下肢，上肢，手指，顔面と舌の体部位局在に分かれている．錐体路をなす線維のうち，錐体路にも体局在性が存在し，内包，大脳脚，錐体，脊髄においては明瞭に分かれている．延髄レベルで大部分の線維が錐体交叉で反対側に入り，脊髄の側索を外側皮質脊髄路となって下行し，残りの線維は前皮質脊髄路としてそのま

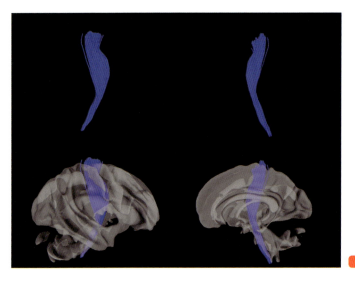

図2-4 錐体路

ま下降する．なお，錐体交叉では大脳皮質の上肢領域からの線維束が下肢領域からの線維束よりも先に対側に入る．

　機能：随意運動の指令を伝える線維束である．

　損傷した時の症状：錐体路の損傷では錐体路徴候と呼ばれる身体所見（痙性麻痺，腱反射亢進，病的反射の出現，腹壁反射消失）が生じる．麻痺は，皮質レベルでの損傷の場合は体局在性に従った領域に出現し，下降路での損傷の場合は半身の片麻痺を呈する．

　電気刺激した時の症状：覚醒下手術における錐体路の電気刺激では，皮質に近い皮質下領域では体部位局在に一致した対側の筋収縮が生じる．降路での錐体路の刺激では，運動の痙性亢進を伴う不随意運動が生じる．

　側性化：左右均等に，反対側の機能を担っている．

　最新の知見：術中の電気刺激によるモニタリングは，錐体路を含む中心溝周囲の手術においては限界もある．中心溝周囲に局在する膠芽腫に対しては，覚醒下手術による運動，言語機能モニタリングに加え，機能的MRI，拡散テンソルトラクトグラフィ，体性感覚誘発電位（somatosensory evoked potentials: SSEP），脳皮質電位（electrocorticogram: ECoG）といった，種々のニューロイメージングやモニタリング技術を組み合わせ，それぞれの利点を生かすことにより，従来は不可能であった機能温存と最大限の摘出が可能である[4]．

2 感覚路　図2-5　動画2-3

　走行：脊髄から視床を通って大脳皮質の体性感覚野へ至る．感覚路には，表在感覚（痛覚・温度覚・触覚）を伝える脊髄視床路と，深部感覚（位置覚・運動覚・振動覚）を伝える後索・内側毛体路の2種類がある．後根から脊髄後角に入ってきた刺激が，脊髄視床路は反対側の前側索に至った後，上行するのに対し，後索・内側毛帯路は脊髄後根から同側後索をそのまま延髄まで上行してから対側に入る．視床後外側腹側核を経由し，内包後脚を通って，中心後回に至る．感覚路も錐体路と同様に身体部位に応じた神経線維の経路が決まっている．

Ch. 2 ● 白質神経線維の基礎知識

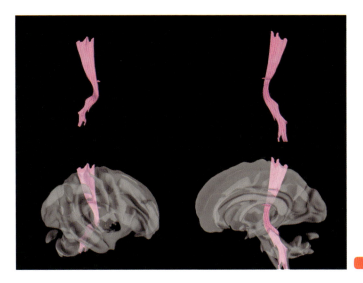

図2-5　感覚路

機能：体性感覚を，身体各所にある感覚受容器から脳まで伝える線維束である．

損傷した時の症状：皮質の損傷では体部位局在に応じた領域に感覚障害が生じる．中継点である視床の障害では重度な感覚障害が生じる可能性が高い．感覚障害が生じると，視覚的な情報がなければ物の操作ができない．一般的に，中等度以上の表在感覚障害では，手の使用頻度が減り，熱傷や外傷のリスクが増加する．上肢手指の深部感覚障害も，手の実用性を著しく低下させ，麻痺の有無にかかわらず，実用手とならない場合が多い．また，下肢の深部感覚障害は，歩行障害や，車の運転が困難になるなど，社会生活に与える影響が大きい．感覚路は一旦損傷されると，障害が残存する可能性が高い．

電気刺激した時の症状：電気刺激では，皮質および皮質下では体部位局在に応じた領域にしびれや異常感覚が誘発される．自覚的な訴えにより経路を同定できる．

側性化：左右均等に，反対側の機能を担っている．

最新の知見：脳損傷後の再組織化は，皮質に比べ白質では起こりにくく，その中でも特に感覚路が損傷されると再組織化が起こりにくい．したがって，覚醒下手術による感覚路の術中モニタリングは，術後の機能温存のために有用である[5]．

3　視放線（optic radiation: OR）　図2-6　動画2-4

走行：視放線は外側膝状体から発する視神経線維で，同側の後頭葉の視覚野に至る．視野上半部の情報伝達にたずさわる外側膝状体外側部からの視放線は側頭葉において側脳室を迂回するように前方から外側へと走り，Meyer's loop（マイヤーループ）と呼ばれる．これは，後頭葉において鳥距溝の下にある舌状回に達する．一方，視野下半部からの視放線は頭頂葉に広く離散し，鳥距溝の上にある楔部に達する．

機能：視覚の経路である．

損傷した時の症状：側頭葉でMeyer's loopが損傷された場合や，舌状回に進む線維が障害された場合には両眼視野の反対側上半分における1/4盲をきたす．頭頂葉の中を走る視放線

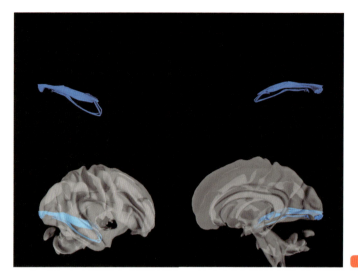

図2-6 視放線

の上部線維や楔部皮質に至る線維の障害では下半分の1/4盲が生じる．

　電気刺激した時の症状：電気刺激では，当該領域に閃光，欠損，霞がかかるなどの症状が誘発され，視放線の走行を同定できる．

　側性化：左右均等に，反対側視野の視覚機能を担っている．

　最新の知見：視放線に近接する腫瘍の摘出術において，覚醒下手術における術中の電気刺激と，視覚誘発電位（visual evoked potential: VEP）を用いた評価の比較が報告された[6]．結果，症状が誘発されたのは，刺激ポイントと視放線の距離が10 mm以内の時であり，覚醒下手術により機能温存が可能であったのは50％であった．また，術後の視野障害が残存したのは腫瘍と視放線の距離が8 mm以下の時であった．さらに，視放線内に腫瘍が局在する場合，VEPでは検出可能であったが，術中の電気刺激では症状が誘発されなかった．

4 上縦束（superior longitudinal fascicle: SLF）

　白質神経線維束群の中では最も広い線維群である．上縦束は，左右の大脳半球で果たす主たる役割が異なる．左大脳半球は主に言語関連ネットワークと，右大脳半球は視空間認知を含む注意機能ネットワークと関連する．歴史的に上縦束の分類は混沌としている．筆者らはこれまでの報告を踏まえ，解剖学的・機能的に俯瞰し上縦束を下記のように4線維群に分けると理解がしやすいとして新分類を提唱し，実臨床に応用している 図2-7 図2-8 [7]．

① 背側上縦束（dorsal SLF） 図2-9 動画2-5

　走行：背側上縦束は従来の分類の上縦束Ⅱ（SLF Ⅱ）または前方弓状束（arcuate fascicles: AF anterior segment）と一致する．本線維には，角回を含む下頭頂小葉から始まり，上・中前頭回（Brodmann領野; BA 6，8，46）に至る．

　機能：背側上縦束の担う最も重要な機能は視空間認知機能であり，特に右大脳半球が関与する．一方，左背側上縦束は，道具の使用，特に道具を使用する際の体の動きの理解に関わ

Ch. 2 ● 白質神経線維の基礎知識

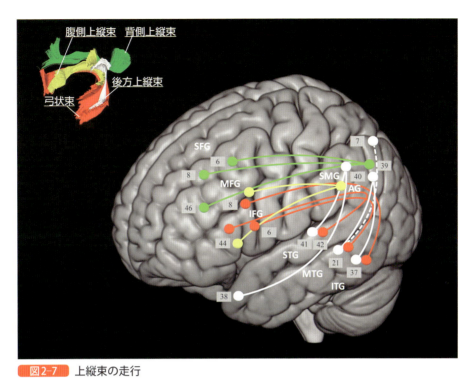

図2-7　上縦束の走行
数字はBrodmann領野の番号．AG: angular gyrus, IFG: inferior frontal gyrus, ITG: inferior temporal gyrus, MFG: middle frontal gyrus, MTG: middle temporal gyrus, SFG: superior frontal gyrus, SMG: supramarginal gyrus, STG: superior temporal gyrus

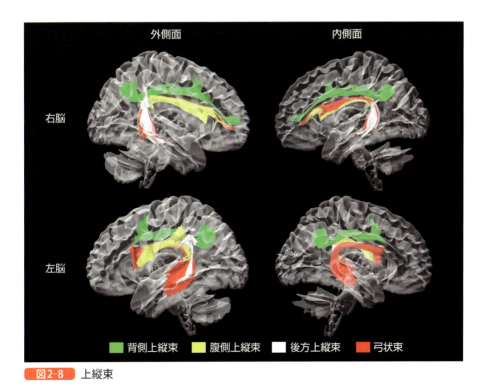

図2-8　上縦束

13

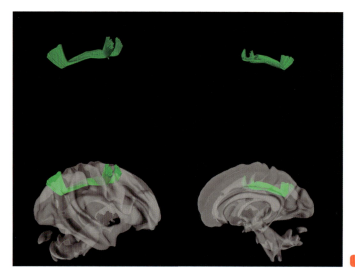

図2-9 背側上縦束

る．また，左背側上縦束は，書字において重要な役割を果たす左中前頭回後部（「Exnerの書字中枢」とも呼ばれる）に終わるため，書字に関わる可能性が指摘されている．さらに，左右の背側上縦束は，後に述べる腹側上縦束と共に眼球運動や物体把握を含む運動コントロールや運動プランニング，つまり視覚−運動協応動作に関与する．ヒトの高次脳機能のうち，より高次の機能である遂行機能や作業記憶にも背側上縦束は関わり，特に右大脳半球は空間性の作業記憶に，左大脳半球は言語性の作業記憶に関与する場合が多いが，必ずしも明確な左右の機能分化があるわけではない．

　損傷した時の症状：右背側上縦束の損傷では，視空間認知障害が生じる．この典型的症状は左半側空間無視，すなわち視野障害や感覚障害がないにもかかわらず，左空間や左からの知覚刺激（例えば，左からの音や左半身に触れられること）に注意を払うことができない，または気付くことができない．左背側上縦束の損傷で生じる症状は失行，特に道具の使用障害（古典的分類では観念失行）が生じる．また，視覚−運動協応動作が障害されたことによる典型的症状は視覚運動失調である．さらに，作業記憶障害や遂行機能障害が生じると，物事を順序立てて考えることができない，複数のことを同時に処理できない，言語理解には問題がないにもかかわらず会話の流れが理解できないといった症状が生じる．

　電気刺激した時の症状：術中評価の対象となる機能は，視空間認知障害，作業記憶である．視空間認知障害は線分二等分検査で，二等分点の右への偏位が起こる．作業記憶は2-back testが陽性所見を検出しやすい課題であり，電気刺激により誤りや反応遅延が生じる．

　側性化：視空間認知機能と関係して，背側上縦束は腹側上縦束とともに右大脳半球に側性化があるとされている．

　最新の知見：古典的には視空間認知障害の責任病巣は右頭頂葉と考えられてきたが，上・中前頭回深部の損傷でも視空間認知障害が生じる場合がある．これは，右背側上縦束の損傷が原因と考えられ，本神経線維が損傷されると，視空間認知障害は術後慢性期まで高い確率で残存する[8]．

Ch. 2 ● 白質神経線維の基礎知識

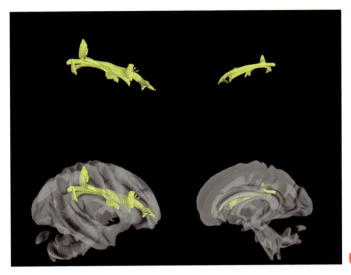

図2-10 腹側上縦束

② 腹側上縦束（ventral SLF） 図2-10 動画2-6

走行：腹側上縦束は，従来の分類の上縦束Ⅲ（SLF Ⅲ）または前方弓状束（AF anterior segment）に相当する．本神経線維は，縁上回を含む下頭頂小葉と中・下前頭回後方（Brodmann 6，44野）を連絡する．

機能：左腹側上縦束の重要な機能は，構音や聴覚的理解といった言語関連の機能である．近年，言語性記憶に関与する可能性も指摘されている．一方，右大脳半球においては，背側上縦束と共に注意機能ネットワークを担っており，特にボトムアップ制御による注意（無意識下で自動的に引き起こされる注意）に関与する．また上述したように，背側上縦束と共に視覚-運動協応動作にも関わる．

損傷した時の症状：左腹側上縦束の損傷により構音障害や聴覚的理解の障害が生じる．また，右大脳半球においては背側上縦束と共に損傷されると視空間認知障害や注意障害が生じる可能性がある．

電気刺激した時の症状：呼称と上肢運動のデュアルタスクを行うと，左腹側上縦束の刺激により構音障害が，また右腹側上縦束の刺激（または近傍の操作中）では注意の持続の障害が生じる場合がある．さらに，左大脳半球では口答での質問に答えるという理解を問う課題で，聴覚的理解の障害が生じる．また，右大脳半球では，線分二等分検査で電気刺激時に二等分点が偏位する場合があるが，必ずしも右に偏位するとは限らず，左に偏位する場合もある．この左への偏位は，視空間認知障害というよりも注意障害の影響かもしれない．

側性化：腹側上縦束は，言語機能には左大脳半球，注意機能には右大脳半球に側性化がある．

最新の知見：覚醒下手術において，数唱課題（被験者は，検査者が言った数桁の数字を同じように再生する課題）を行い，腹側上縦束の刺激では数字の誤りよりも数字の順序の誤りが多いことから，腹側上縦束は言語の順序情報の記憶に関与する可能性がある[9]．

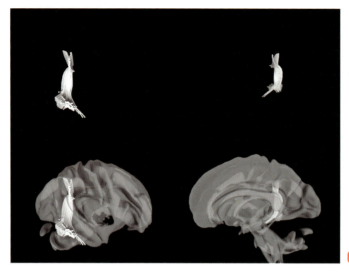

図2-11 後方上縦束

③ 後方上縦束（posterior SLF） 図2-11 動画2-7

走行：後方上縦束は，従来の分類の側頭頭頂部上縦束（SLF-tp）または後方弓状束（AF posterior segment）に相当する．主に上・中側頭回の後方から始まり，下・上頭頂小葉に至る．また，さらに長い神経線維も存在し，一部は下側頭回と上頭頂小葉を連絡する．

機能：左側においては主に言語と関連する神経線維であり，聴覚的理解や語彙検索，また，文字についての視覚情報処理に関与する．一方，右後方上縦束の機能はまだ十分解明されていないが，本神経線維は聴覚野である上側頭回と頭頂葉を連絡することから，聴覚性の空間性注意（聞こえてくる音に対して，左右の空間に均等に注意を払う能力）に関与する可能性がある．さらに，視空間認知にも関与するかもしれない．

損傷した時の症状：左後方上縦束の損傷では，聴覚的理解の障害や失読が生じる．ただし，左後方上縦束のみの損傷が失語や語想起の障害の致命的要因となるかについては明らかになっていない．また，右後方上縦束の損傷により半側空間無視が生じる可能性が指摘されているが，現時点での証拠は十分ではない．

電気刺激した時の症状：左大脳半球では，呼称課題で失名詞・喚語困難，音読課題で失読が生じる．

側性化：言語関連の機能には左後方上縦束，空間性注意には右後方上縦束に側性化がある．

最新の知見：半側空間無視には，損傷した部位により異なるタイプの無視が生じるが，右後方上縦束は知覚性の無視，つまり正中を越えて視線を反対側に向ける，または視線を定位する能力の障害に関与する可能性が指摘されている[10]．

④ 弓状束（arcuate fasciculus） 図2-12 動画2-8

走行：下・中・上側頭回から起こり，シルビウス溝をC字形に取り囲んで前頭葉へ向かい，腹側運動前野を含む下・中前頭回後方に至る．

機能：弓状束は左右の機能分化が最も明確である．左弓状束は聴覚野と発語に関わる中・

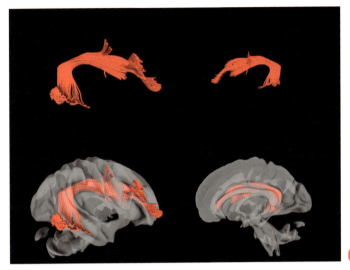

図2-12　弓状束

下前頭回を連絡するため，言語の中でも特に音韻処理に関わる．一方，右弓状束は，社会的認知，特にメンタライジング（他者の感情や行動を予測，理解する能力）に関与する．さらに，空間性注意のネットワークにも関与し，特に複数の刺激の中からターゲットを探すといったやや複雑な課題に関わっている．

　損傷した時の症状：左弓状束の損傷では失語が生じ，一般的には復唱障害が主症状とされているが，損傷位置や同時に損傷されている皮質の部位により様々な失語症状を呈する．しかし，弓状束の損傷により必ずしも伝導失語（音韻性錯語が多く，復唱不良）や復唱障害が起こらないことから，近年は，弓状束は復唱において重要な役割を果たしてはいるが必須とは言えないという見解も広まっている．一方，右弓状束の損傷では，メンタライジングの障害や視空間認知障害が生じる．視空間認知ネットワークにおいて，中心的な役割を果たしているのは上述した背側・腹側上縦束であり，弓状束は補助的な役割を果たすと考えられる．

　電気刺激した時の症状：左側では，弓状束の電気刺激により復唱障害や感覚性失語が生じる．一方，右側においては，周囲を走行する他の神経線維，例えば腹側・後方上縦束や下前頭後頭束と区別することは容易ではなく，術中の電気刺激による陽性所見は検出しにくい．

　側性化：言語機能と関連して，弓状束には上縦束の中で最も顕著な左大脳半球優位の側性化が存在する．

　最新の知見：右弓状束はメンタライジングの中でも，特に顔の表情，視線などから瞬時に相手の感情や考えを予測する能力である，低次のメンタライジングにおいて重要な役割を果たしている[11]．さらに低次のメンタライジングには，下前頭後頭束が関与することもわかっている．

5　下縦束（inferior longitudinal fascicles: ILF）図2-13　動画2-9

　走行：下縦束は，後頭葉と側頭葉を連絡する神経線維であり，一部のshort fiberは後頭葉（視覚野）から海馬や扁桃体に至る．

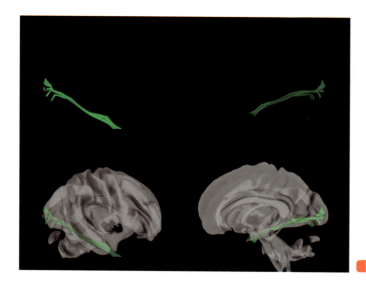
図2-13 下縦束

　機能：下縦束は視覚野に入力された情報を後頭葉から側頭葉へ伝達して，見たものを認識し，それに名前を与える役割を果たしている．また，左大脳半球では，下前頭後頭束と共に，語義理解や音読に関与する．さらに，下縦束は相貌認知にも関与する．

　損傷した時の症状：見たものを認識してから命名するまでのルートが損傷されると，視覚失認（目で見た絵や物体が何であるかがわからない）が生じる．このうち，特に人の顔の認識における障害を相貌失認と言う．相貌失認は，よく知った人の顔を見ても誰かがわからないが，顔以外の情報，例えば声，髪型，しぐさなどから相手が誰かを判断することはできる．また，左下縦束の損傷では感覚性の言語障害（感覚性失語や意味記憶の障害）や失読が生じる．機能的には下前頭後頭束と重複するものが多く，下縦束単独の損傷が永続的な障害の原因となるか否かについて，現時点ではわかっていない．

　電気刺激した時の症状：左下縦束を電気刺激すると，非言語性意味理解の課題や，呼称課題における語性錯語などが生じる．また，音読課題では，電気刺激により視覚情報が遮断され，失読が生じる．

　側性化：下縦束は言語関連ネットワークにおいては左大脳半球に側性化がある．一方，相貌認知に関しては，右大脳半球優位の場合が多いが，側性化の強さは個人差が大きく，右一側の損傷では明らかな障害が生じないが両側の損傷により相貌失認が生じるという報告もある[12]．

　最新の知見：社会的コミュニケーションにおいて，他者の脅威の表情，例えば恐れや怒りを瞬時に理解することは重要である．下縦束は相貌認知に関与することが知られていたが，人の顔の中でも脅威の表情を理解する速さに関与することが報告された[13]．

6 下前頭後頭束（inferior fronto-occipital fascicles: IFOF）図2-14　動画2-10

　走行：下前頭後頭束は白質連合線維の中で最も長く，前頭葉から始まり，外包を経由して後部側頭葉，頭頂葉，後頭葉に至る．

Ch. 2 ● 白質神経線維の基礎知識

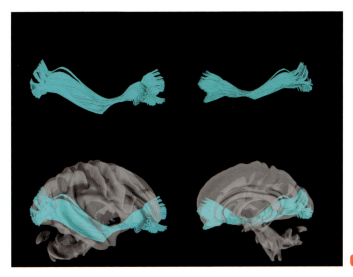

図2-14　下前頭後頭束

　機能：下前頭後頭束の主要な役割は言語関連の機能である．言語関連ネットワークは，音韻処理に関わる背側経路（SLF，AFを含む）と，意味処理に関わる腹側経路（IFOF，ILF，UF）の二重回路で構成されており，左下前頭後頭束は，言語性・非言語性の意味理解において中心的役割を果たす．また，音読や書字における意味理解にも左下前頭後頭束は関与する．さらに，カテゴリーの中から言葉を選択する語彙検索やカテゴリー流暢性にも関わっている．一方，右下前頭後頭束は空間性の注意においても重要な役割を果たしており，特に注意の持続や視空間探索に関わる．また，下前頭後頭束は，下縦束と共にヒトの顔の識別や記憶，表情の理解においても重要な役割を果たしている．

　損傷した時の症状：左大脳半球の下前頭後頭束の損傷により，感覚性失語，語彙検索や流暢性の障害，失読や失書など，様々な言語障害が生じる．一方，右下前頭後頭束の損傷では，視空間認知障害や相貌失認，また低次のメンタライジング（表情を見てから相手の感情を瞬時に判断する）の障害が生じる可能性がある．

　電気刺激した時の症状：物品呼称では語性錯語や保続，非言語性意味理解の課題では語義理解の障害による誤りが生じる．また，下縦束と共に，音読書字課題において，失読や失書が生じる可能性がある．さらに，人の顔から感情を推測する低次のメンタライジングの課題で誤りが生じる．

　側性化：言語，特に感覚性の言語処理プロセスと関係して，左大脳半球に側性化がある．また，空間認知，顔の認知や表情理解に関しては右大脳半球に側性化があると言われているが，後者2つについては側性化がないという報告もある．

　最新の知見：左下前頭後頭束が意味理解に関与することは古くから知られているが，右下前頭後頭束も意味理解，特に非言語性の意味理解にも関与することが，覚醒下手術中の電気刺激を用いた研究により報告された[14]．

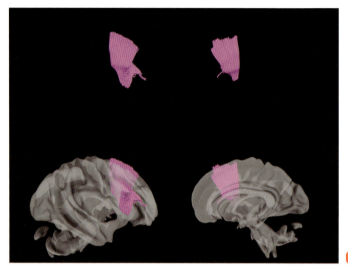

図2-15 前頭斜走路

7 前頭斜走路（frontal aslant tract: FAT） 図2-15 動画2-11

走行：前頭斜走路は，下前頭回から起こり，中前頭回の深部を通り，補足運動野を含む上前頭回内側に至る．

機能：左FATの主要な役割は，発話の開始，流暢性（または語想起）といった言語関連ネットワークである．また，左前頭斜走路は語彙検索の工程にも関わる．両側の前頭斜走路は視覚誘導下での手の動き（例えば，見ている対象物をつかむ動き）や，協調運動を含む運動の調整に関与する．さらに，陰性運動ネットワークの一部を構成すると考えられている．

損傷した時の症状：左前頭斜走路の損傷により生じる症状として，吃音や流暢性の障害が生じる．また，運動自体は可能でも，運動制御が障害されると，適切なタイミングでの円滑かつ効率的な運動が困難になる

電気刺激した時の症状：前頭斜走路の電気刺激により，発話や運動の停止が生じる．

側性化：現時点で報告は少ないが，言語に関しては左大脳半球に側性化があると考えられている．一方，運動コントロールにおいては側性化はない．

最新の知見：近年，自閉症の患者さんにおける社会的コミュニケーション障害に前頭斜走路，および腹側上縦束の減少が関係している可能性が示された[15]．

8 前頭線条体路（fronto-striatal tract: FST） 図2-16 動画2-12

走行：前頭線条体路は，前頭前野内側，補足運動野を含む前頭前野内側と線条体を連絡する神経線維束である．

機能：前頭線条体路は陰性運動ネットワークの一部として，発話や運動の開始（眼球運動を含む），プランニングといった運動のコントロールに関与する．さらに，注意機能にも関与すると考えられている．

損傷した時の症状：前頭線条体路の損傷により，運動や発話の開始の障害を主症状とする運動コントロールの障害が生じる．また，前頭線条体路の構造的な変化と，注意欠如・多動

Ch.2 ● 白質神経線維の基礎知識

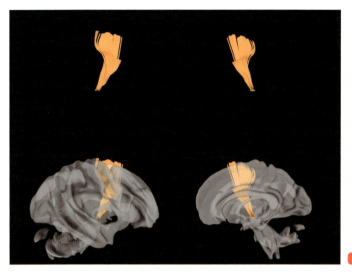

図2-16 前頭線条体路

性障害の関連が報告されている．

電気刺激した時の症状：前頭線条体路への電気刺激により，運動停止が生じる．また，FST近傍の摘出操作中には協調運動障害を含む，運動コントロールの障害が生じる．また，眼球運動のコントロールにも関与することから，眼球運動の異常が生じることもある．

側性化：本神経線維における側性化は，現在知られていない．

最新の知見：右前頭線条体路は腹側上縦束と共に高次のメンタライジング（他者の感情や行動を，表情，しぐさ，体の動き，その場の状況などから認知的に予測する能力）に関与する可能性が，神経画像解析と覚醒下手術における電気刺激を用いた研究から報告された[16]．

9 帯状束 (cingulum) 図2-17 動画2-13

走行：脳梁上方の帯状回の下部内を走行する，前後に長い神経線維である．帯状束は，矢

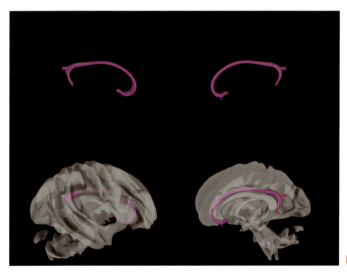

図2-17 帯状束

状方向（体の前後方向）で脳梁に沿いながら，前部帯状回，後部帯状回，海馬傍回を連絡している．

機能：帯状束は全ての認知的機能の中心とされており，あらゆる認知的活動，特に新しい課題や難しい課題など高度の注意を要する課題に全般に関与する．特に，最も大きな役割は注意機能ネットワーク，そして遂行機能への関与である．さらに，帯状束は大脳辺縁系の主要な構成要素の一つであり感情の形成と処理に関わる．さらに記憶に重要な Papez の回路（海馬→脳弓→乳頭体→視床前核→帯状回→海馬傍回→海馬という閉鎖回路）の構成要素であり，学習にも関わる．

損傷した時の症状：認知，注意，記憶，遂行機能などの低下をきたす．

電気刺激した時の症状：帯状回皮質および皮質下の電気刺激において Stroop 課題（漢字の色当てテスト：注意機能，特に抑制機能を反映する課題）で陽性所見を認める．

側性化：注意機能ネットワークにおいては右大脳半球が重要な役割を果たしているが，右大脳半球が必ずしも優位とは限らない．また，構造的に帯状回には性差があり，男性の方が女性よりも両側帯状束の FA 値（拡散異方性; fractional anisotropy）が高い，つまり神経線維に富むことが報告されている．

最新の知見：帯状束は，腹側上縦束や前頭線条体路と共に，高次のメンタライジングに関与することが報告された[17]．これは，近年の安静時機能的 MRI を用いた研究から，デフォルトモードネットワーク（安静時の脳活動）は高次のメンタライジングと関連し，さらにデフォルトモードネットワークの機能的な連結は帯状束の解剖学的結合と一致することからも証明された．

10 鈎状束（uncinate fascicle: UF） 図2-18 動画2-14

走行：前頭葉眼窩部と側頭葉の最前部とを結ぶ半円周状の線維である．

機能：感情表出に重要な Yakovlev の回路（扁桃核→視床背内側核→前頭葉眼窩部→鈎状束

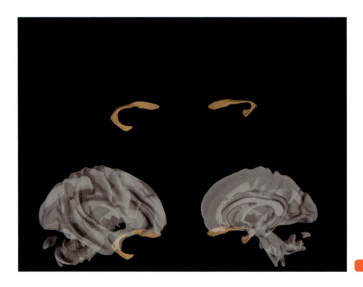

図2-18 鈎状束

→側頭葉先端部→扁桃核）の構成要素であり，情動に関わる．感情の調節や共感性に関与するとされ，反社会的人格者は鉤状束が十分に形成されていないとする報告や[19]，不安をあまり感じない人ほど鉤状束の太さが太く，不安を感じやすい人は鉤状束が細いとする報告がある[19]．さらに，左鉤状束は，語彙検索や言語の意味理解に関与し，言語の腹側経路の一翼を担う．しかし，鉤状束の役割については，上述した機能に関与はしているものの，中心的役割を果たしているわけではないという見解もある．

　損傷した時の症状：上述したように鉤状束は，前頭後頭束や下縦束と共に感情や言語ネットワークの一部を担っている．しかし，鉤状束のみの損傷が感情プロセスの障害や，言語症状の原因となるか否かは明らかになっていない．

　電気刺激した時の症状：鉤状束は，語彙検索や言語の意味理解，感情のプロセスに関与することから，呼称課題では喚語困難（anomia）や感覚性の誤りが，また感情理解の課題で誤りが生じる可能性はある．しかし，本神経線維を下前頭後頭束と解剖学的に区別することは難しく，機能的にも両神経線維は類似しているため，鉤状束の刺激症状を判別することは，現在は困難である．

　側性化：鉤状束の側性化は，言語に関しては左大脳半球にある．しかし，感情プロセスと関連する鉤状束の側性化については，報告が少なく十分にわかっていない．

　最新の知見：鉤状束が連絡する部位について解剖学的な詳細は知られていなかった．近年，鉤状束は連絡する脳部位により5つのコンポーネントに分けられることが拡散トラクトグラフィ，および白質解剖を用いた研究から明らかになった．また，各々のコンポーネントにより果たす機能的役割が異なる可能性が示されたが[20]，未だ不明な点が多い．

11 中縦束（middle longitudinal fascicles: MdLF） 図2-19 動画2-15

走行：弓状束の深層にあって，上側頭回から頭頂葉をつなぐ．

機能：側頭葉から角回へ向かう線維束は言語と注意機能に，そして側頭葉から上頭頂小葉

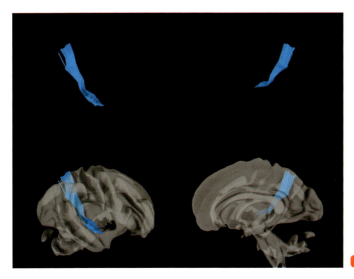

図2-19　中縦束

へ向かう線維束は視空間認知および視聴覚の統合に関与するとされる．

　損傷した時の症状：中縦束の機能的役割については，神経画像解析などを用いた研究から上述した如くいくつかの可能性が提唱されている．しかしながら，中縦束はそれらの機能の一端を担っているものの，中縦束のみの損傷で何らかの症状をきたす可能性があるのかについてはわかっていない．

　電気刺激した時の症状：中縦束への直接電気刺激では呼称障害が誘発されなかったことから，中縦束は言語機能において，中心的役割を果たしていないと考えられている．他の機能についての報告は現時点ではなく，中縦束への電気刺激では症状が誘発されるのかについては不明である．

　側性化：左優位の側性化は言語，特に語彙検索と関連，右優位の側性化には注意機能が関係すると考えられている．

　最新の知見：中縦束は，上側頭回と角回・上頭頂小葉を接続する2つのコンポーネントに分けられ，構造的にも左右差が存在することが報告された[1][2]．つまり，上側頭回と角回を連絡する神経線維には左優位，上側頭回と上頭頂小葉を連絡する神経線維，または両方に右優位の構造的な側性化が存在する．

文献

[1] Desmurget M, Bonnetblanc F, Duffau H. Contrasting acute and slow-growing lesions: a new door to brain plasticity. Brain. 2007; 130: 898-914.
[2] Duffau H. Stimulation mapping of white matter tracts to study brain functional connectivity. Nat Rev Neurol. 2015; 11: 255-65.
[3] Sarubbo S, De Benedictis A, Merler S, et al. Towards a functional atlas of human white matter. Hum Brain Mapp. 2015; 36: 3117-36.
[4] Flouty O, Reddy C, Holland M, et al. Precision surgery of rolandic glioma and insights from extended functional mapping. Clin Neurol Neurosurg. 2017; 163: 60-6.
[5] Rolland A, Herbet G, Duffau H. Awake surgery for gliomas within the right inferior parietal lobule: new insights into the functional connectivity gained from stimulation mapping and surgical implications. World Neurosurg. 2018. in press.
[6] Shahar T, Korn A, Barkay G, et al. Elaborate mapping of the posterior visual pathway in awake craniotomy. J Neurosurg. 2018; 128: 1503-11.
[7] Nakajima R, Kinoshita M, Shinohara H, et al. The superior longitudinal fascicle: reconsidering fronto-parietal neural network based on anatomy and function. Under submission.
[8] Nakajima R, Kinoshita M, Miyashita K, et al. Damage of the right dorsal superior longitudinal fascicle by awake surgery for glioma causes persistent visuospatial dysfunction. Sci Rep. 2017; 7: 17158.
[9] Papagno C, Comi A, Riva M, et al. Mapping the brain network of the phonological loop. Hum Brain Mapp. 2017; 38: 3011-24.
[10] Vaessen MJ, Saj A, Lovblad KO, et al. Structural white-matter connections mediating distinct behavioral components of spatial neglect in right brain-damaged patients. Cortex. 2016; 77: 54-68.
[11] Nakajima R, Yordanova YN, Duffau H, et al. Neuropsychological evidence for the crucial role of the right arcuate fasciculus in the face-based mentalizing network: a disconnection analysis. Neuro-

psychologia. 2018; 115: 179-87.
12) Corrivetti F, Herbet G, Moritz-Gasser S, et al. Prosopagnosia induced by a left anterior temporal lobectomy following a right temporo-occipital resection in a multicentric diffuse low-grade glioma. World Neurosurg. 2017; 97: 756. e1-5.
13) Marstaller L, Burianova H, Reutens DC. Individual differences in structural and functional connectivity predict speed of emotion discrimination. Cortex. 2016; 85: 65-74.
14) Herbet G, Moritz-Gasser S, Duffau H. Direct evidence for the contributive role of the right inferior fronto-occipital fasciculus in non-verbal semantic cognition. Brain Struct Funct. 2017; 222: 1597-610.
15) Lo YC, Chen YJ, Hsu YC, et al. Reduced tract integrity of the model for social communication is a neural substrate of social communication deficits in autism spectrum disorder. J Child Psychol Psychiatry. 2017; 58: 576-85.
16) Nakajima R, Kinoshita M, Okita H, et al. Neural networks mediating high-level mentalizing in patients with right cerebral hemispheric gliomas. Front Behav Neurosci. 2018; 12: 33.
17) Herbet G, Lafargue G, Bonnetblanc F, et al. Inferring a dual-stream model of mentalizing from associative white matter fibres disconnection. Brain. 2014; 137: 944-59.
18) Sarkar S, Craig MC, Catani M, et al. Frontotemporal white-matter microstructural abnormalities in adolescents with conduct disorder: a diffusion tensor imaging study. Psychol Med. 2013; 43: 401-11.
19) Hettema JM, Kettenmann B, Ahluwalia V, et al. Pilot multimodal twin imaging study of generalized anxiety disorder. Depress Anxiety. 2012; 29: 202-9.
20) Hau J, Sarubbo S, Houde JC, et al. Revisiting the human uncinate fasciculus, its subcomponents and asymmetries with stem-based tractography and microdissection validation. Brain Struct Funct. 2017; 222: 1645-62.
21) Makris N, Preti MG, Asami T, et al. Human middle longitudinal fascicle: variations in patterns of anatomical connections. Brain Struct Funct. 2013; 218: 951-68.
22) Vassal F, Schneider F, Boutet C, et al. Combined DTI tractography and functional MRI study of the language connectome in healthy volunteers: extensive mapping of white matter fascicles and cortical activations. PLoS One. 2016; 11: e0152614.

［中田光俊］

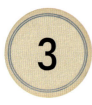

3 覚醒下手術の準備・コツ

> ▶Introduction▶
> 覚醒下手術を始めるにあたっての準備と，患者さんおよび家族への説明および施設認定の手順について記載する．

I 覚醒下手術ことはじめ 10 箇条

覚醒下手術を開始するにあたって必要な準備を 10 項目挙げた．最初の 7 項目は術前準備，次の 3 項目は手術室での心がけである．

覚醒下手術ことはじめ 10 箇条

1．覚醒下手術チームを作ろう！	2．記録装置を作ろう！
3．倫理委員会の承認を得よう！	4．適応症例を理解しよう！
5．しっかり計画を立てよう！	6．患者さんを安心させよう！
7．脳の機能解剖を理解しよう！	8．手術室での準備を念入りにしよう！
9．タスクに習熟しよう！	10．予測可能な合併症を回避しよう！

1 覚醒下手術チームを作ろう！

覚醒下手術はチーム医療の典型例である．脳神経外科医だけでなく，麻酔科医，作業療法士，言語聴覚士，臨床検査技師，看護師の参画が必要となる 図3-1 ．施設によってはタスク者として神経内科医，リハビリテーション医，臨床心理士がチームに参画する場合もあろう．このような人材を一気に集めるのは簡単ではない．各部署に赴いて本手術法の利点を丁寧に説明し，協力を仰ぐ必要がある．各部署の人材が興味を持って本手術に取り組む環境

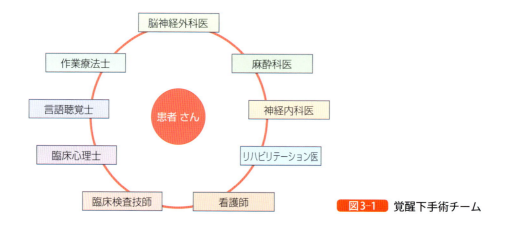

図3-1 覚醒下手術チーム

が確立できればベストである．また仮に各部署で理解が得られても，1件の手術に多くのスタッフが割かれるため，病院全体の理解が必要である．なお，覚醒下マッピングは2014年より保険収載され，認定施設では保険点数が得られるため，病院の理解は比較的得やすい状況となっている．

本手術に必要な人材と役割について述べる．

① 脳神経外科医

チームを主導すべきは脳神経外科医である．覚醒下手術に関心を寄せ，熱心にこれに取り組む意志がある脳神経外科医は必須である．覚醒下手術チームのリーダーとしてチームを取りまとめ，覚醒下手術前の症例検討会を開催し，チーム全体で情報を共有する．術中はタスク者へのタスク開始・変換の指示を行い，覚醒下手術の続行・中断・全身麻酔への移行の決定を行う．

② 麻酔科医

特殊な麻酔になるため麻酔科医にとっては大きな負担になるが，麻酔科医の協力が得られなければ覚醒下手術は施行できない．筆者らの施設では全例側臥位で行うため，側臥位での挿管抜管が必要になる．また覚醒中の鎮痛・鎮静，トラブルに対して対応する．さらに重篤なトラブルが発生した場合，速やかに全身麻酔へ移行する．急遽全身麻酔への移行が必要になる症例は，硬膜切開後に脳腫脹が強い場合，本人の不穏が強い場合，痙攣が治まらない場合などが挙げられる．

③ 作業療法士

タスク者として運動・感覚機能，高次脳機能の評価をする．覚醒下手術においてはタスクの判定が正確に行われることが前提にある．タスクに対する患者さんの反応が陽性所見なのか陰性所見なのか正確に迅速に判定できて初めて覚醒下手術が成立する．タスク者は患者さんが覚醒中に意思疎通を図り，患者さんの精神状態を安定に保つ役割を果たす．また，術前・術後・慢性期の評価を行い脳機能の推移を観察する．もちろん，認める障害に対しては術後適切なリハビリテーションを行う．

④ 言語聴覚士

タスク者として言語機能を評価する．言語機能障害の種類は多岐にわたり❶，手術中の患者さんの言語障害の種類を瞬時に判定し，術者にフィードバックする必要がある．術前・術後・慢性期の言語機能評価を行い，言語機能障害に対して適切なリハビリテーションを行う．

⑤ 臨床検査技師

マッピングに使用する電気刺激装置の術中管理や，術中の種々の電気モニタリングの判定を担当する．

⑥ 看護師

術中の患者さんの訴えに迅速に対応する．予測される合併症に対してはその対応を事前に準備しておく．各施設で決められた特定の看護師が，覚醒下手術を担当するのが理想ではあるが，しっかりとしたマニュアルがあれば必ずしもそうである必要はない．

タスク者としてかつ，術前術後の神経機能の詳細な評価を行うためには，評価に慣れた神経内科医，リハビリテーション医，作業療法士，言語聴覚士，臨床心理士がチーム内に存在することが望ましい．新たなタスクを考案する際も，様々な職種で検討することにより，良いタスクが完成する場合がある．これが叶わない場合は，タスク者の役割を脳神経外科医が担わなければならないことがある．その場合は，タスクに対する反応の評価についてリハビリテーション科に赴き教えを請うとよいであろう．あるいは，評価に慣れた医療者に手術室に来てもらって教えてもらう姿勢が肝要であろう．チームメンバーとは密に連携し，術前にチームで念入りに手術計画を検討することでスムーズな手術が遂行可能となる．もちろん，覚醒下手術の中心は患者さんであり，患者さん自身の協力が不可欠であることは言うまでもない．

2 記録装置を作ろう！

手術時のタスク・反応・刺激部位の同時記録装置は必須であり，自前で作ることが可能である．

① 覚醒下手術記録装置

図3-2 に示すような四面モニターを作成する．覚醒中の動画はすべて録画し記録媒体で保存する．術中にどの部位を刺激し，どのような症状が出たのかをしっかり記録し，術後に振り返ることは重要である．術後の振り返りにより，術中には気付かなかった陽性症状に

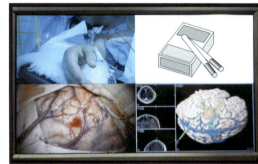
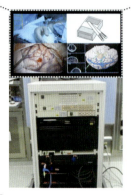

図3-2　覚醒下手術記録装置

Ch. 3 ● 覚醒下手術の準備・コツ

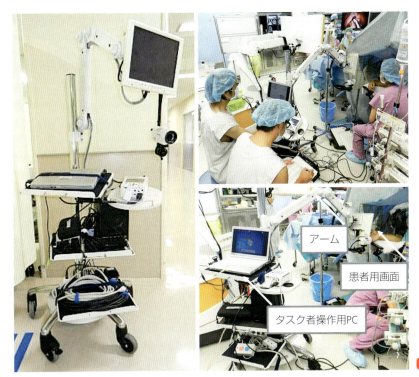

図3-3　タスク装置

気付く場合がある．覚醒下手術手技をより向上させるためには，常に学ぶ姿勢が必要である．四面モニター内でどの画面をどこにするかはチームで決めるとよい．筆者らは，左上に患者さんの様子，左下に術野，右上にタスク，右下にナビゲーション・電気モニタリング所見を記録すると決めている．このモニターは術者から見える位置に置く．

② タスク装置

患者さん眼前に位置する装置である　図3-3　．患者さんにタスクを示すモニター，タスクを設定するPC，患者さんの様子をモニターするカメラ，患者さんの声を拾うマイクから構成される．これらは手術室内で収納しやすいように工夫してある．

参考までにこれらの装置の設計図を本章末に示す．

3 倫理委員会の承認を得よう！

運動・感覚・言語機能のマッピングのみであれば，標準治療の範疇で倫理審査の必要はないと考えられるが，本書にあるような高次脳機能のマッピングをするのであれば各施設で倫理申請しておくことが望ましい．研究・論文発表を行うために，倫理承認の必要性が高いと考える．また，倫理承認を得たとしても，研究目的に患者さんの不利益につながるような電気刺激やタスクは控えるべきである．倫理性を常に意識して手術にあたる必要がある．

筆者らは，脳腫瘍症例に対する経時的な高次脳機能検査の施行および，高次脳機能検査結果とMRI結果の研究目的での使用，さらに覚醒下手術時の高次脳機能モニタリングに関して

は，すでに下記の4種類の研究申請が金沢大学医学倫理審査委員会の承認を受けている．

①「脳腫瘍摘出術が高次脳機能に及ぼす長期的影響」承認番号: 1505

　脳腫瘍摘出術後には様々な高次脳機能障害が生じ，慢性期まで残存する場合がある．しかし，残存する高次脳機能障害の原因となる摘出部位については，未だ不明な点が多い．本研究では，脳腫瘍摘出術後，慢性期まで残存する高次脳機能障害と摘出部位の関係を後方視的に調査する．また，患者群の高次脳機能障害の程度を明らかにするため，患者群と年齢を対応させた健常成人ボランティアの高次脳機能検査データを収集し，比較検討する．

②「高次脳機能および運動制御に関わる神経線維の解明」承認番号: 2473

　ヒトの高次の機能には，複数の神経線維からなるネットワークが関与する．関与する神経線維には，中心的役割と補助的役割が存在し，中心的な役割を果たすものが損傷されると，機能障害は回復不可能になると推測される．現在，ヒトの高次の機能のネットワークにおける神経線維の役割については未解明である．本研究では，高次脳機能および運動制御に関与する神経線維の経時的な変化を調べ，神経線維の果たす役割を明らかにする．

③「脳腫瘍摘出術が高次脳機能に及ぼす影響および術後の回復過程」承認番号: 1797-2

　脳腫瘍摘出術後に生じる高次脳機能障害の症状や，回復の程度は，腫瘍の悪性度，部位，範囲などの因子により異なると予測されるが，その詳細はわかっていない．本研究では，脳腫瘍摘出術後の高次脳機能障害からの回復過程を明らかにするため，脳腫瘍患者さんの手術前，手術直後，術後慢性期に高次脳機能を経時的に調べ，術後の回復過程を明らかにする．

④「高次脳機能温存を目的とした覚醒下手術の有用性の検討」承認番号: 2593

　現在，言語や運動機能の温存を目的とした覚醒下手術は標準治療であり，その有用性は十分に検討されている．一方，高次脳機能のモニタリングについては，重要性が多く報告されているにもかかわらず，有用性や妥当性，信頼性の検討は十分ではない．本研究では，①覚醒下手術における高次脳機能の術中課題の妥当性と信頼性を検討し，②術後の高次脳機能経過から，覚醒下手術における高次脳機能モニタリングの有用性を検討する．

4 適応症例を理解しよう！

　覚醒下手術の適応は一般に下記を満たす症例である．

① 疾患

　髄内疾患は適応対象となりうる．正常組織との肉眼的判別や境界の同定が困難なてんかん手術や神経膠腫，表層にはなく病変到達まで正常脳を通過する必要のある海綿状血管腫や転移性脳腫瘍が挙げられる[2,3]．また，髄外腫瘍を適応とする場合もある．

② 病変の局在

　対象となる部位は，術中に特定のタスクによる機能評価で，手術操作により神経症状が悪化する可能性がある領域である．代表的な病変局在として，運動野近傍，感覚野近傍，左大脳半球の言語領域や視覚野近傍が挙げられ，それらを連絡する白質神経線維が走行する領域も評価対象となる[4〜6]．近年では，右大脳半球が優位とされる視空間認知機能の関連領域近傍や高次脳機能関連領域も適応とすることがあり，両側大脳半球に適応が広がりつつある[7〜9]．

③ 意識清明

　術前の意識は清明であることが望ましい．術中に全身麻酔から覚醒させた時には，術前意識清明であったとしても意識レベルがやや下がる場合が多い．術前の意識レベルが低い場合に，術中にそれより意識状態が良くなることはまずないと言ってよい．

④ 術前の機能

　残すべき神経学的異常が術前に中等度以上であれば，本手術の適応とはならない．また，タスクの遂行に必要な高次脳機能（例えば知能，注意，記憶など）が，タスク遂行の支障にならない程度に保たれている必要がある．

⑤ 年齢　15～70歳

　年齢に厳密な制限はない．患者さんそれぞれの状態を考慮して決める必要があるが，基本的には15～70歳で行われることが多い．筆者らの施設の経験では，これまでの最若年は14歳であり，問題なく施行できている．一方，最高齢は81歳であるが，覚醒最中に本人が耐えられず不完全な手術となったため，他のすべての項目を満たしていたとしても75歳程度までが妥当ではないかと考えている．

⑥ 協力的

　精神状態が安定しており，本手術の利点欠点を理解した上で協力的な姿勢で手術に臨んでもらう必要がある．

⑦ 同意取得

　本手術のリスクを理解して同意が得られることは必須である．

5 しっかり計画を立てよう！

　覚醒下手術は完全な計画手術である．チーム内で臨床情報を共有し，手術数日前には念入りな検討会を行う．脳神経外科医は手術症例のMRI画像からシミュレーション用の3D画像，トラクトグラフィを作図し，病変の皮質局在，白質神経線維との関係が理解しやすいよ

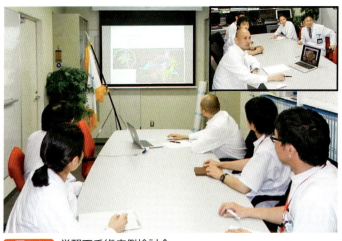

1　病変の局在
2　有用なタスク
3　病変にアプローチする順番
4　覚醒終了の目安

図3-4　覚醒下手術症例検討会

うにする．これを見ながらチームメンバーで検討する 図3-4 ．検討会では，下記の内容について吟味する．

① 病変の局在
　病変の皮質局在と近隣皮質の機能，病変に近接する白質神経線維とその機能，機能障害はあるのかないのか，その機能は患者さんにとって重要か否か，温存するべき機能はどれかを検討する．

② 有用なタスク
　温存するべき機能はどのようなタスクで検出できるか，そのタスクはどの程度有用か．どの部位でそのタスクを使用するかを検討する．

③ 病変にアプローチする順番
　どちらの側から病変にアプローチし，どのタイミングでタスクを行うかを検討する．術者からは4面モニターでタスク内容を把握できるが，タスク者は患者さんと対峙し，原則，四面モニターは見ない．タスクに対する反応に集中し，術者が電気刺激しているか，また刺激している部位はどこかについては知らされない．この方法では，患者さんの反応をバイアスなく客観的に観察し判断する利点がある．しかし，認める可能性のある陽性反応を知っておかなければ陽性反応を見過ごす可能性があるため，手術の流れは知っておくべきである．

④ 覚醒終了の目安
　覚醒から全身麻酔に変えるタイミングを決めておく．術中に患者さんが覚醒状態を長時間維持するのは苦痛を伴う．覚醒後は時間が経つにつれて，疲労に伴うパフォーマンスの低下や覚醒レベルの低下により，正確な機能評価ができなくなる[10]．また，次回の手術に対するネガティブな印象に直結するため無駄に長い覚醒は避けた方がよい．マッピングが終了し，覚醒が必要でなくなった時点で速やかに全身状態に移行する．

6 患者さんを安心させよう！
　本手術法を完遂するには患者さんの協力が必要不可欠である．安心して手術に臨むことができるように細心の注意を払うべきであろう．タスク者は術中に患者さんを落ち着かせるキーパーソンになるため，入院してからは密にコミュニケーションを取るとよい．患者さんの性格を把握し，精神状態がどの程度安定しているかを把握しておく．手術前日には本人が手術を受ける手術室に入り，実際に手術台に横たわって眼前に広がる風景を体験してもらう 図3-5 ．このシミュレーションは患者さんの手術に対する過度な不安を取り除くために効果的である．

7 脳の機能解剖を理解しよう！
　術者，タスク者は脳皮質の機能および白質神経線維の機能を熟知しておく．脳の機能についてはまだまだ不明な点が多く，覚醒下手術中に新しい発見があることは珍しいことではない．常に最新の文献を読み知識をアップデートしておきたい（2章「白質神経線維の基礎知識」の項参照）．

Ch. 3 ● 覚醒下手術の準備・コツ

8 手術室での準備を念入りにしよう！

手術前の念入りな準備は覚醒下手術をスムーズに遂行させるために重要である．

① 機器と人員の配置

筆者らの施設での手術室内の機器設置場所と人員配置は図にようになる 図3-6 ．

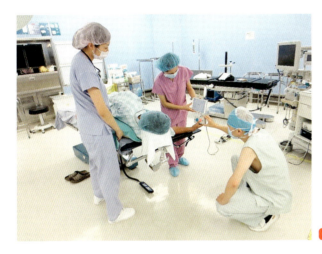

図3-5 手術前日のシミュレーション

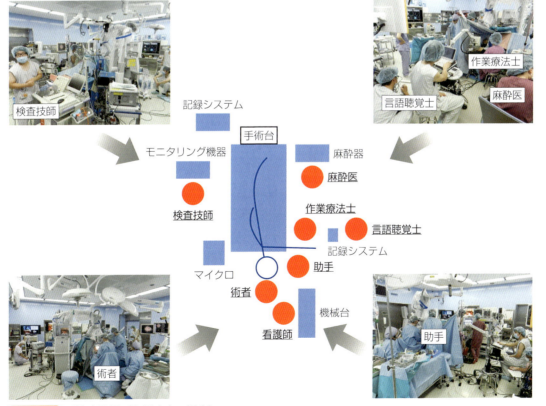

図3-6 手術室配置（左側病変の場合）

Ch. 3 ● 覚醒下手術の準備・コツ

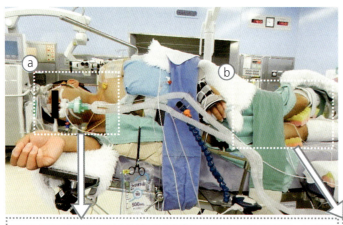

a. 麻酔医とともに頸部の屈曲を設定
b. タスクが行いやすく，長時間耐えられる姿勢

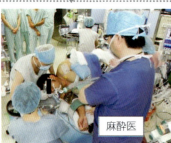
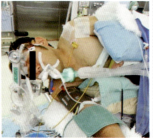
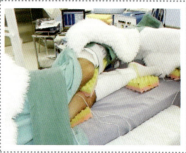

図3-7　患者体位

② 患者体位

　仰臥位か側臥位で行う施設が多い．筆者らはこれまで全員側臥位で行っている 図3-7 ．その理由は覚醒中に嘔吐した場合に対応しやすく，テント上のあらゆる場所に局在する病変にアプローチできるからである．適切な体位の条件は，長時間耐えられる姿勢，問題なくタスクがかけられる姿勢である．側臥位の状態での挿管が必要になるため頸部の屈曲程度は麻酔医と共に設定する．

③ 局所麻酔

　皮膚，筋肉，硬膜に由来する痛みを覚醒中に自覚させないことが，良好な覚醒下手術を行うコツである．痛みはタスクに対する患者さんのパフォーマンスを確実に落としてしまう．そのために執刀前の局所麻酔は重要である．皮切部の広範な局所麻酔が必要で，特に皮膚切開部，皮弁の折り返しの部分，側頭筋へは念入りに行う．ただし局所麻酔中毒には注意したい．筆者らはリドカイン（商品名：キシロカイン 100 mg/10 mL）とロピバカイン（商品名：アナペイン 75 mg/10 mL）をそれぞれ 20 mL を混合し 40 mL にしてそれを最大量として使用している．

9 タスクに習熟しよう！

　ヒトの脳機能局在を調べるタスクは様々な種類が考案されている．それぞれのタスクがどのような脳機能を検知し，どの程度特異的なのか，欠点は何なのかをしっかり把握しておく

(9章「覚醒下手術のタスク」参照).

10 予測可能な合併症を回避しよう！

覚醒下手術は特殊な手術であることを常に念頭におき，合併症を未然に防ぐことが最善である．また，想定される合併症に対しては対応できるように事前に準備しておく（12章「ピットフォールと対応策」参照）．術中に覚醒下状態の患者さんは神経を研ぎ澄まして周囲の状況を把握している．もっぱら全身麻酔で手術が行われている手術室では医療従事者は患者さんが覚醒状態にあることをつい忘れてしまいがちだが，術者と助手・タスク者の会話で患者さんを不安にするような内容は避けるよう注意を払いたい．もちろん術中迅速診断の結果は，通常スピーカーで知らせてもらっていても覚醒下手術では電話で結果を報告するように病理部には依頼しておく．また，術野のモニターが患者さんの視界に入らないようセッティングに注意する．

II 手術の同意と説明

手術の説明は，手術の前日ではなくできれば数日前に余裕をもって時間を取り丁寧に説明をするよう心がける．

① 覚醒下手術の説明

本法の利点，欠点と手術当日の流れを説明する．利点は機能温存と良好な摘出率，欠点は，覚醒中の不穏や痙攣に伴う不測の事態が挙げられる．

② 脳機能障害のリスク

覚醒下手術により機能の温存を試みるものの，術後に一過性に機能障害を認めることは多くみられる．また，血管障害により機能野に梗塞や出血をきたした場合は機能障害が後遺する可能性がある点について説明する．感染や術後痙攣など一般的なリスクを伝えることをも怠らない．

③ 良い覚醒が得られない時の判断

術中にどうしても覚醒がうまくいかず，覚醒下手術が施行困難となる場合がある．そういった場合に，全身麻酔に変更して手術を続行するのか，手術を中止し延期するかは事前に決めておいた方がよい．筆者らは膠芽腫の場合は全身麻酔で手術を続行することを勧め，lower-grade glioma の場合は症例に応じて本人，家族と話し方針を決定している．本人・家族の希望に加えて，病変摘出の緊急性や覚醒不良の原因が延期時の覚醒下手術までに改善が見込めるかなどが決定因子となる．

④ 腫瘍病変に機能が存在した時の対応

造影病変に機能を認めることはほとんどないと考える．しかし，腫瘍浸潤部や，lower-grade glioma において電気刺激で陽性反応を認める場合がある．その時に摘出するのか，しないのかは事前に決めておく方がよい．是非とも避けたい機能障害の種類は患者さんの社会的背景などによっても異なり，症例ごとに検討する．

⑤ 高次脳機能の長期的な観察や，臨床データ，画像の研究目的の使用などへの同意

　患者さんおよび家族に対して，研究目的でのデータの利用について説明し，書面にて同意を得る．倫理承認を得ている研究内容について説明し同意を得る．

III 施設認定の手順

　覚醒下手術を行う基盤が整い，覚醒下手術の施行が可能になったら，施設認定に申請する．脳腫瘍覚醒下マッピング加算を得るためには施設認定を受ける必要がある．施設基準として下記を満たすことが条件となる．

①脳神経外科を標榜している病院であること．
②日本麻酔科学会認定施設であること．
③診療報酬点数表 K169 に該当する頭蓋内腫瘍摘出術を年間 5 例以上実施していること．
④日本 Awake Surgery 学会学術集会に 5 年間で 2 回以上参加し，かつ制度委員会が作成した教育カリキュラムによる講習会（以下講習会）を終了している脳神経外科専門医が 2 名以上配置されており，そのうち少なくとも 1 名は本手術の術者または助手として合わせて 5 例以上の経験を有すること．
⑤日本 Awake Surgery 学会学術集会に 5 年間に 2 回以上参加し，制度委員会が作成した講習会を受講した常勤の麻酔科専門医が 1 名以上配置されていること．
⑥覚醒下脳手術の実施に当たって，本学会作成の覚醒下手術ガイドラインに準拠した手術を行うことに同意すること．

　申請書類は日本 Awake Surgery 学会の施設認定制度委員会で施設認定の審査ならびに判定が行われる．認定施設案は日本脳神経外科学会に報告され，日本脳神経外科学会での審議を経て，承認される．

おわりに

　覚醒下手術は，脳機能を守り病変の摘出率を上げるために有用であるが，同時に覚醒状態で脳手術を行うという特殊な状況下でのリスクを伴う．環境を整え，念入りに準備し起こりうる合併症を熟知して手術に臨みたい．

> **Tips** 覚醒下手術を立ち上げるためのキーポイントはチームの形成と考える．多くのスタッフの協力が得られるよう，各部署で覚醒下手術の有用性，発展性を訴える．積極的に本手術に関わるメンバーが揃えば覚醒下手術はスムーズに確立できるであろう．

Ch.3 ● 覚醒下手術の準備・コツ

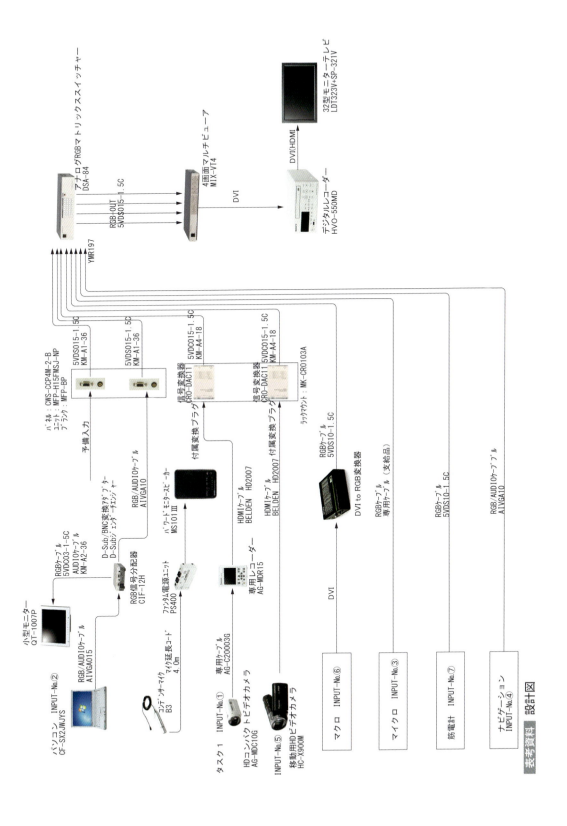

参考資料　設計図

文 献

1. Fujii M, Maesawa S, Ishiai S, et al. Neural basis of language: an overview of an evolving model. Neurol Med Chir. 2016; 56: 379-86.
2. 木下雅史, 中田光俊. 覚醒下手術. 日本臨床. 2016; 74: 540-4.
3. Kayama T. The guidelines for awake craniotomy guidelines committee of the Japan awake surgery conference. Neurol Med Chir. 2012; 52: 119-41.
4. Kinoshita M, Nakajima R, Shinohara H, et al. Chronic spatial working memory deficit associated with the superior longitudinal fasciculus: a study using voxel-based lesion-symptom mapping and intraoperative direct stimulation in right prefrontal glioma surgery. J Neurosurg. 2016; 125: 1024-32.
5. Tamura M, Muragaki Y, Saito T, et al. Strategy of surgical resection for glioma based on intraoperative functional mapping and monitoring. Neurol Med Chir. 2015; 55: 383-98.
6. Gras-Combe G, Moritz-Gasser S, Herbet G, et al. Intraoperative subcortical electrical mapping of optic radiations in awake surgery for glioma involving visual pathways. J Neurosurg. 2012; 117: 466-73.
7. Nakajima R, Kinoshita M, Miyashita K, et al. Damage of the right dorsal superior longitudinal fascicle by awake surgery for glioma causes persistent visuospatial dysfunction. Sci Rep. 2017; 7: 17158.
8. 中田光俊, 木下雅史, 中嶋理帆, 他. 右前頭葉の機能局在と覚醒下手術. 脳神経外科ジャーナル. 2017; 26: 657-67.
9. Vilasboas T, Herbet G, Duffau H. Challenging the myth of right nondominant hemisphere: lessons from corticosubcortical stimulation mapping in awake surgery and surgical implications. World Neurosurg. 2017; 103: 449-56.
10. Itoi C, Hiromitsu K, Saito S, et al. Predicting sleepiness during an awake craniotomy. Clin Neurol Neurosurg. 2015; 139: 307-10.

［中田光俊］

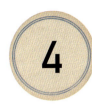

4 トラクトグラフィの作成法

The Handbook of Awake Surgery

▶Introduction▶

　21世紀初頭の磁気共鳴イメージング（MRI）の普及に伴い，生体における詳細な微小脳解剖の観察が非侵襲的に容易に行えるようになった．拡散強調画像を基盤とする拡散テンソル画像（diffusion tensor image: DTI）は，白質内の神経線維周囲の水分子の拡散運動にかかる制限（異方性）を利用し，神経線維束をトラクトとして画像化することを可能とする[1]．このDTIトラクトグラフィの出現により，半世紀以上も前から行われ白質神経線維研究の礎となったfiber dissection（FD）が見直される契機となった．FDを何度か経験して言えることは，DTIトラクトグラフィから得られる所見はFDの所見と極めて類似することである．臨床において容易に撮影，解析ができるDTIの利便性から，現在では脳神経外科医にとって極めて有用で身近な存在となっている．特に正常脳との境界が不明瞭なグリオーマを代表とする脳実質内腫瘍において，白質解剖の把握と機能温存を目的とした外科的治療を行うにあたり，DTIトラクトグラフィは非常に有用なモダリティの一つとなっている．本稿では，DTIから再構成されるトラクトグラフィの特徴に触れながら，トラクトの描き方のコツとピットフォールについて述べる．

Tips　Klingler法によるfiber dissection

　Klingler（1935）は，数週間のホルマリン固定後に洗浄した脳に凍結と解凍を繰り返すことによって，線維間に入り込んだ水が凍結し膨張することによる機械的作用を用いた特殊固定法を開発した．この方法により，ヒト脳の主要な白質神経線維束が肉眼的かつ三次元的に観察することが可能となった．しかし欠点となる特徴として，交差（crossing），隣接（kissing）する神経線維束は剖出困難であった．また，神経解剖学的に十分な知識，経験ならびに技術が必須であった．その後の新しい染色法を用いた組織切片法の出現により衰退していくこととなる．このようにfiber dissectionとDTIトラクトグラフィは，神経線維周囲の水の影響を利用した三次元白質解剖描出法という点で類似している．

I　DTIトラクトグラフィの原理

　MRIでは主に水分子の中のプロトンからの信号を検出ならびに画像化している．自然界ではプロトンはブラウン運動により様々な方向へ自由に動く等方性拡散（isotropy）がみられるが，白質組織内では神経線維を構成する軸索が存在するためプロトンは軸索の走行に沿った拡散の制限がみられる　図4-1A．これを異方性拡散（anisotropy）と呼ぶ．MRスキャナ内で傾斜磁場が印加された際，プロトンの運動は異方性拡散を示し楕円状となる．いわゆる

Ch.4 ● トラクトグラフィの作成法

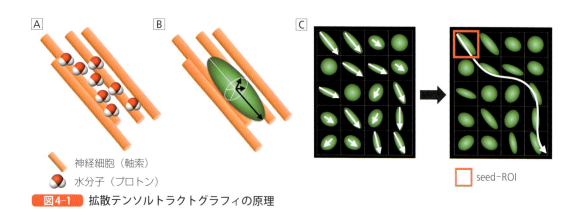

図4-1 拡散テンソルトラクトグラフィの原理

　拡散テンソル解析で示されるベクトルの向きは，直交する3方向に分解した際の長軸のベクトルであると考えるとわかりやすい 図4-1B ．異方性拡散の指標となるFA値（fractional anisotropy value）は関心領域（region of interest: ROI）のボクセル内において最小値0から最大値1の範囲で数値化される．拡散異方性が強い，すなわちプロトンの運動に制限が加わるような白質領域ではFA値が1に近くなる．またFA値は拡散異方性の強さだけではなく，異方性がどの方向に強く出現しているかを示すことが可能であり，このデータがDTIトラクトグラフィの主要な材料となる．一般的にFA値は白質より皮質の方が高値となる．

　DTIデータはDWI（diffusion weighted image）と同様のエコープラナーイメージにより構成されるが，最低6軸以上の傾斜磁場（motion probing gradient: MPG，移動検出勾配）を印加し撮影したDWIを必要とする．撮影に関わる重要な要素は，MPG印加軸数，b値（MPGの大きさ）の2つである．各施設のDTIデータをご確認いただきたいが，6軸構成では6軸＋1（b＝0）の計7シリーズの画像データで構成されているのがわかると思う．軸数が増えるに従い，より精密な拡散テンソル画像を取得することができる．筆者らの施設では30軸の傾斜磁場を臨床に用いているが，高軸数での撮影は撮影時間が嵩むデメリットが大きくなることに注意する必要がある．また，b値が低いほど灌流などの影響を受けやすくなるが，高くなると画像の歪みや解析の煩雑さが生じる．推奨する設定条件を後記する．

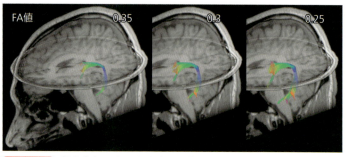

図4-2 描出されるトラクトとFA値による影響

Tips 適切な傾斜磁場の印加軸数について

必要な傾斜磁場の印加軸数については様々な議論がなされている。30軸以上が望ましいという報告から6軸で十分というような報告まであるが、筆者らの経験では錐体路以外のトラクトグラフィには、偽陰性を除外するためにできるだけ多軸の撮影が望ましいと考える。高角度分解能拡散イメージング（high angular resolution diffusion imaging: HARDI）は一般的に60方向以上のMPGを加えた場合を指す。

得られたDTIデータはFAマップにより拡散異方性が二次元画像として可視化される。さらに異方性の方向をカラーで判別できるカラーマップとしても描出が可能である。一方、これらの二次元情報から神経線維の連続的な三次元構造を再構築したのがDTIトラクトグラフィである。ある目的の関心領域（seed ROI）から連続する各ボクセルのベクトルを追跡（tracking）することにより、神経線維をストリームラインとして再構成するfiber tracking法が一般的である 図4-1C [2]。ROI（seed ROI）を1つだけ設定してtrackingする方法を1-ROIアプローチ、さらにもう一つROI（target ROI）を設定し2つのROIを通るトラクトを描出する方法を2-ROIアプローチと言う。解析ソフトウェアによって、追跡する際のFA値、角度、ストリームラインの長さなどの域値を詳細に設定することができる。つまり、設定によって前頭葉から後頭葉と頭頂葉を連絡する下前頭後頭束のような大きな神経線維束から、脳溝を挟んで連絡するU線維まで、大小様々な神経線維を示すトラクトを描出することが可能となる。腫瘍による圧排や脳浮腫によりうまく描出ができない場合でも、状況に応じて設定を微妙に変化させることにより肉眼化できることが多い。しかし、FA値の設定に関しては、閾値を下げることでトラクトが描出しやすくなることが多いが、実際には存在しないトラクトが描出される偽陽性が生じてくる 図4-2 。低閾値設定では、あくまでもトラクト走行領域のおおまかな確認として使用するべきである。

現在DTIデータを用いて解析可能なトラクトグラフィのアルゴリズムは、主に決定論的方法（deterministic tractography）と確率論的方法（probabilistic tractography）の2つに分類される。両者ともに 図4-2 で示すようなストリームラインを描出するが、前者は各ボクセル内のベクトルを追跡することによって描かれるのに対して、後者は確率密度関数の結

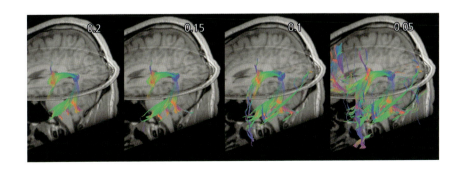

果として描出される．つまり，前者はFA値の閾値設定が結果に大きく影響するのに対して，後者は確率の閾値設定が重要な要素となる．前者では解析の精度がDTI画像の質に委ねられ簡便で短時間に完了するメリットが大きい．一方，確率論的アプローチでは設定により拡散率の低い追跡が可能であり，決定論的アプローチが描出困難なトラクトを肉眼化することができるが，解析に時間を要することや何よりも偽陽性が多くなるデメリットが存在する．現在，臨床において市販され主に利用されているトラクトグラフィソフトウェアは決定論的トラクトグラフィを用いているが，後者を手術ナビゲーションシステムに利用することも可能である．

II 綺麗なトラクトの描き方

筆者らの施設の脳腫瘍症例において術前にルーチンに行っているトラクトグラフィの方法について説明する．

1 DTI撮影（6分24秒）
- 3テスラMRIスキャナ（Signa Excite HDx 3.0 T，GE社）
- MPG: 30 diffusion directions, b-value＝1000 s/mm^2
- TE/TR: Minimum/12,000 ms
- 2.5 mm^3 isotropic voxel ［Slice thickness: 2.5 mm, FOV: 240 mm, Matrix: 96×96］
- Number of excitation: 1

2 解析
- ソフトウェア: iPlan（ブレインラボ社）
- 閾値設定: トラクト描出にあたり下記の3項目を設定する（ソフトウェアによっては調整できない項目がある）．
  ①最低FA値（minimal FA value）: 0.18
  ②最低全長（minimal length）: 40 mm
  ③最低角度（minimal angle）: デフォルト値（20°）
- Fiber tracking　図4-3
  （1）目的のトラクトが通過する領域にseed ROIを作成する（A）
  （2）1-ROIアプローチにてtrackingする（B）
  （3）描出されるトラクトの中から描出したいトラクトを見つける（B, 矢頭）
  （4）目的のトラクトが通過する他の領域にtarget ROIを作成する（C）
  （5）2-ROIアプローチにてtrackingする（D）
  （6）不要なトラクトが混入する場合，ROIサイズを小さくしてトラッキング，もしくはexclude ROIにて除外し，必要とするトラクトのみを描出する（E）

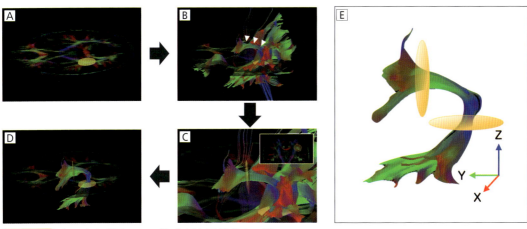

図4-3 トラクトグラフィの作成方法 弓状束の一例

> **Tips** トラクトグラフィの ROI の選び方
>
> 　目的の白質線維束を示すトラクトを描く際，どのように ROI を設定するのが効率的だろうか．特に病変によりトラクトが偏位している場合や脳浮腫により描出しづらい症例に悩まされる．そのコツの一つとして，目的のトラクトが直行する断面と領域を把握しておくとよい．例えば，弓状束では水平断における側頭-頭頂境界部白質（temporo-parietal junction: TPJ），下前頭後頭束では冠状断における側脳室三角部外側（sagittal stratum）などが挙げられる．これらの領域を同定するために，拡散強調画像において拡散の方向を3色に可視化した color-coded map が有用である．

III 限界

① 脳浮腫，グリオーマ病変

　腫瘍により生じた脳浮腫以外に低悪性度グリオーマの病変内ではトラクトグラフィに限界が生じる．T2 強調画像での高信号を示す領域では拡散異方性を低下させるためトラクトが描出されにくくなる．逆に FA 値の調整により腫瘍内でもトラクトが描出できることが多く，トラクトグラフィの有用性ともいえる．

② 圧排

　腫瘍により圧迫される神経線維は，病変の反対側と比較して明らかに狭小化して描出される．この現象は，前述の脳浮腫以外に単純な圧排による影響と考える．実際に圧排効果の場合，FA 値は病変の反対側より高値となるが，さらに強い圧迫による損傷や脳浮腫が関わると FA 値は低値となることがある[3]．

③ 彎曲

　圧排により神経線維束が大きく偏位し通常よりも急角度で彎曲することがある．その場合

はトラクトグラフィの限界によりトラクトの断裂として描出される場合がある．

④ **他線維束による干渉**

目的の神経線維と交差する他の線維が存在する場合（crossing effect），他の神経線維が並走する場合（kissing effect）に注意を要する．前者は拡散テンソルトラクトグラフィの限界であり，確率論的アプローチを用いても描出困難である．後者は2-ROIアプローチのようなROI設定により解決できることが多いが，本来存在している神経線維束を理解していないと誤った解釈をしてしまうリスクがある．

⑤ **その他**

術後に撮影されるDTIにおいて，空気の混入，ヘモジデリンの存在はそれぞれのアーチファクトの影響によりトラクト描出が困難となる．また，術中に温存させた摘出腔に接する神経線維は，脳脊髄液の影響により描出されにくいことがある．

Tips　MRI撮影機器による違い

筆者らの施設では2種類のMRスキャナ装置を採用しているが，機種間におけるトラクトグラフィ描出能の違いを経験する．原因として，検査空間のサイズに当たるボア径（円の長径）やガントリー長（筒の長径）の違いが影響する．検査空間の快適性を追求した近年の撮影機器では，ボア径のワイド化やガントリー長のショート化によりある程度の画像の歪みが生じやすいようである．特に歪みの強いDWI/DTIでは影響が大きいことに留意する必要がある．

Tips　DTIの限界への挑戦

DTIにおける交差線維の影響を解決するために，より詳細な拡散情報を得るために複数方向のMPGと複数の異なるb値を加えた他種類のDWIを組み合わせた解析が報告されている．解析方法によって異なり，Q-space imaging(QSI)，diffusion spectrum imaging (DSI)，Q-ball imaging (QBI)，spherical deconvolutionなど様々な手法が提案されている．しかし，現時点でDTIの利便性を超えるものはなく，臨床応用されているのはわずかである．

おわりに

術前のトラクトグラフィ作成時においてよく経験する問題は，そこにあるはずの神経線維束を示すトラクトがうまく描出されない時に，それが真実なのか偽陰性なのかの判別に困ることである．より正確な判断のためには，正常な神経線維トラクトの走行部位を把握し，それが描出されない場合に原因となる画像解析のピットフォールを周知しておくことが大切である．また，不可解なトラクトグラフィは術中の直接電気刺激により証明されることが多い．本項がトラブルシューティングの参考になれば幸いである．

文 献

① Conturo TE, Lori NF, Cull TS, et al. Tracking neuronal fiber pathways in the living human brain. Proc Natl Acad Sci U S A. 1999; 96: 10422-7.
② Mori S, Crain BJ, Chacko VP, et al. Three-dimensional tracking of axonal projections in the brain by magnetic resonance imaging. Ann Neurol. 1999; 45: 265-9.
③ Kinoshita M, Nakada M, Okita H, et al. Predictive value of fractional anisotropy of the arcuate fasciculus for the functional recovery of language after brain tumor resection: a preliminary study. Clin Neurol Neurosurg. 2014; 117: 45-50.

［木下雅史］

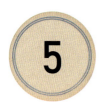

5 覚醒下手術の流れ

The Handbook of Awake Surgery

▶Introduction▶

　覚醒下手術において全身麻酔手術と異なる点は，患者さんの意識を保ちながら心身の苦痛の軽減に努めなければいけないということである．覚醒と鎮静・麻酔のバランスを保つことが重要であり，患者さんのみならず医療者側にとってもストレスがかかる作業であるが本手技によって得られるメリットは大きい．手術の全過程において覚醒させる必要はなく，全身麻酔下（asleep）に開頭を行った後，覚醒状態（awake）で脳機能評価ならびに病変摘出を行い，再度全身麻酔（asleep）とした後に閉頭処置を行うといった，Asleep-Awake-Asleep 法を用いることが多い❶❷．本法では患者さんの苦痛を最小限に抑えることが最大の目的となるが，鎮静を上手く用いることにより Awake-Awake-Awake 法を行うことも可能である．ここでは本邦で一般的に行われる Asleep-Awake-Asleep 法の流れについて説明する．

I 手術場の入室から退室まで　図5-1

① 手術室入室

　覚醒時の不安を軽減するために術前にシミュレーションを行うことは有用である．筆者らの施設では手術前日に手術室に入室し，ベッド上に横になってタスクの練習を行うといった疑似体験ができるよう工夫している．また，覚醒中に患者さんが会話できる看護師やタスク

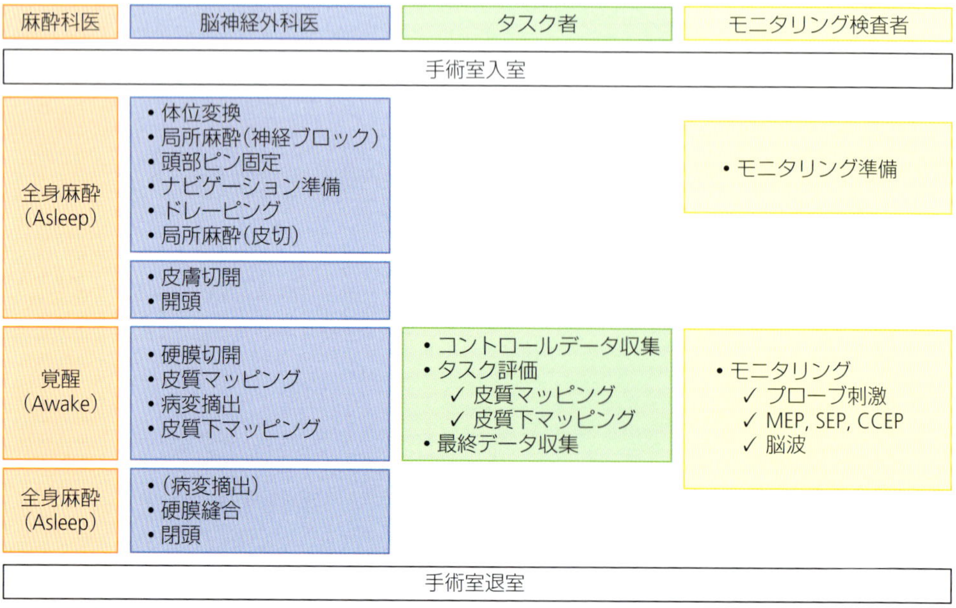

麻酔科医	脳神経外科医	タスク者	モニタリング検査者
	手術室入室		
全身麻酔 (Asleep)	・体位変換 ・局所麻酔(神経ブロック) ・頭部ピン固定 ・ナビゲーション準備 ・ドレーピング ・局所麻酔(皮切)		・モニタリング準備
	・皮膚切開 ・開頭		
覚醒 (Awake)	・硬膜切開 ・皮質マッピング ・病変摘出 ・皮質下マッピング	・コントロールデータ収集 ・タスク評価 　✓皮質マッピング 　✓皮質下マッピング ・最終データ収集	・モニタリング 　✓プローブ刺激 　✓MEP, SEP, CCEP 　✓脳波
全身麻酔 (Asleep)	・(病変摘出) ・硬膜縫合 ・閉頭		
	手術室退室		

図5-1　覚醒下手術の流れ　フローチャート

Ch. 5 ● 覚醒下手術の流れ

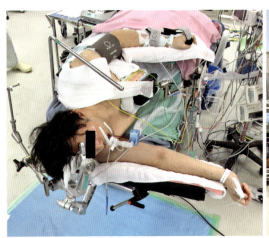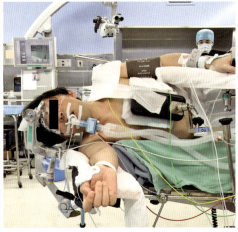

図5-2 左病変に対する側臥位の一例（全身麻酔期）

者と事前に十分なコミュニケーションをとっておく必要がある．

② Asleep 期（全身麻酔の導入）

　仰臥位の状態で全身麻酔導入を行う．気道確保はラリンジアルマスクを用いることにより自発呼吸のみならず補助呼吸，調節呼吸を安全に行うことが可能となる．全身麻酔導入後，仰臥位や側臥位へ手術体位を整える 図5-2 ．痛みを伴うような動脈ラインカテーテル留置や尿道カテーテルの挿入はできるだけ全身麻酔下に行う．次に局所麻酔，頭部ピン固定から開頭までを行う．覚醒時に二酸化炭素の体内貯留により生じる脳腫脹ならびに脳ヘルニアを回避するため，硬膜切開は覚醒後に行うとよい．ただし，2回目以降の手術の場合は硬膜と脳との癒着のため硬膜切開に時間がかかることを考慮し，全身麻酔下に行ってもよい．

③ Awake 期（全身麻酔から覚醒）

　患者さんを覚醒させ，ラリンジアルマスクを抜去する．麻酔が完全に覚めるまでには少し時間を要するが，それまで不穏となることがある．突然の体動により頭部固定ピンがずれたり，支胸器から抜け出して体位が不安定となったりする危険性があるため注意を要する．覚醒時はできるだけ正常状態に近い状態を維持するために，鎮静薬や鎮痛薬の全身投与を行わないよう心がける．しかし，安静が維持できない，タスク遂行が困難，覚醒維持に危険がある場合は，全身麻酔への移行も検討する必要がある．硬膜切開を行っている間にタスク評価を行い，直接電気刺激前のコントロールデータを取っておくと時間の短縮につながる．評価可能な状態と判断した場合，予定の皮質マッピングを開始する．皮質下マッピングと病変切除の操作を繰り返しながら，目標の摘出が得られた段階で覚醒下での作業が終了となる．また，重要な機能領域がすでに同定された場合は，残存病変を全身麻酔下とした後に摘出してもよい．

④ Asleep 期（全身麻酔の再導入）

　再び全身麻酔へ導入し閉頭処置へ移行する．再導入は頭部がピン固定されている状態であれば気道確保は高難度となり麻酔科医にはある程度の習熟度を要する．気道確保にはラリン

ジアルマスクが使いやすいが，気道確保が長時間になる場合は気管挿管が望ましい．

⑤ **手術室退室**

術直後は脳機能障害を伴っていることが多いが，重要な機能ネットワークが温存されている場合は比較的速やかに改善を示す．

> **全身麻酔導入は仰臥位か側臥位か**
>
> 筆者らは全例において側臥位（ナップ体位）での覚醒下手術を行っている．側臥位挿管に慣れている施設では，全身麻酔導入前に意識のある状態で体位変換することによって体の痛みを最小限に抑えた体位をスムーズにとることができると予想される．しかし，筆者らの施設での仰臥位導入と側臥位導入間において，麻酔導入から手術開始までの時間や疼痛に関して解析を行ったところ，側臥位導入の有用性を見出すことができなかった．以上から，麻酔導入は仰臥位で行う方が安全であると思われる．

II 手術に使用する道具

覚醒下手術を遂行するにあたり多くの人の協力が必要であることは言うまでもないが，同様に様々な医療機器・道具の力も借りなくてはいけない．筆者らの施設にて使用している機器を紹介する 図5-3 ．

① **電気刺激装置** 図5-3A

現在，日本国内で人に使用できる刺激装置は限られる．皮質電気刺激が行えるものであれば皮質下にも応用が可能である．MEPやSEP，脳波測定など同時に行える機器が望ましい．
例: ニューロマスター（日本光電）

② **マルチモニター画像記録装置** 図5-3B

術野の所見と患者さんの状態が同時に観察可能なマルチモニター型が有用である．レトロスペクティブにデータを見返す場合にも大変役に立つ．術中に画像を見ながら刺激部位と症状をリアルタイムに観察，評価することも可能ではあるが，実際の動作とモニター上の画像描出までわずかなタイムロスが生じるため注意を要する．例: 金沢大学式マルチモニター画

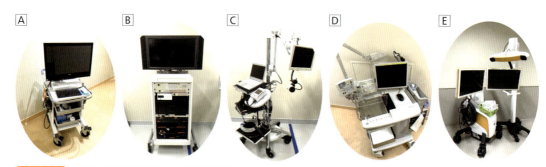

図5-3 覚醒下手術時に使用する医療機器

像記録装置（p.37 参照）

③ **タスク表示用装置** 図5-3C

遠隔で操作可能なタスク映像を頭部が固定された患者さんが観察可能な可動式アーム付きモニターが使いやすい．マイクと小型カメラを装着することによって記録も可能となる．例: 金沢大学式タスク表示装置

④ **脳波計** 図5-3D

主に皮質脳波測定に用いる．後述する刺激後発射（after discharge）の測定には欠かさない．

⑤ **ニューロナビゲーションシステム** 図5-3E

正常脳との境界不明瞭な病変を扱うことが多い覚醒下手術では必須のモダリティである．特に白質神経トラクトグラフィの情報は有用である．術前のMRIデータから再構成したトラクトを手術顕微鏡映像内に描出することも可能なタイプもある．手術成績の向上に関わる重要な画像解析ツールであり，高価ではあるがぜひ導入したい．例: ブレインラボ，メドトロニックなど

⑥ **マイクロ手術顕微鏡**

⑦ **超音波外科吸引装置**

例: CUSA, SONOPET

> **Tips 機器開発**
>
> 覚醒下手術に際して有用と思われる道具が全て市販されているとは限らない．筆者らの施設で使用している装置は独自に開発したものも含まれる．当然ながら手術室で使用できる医療機器には厳しい制限があり，装置の目的，安全性を考慮した機器開発が重要である．各専門分野の手術スタッフや医療機器メーカーからの意見を取り入れることも大切である．

III 局所麻酔の場所，使用薬剤，使用量

覚醒中は手術創部の痛みを完全に遮断した状態を維持する必要がある．開頭後に覚醒させた時点で痛みの訴えがなかった場合，疼痛コントロールはおおよそ成功したといってもよいくらい皮膚の局所麻酔は極めて重要である．長時間作用型の局所麻酔薬を用い，ピン固定刺入部と皮膚切開（皮切）部周囲への浸潤麻酔，皮切領域に相当する神経ブロックを行う．神経ブロックは，眼窩上神経，耳介側頭神経，大・小後頭神経を対象とし，神経の走行部位と支配領域を把握する 図5-4 ．薬剤にはリドカインに加えて長時間鎮痛効果が期待できるロピバカインやレボブピバカインが使用しやすい．局所麻酔薬の極量について把握し，麻酔薬中毒に伴う低血圧に注意する．筆者らの施設では1%リドカイン10～20 mL，7.5%ロピバカイン10～20 mLの混合薬をドレーピング前に使用し，アドレナリン含有0.5%リドカイン10～20 mLを手術開始直前に皮膚切開ラインに沿って加えている．局所麻酔薬の極量基

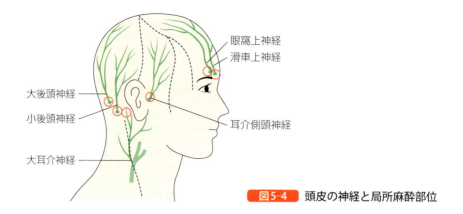

図5-4 頭皮の神経と局所麻酔部位

準としてリドカイン 5 mg/kg, ロピバカイン 3 mg/kg, レボブピバカイン 3 mg/kg に留意するが，一般成人において筆者らの施設例での最大量投与を行っても局所麻酔中毒の問題は生じていない．

頭皮より深部に関しては，牽引されている側頭筋も疼痛の原因となるため局所麻酔を追加する．また覚醒状態で硬膜切開を行う場合に疼痛を訴えることがあるため，開頭範囲内に観察可能な中硬膜動脈近位部の外膜・内膜間にリドカインを 25 ゲージ前後の細い針を用いて注射するとよい．

> **Tips　浸潤麻酔のコツ**
>
> 筆者らの施設での疼痛管理において最も有効であったのが皮膚切開部周囲の浸潤麻酔である．本処置の導入後，術中の痛みに伴う手術中断回数が格段に減った．ここでは皮切部と翻転される皮弁領域を取り囲むように行うのがコツである．

IV 全身麻酔下での手術：皮切と開頭範囲の決定

覚醒下手術では，病変周囲の皮質機能を評価する上で，脳腫瘍摘出に必要な開頭よりも大きな範囲の開頭が望まれる．これは最適な電気刺激強度の決定にあたり，下前頭回後方領域や運動・感覚領野などのポジティブマッピングが得られやすい領域を露出させることが主目的である．左右大脳半球ともにほとんどの症例において，中心前回腹側部や下前頭回弁蓋部の電気刺激によってそれぞれ発語に関わる筋の収縮による anarthria（アナルトリー）や negative motor response としての発語停止の所見が得られる．刺激強度の設定法は他の項にて述べるが，刺激後発射（after discharge）が得られる刺激閾値の確認や皮質-皮質間誘発電位（cortico-cortical evoked potential）評価用の電極挿入を考慮すると広い開頭範囲が有用である．また，覚醒下手術中に痙攣発作が生じることがあるが，発作時の脳膨隆に伴う物理的脳損傷の回避や，広範囲に放散したてんかん波の抑制を目的とした皮質への冷水灌流が効率よく行われるためにも，皮質を大きく露出させた方が安全と考えられる．

ポジティブマッピングテクニック vs ネガティブマッピングテクニック

　6 mA の直接電気刺激により言語停止を生じた部位から 1 cm 以上距離を保った部位であれば，永続的な神経脱落症状をきたさないことが報告されている❸．この法則を利用して一定の条件下で反応がなければ摘出できるという「ネガティブマッピングテクニック」も提唱されており，本法であれば開頭範囲を最小限に抑えることも可能となる．しかし，偽陰性との鑑別が極めて重要であり，機能マッピングの経験が浅い場合や fMRI などの術前評価において非典型的な機能領域の存在が疑われた場合は，機能野を必ず同定してから摘出に移る「ポジティブマッピングテクニック」が推奨される．

V 覚醒下手術と全身麻酔下の手術

　覚醒中の患者さんは頭蓋骨が開けられ脳が露出した状態である．言い換えると極めて過酷な状況の中で意識を保ち指示に応じなければいけない環境にあるということを常に意識し，できるだけ覚醒時間を最小限に抑えることを心がける必要がある．覚醒状態で行うべき手技は，硬膜切開，皮質マッピング，皮質下マッピングならびに病変の摘出である．病変と eloquent area との境界が同定された後の病変切除は全身麻酔下で行う．例えば，一般的に左側頭葉先端部腫瘍の場合，後方の言語領域の同定後，前側頭葉部切除は全身麻酔とした後に行うべきである．また，覚醒時間をできるだけ最小限に抑えるために，全身麻酔から覚醒後のまだ意識が完全ではない状態のうちに硬膜切開を行ったり，タスク評価の準備を行ったり段取りよい手術遂行が重要である．覚醒下手術手技の詳細は 8 章「覚醒下手術の手術手技」にて述べる．

おわりに

　今回紹介させていただいた覚醒下手術の基本的な流れは，日本 Awake Surgery 学会により作成された覚醒下手術ガイドライン❶❷に従っている．本項では当科が採用する覚醒下手術のおおまかな流れについて述べたが，さらなる最適化を目指して現在もマイナーチェンジを続けている．本手順を参考に各施設で覚醒下手術の手順を独自に組み立てて頂けると幸いである．

文 献

❶ 日本 Awake Surgery 学会，編．覚醒下手術ガイドライン．東京: 医学書院; 2013.
❷ Kayama T; Guidelines committee of Japan awake surgery conference. The guidelines for awake craniotomy guidelines committee of the Japan awake surgery conference. Neurol Med Chir (Tokyo). 2012; 52: 119-41.
❸ Sanai N, Mirzadeh Z, Berger MS. Functional outcome after language mapping for glioma resection. N Engl J Med. 2008; 358: 18-27.

［木下雅史］

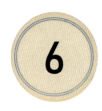

6 タスク者の準備

The Handbook of Awake Surgery

▶Introduction▶

　術前に必要なことは大きく3つ，①術前の機能評価，②術中タスクの準備と練習，③患者さんとの信頼関係の構築である．術中の正確なモニタリングを行うためには，術前の患者さんの機能（運動，感覚，言語，その他高次脳機能など）について，どこに問題があり，どこに問題がないのかを正確に把握することが重要である．また，患者さんの円滑な社会復帰，および覚醒下手術の効果判定のためには，術前後の評価は欠かすことができない．さらに，タスク者は術中，患者さんがタスク遂行において最高のパフォーマンスを発揮できるよう，援助する必要がある．特に高次脳機能の課題においては，患者さんが真剣に課題に取り組んでくれなければ，評価は成立しない．加えて，手術中患者さんの前に立ち続けるタスク者は，患者さんの家族や社会的な背景，仕事や趣味，性格などを術前に把握し，患者さんと十分な信頼関係を築くことも重要である．

I タイムスケジュール 図6-1

　患者さんが入院した術前1週間ほど前から，数回に分けて機能評価を実施する．次いで，その他の画像検査や機能評価の結果，そして患者さんの社会的背景やニーズに基づき，術中のタスクを決定する（詳細は9章「覚醒下手術のタスク」を参照）．手術の1～2日前に術中タスクの練習を患者さんと行う．また，手術の前日は手術室でのシミュレーションを行う．

II 機能評価・検査法

　機能評価は，原則，術前後で同一の検査を行う．評価は，変化を客観的に追えるよう，数値で記録できる検査法を選択する．一見無症状に見えたとしても，術後に新たに症状をきた

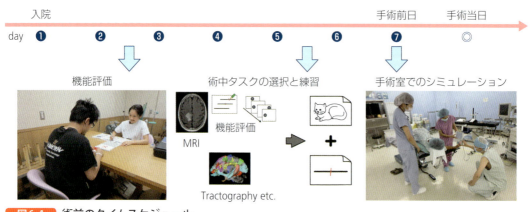

図6-1　術前のタイムスケジュール

表6-1 症状と評価法

機能	症状	評価法
運動	麻痺，協調運動障害	Brunnstrom's Recovery Stage，Manual Muscle Test（MMT），握力，Purdue pegboard test
感覚	表在・深部感覚障害	Semmes-Weinstein Monofilaments test，10点法，運動覚・位置覚
言語	失語，失読，失書	Western Aphasia Battery（WAB）失語症検査，Standard Language Test of Aphasia（SLTA）
知能，認知機能	（全般的）認知機能低下	Mini-mental state examination（MMSE），長谷川式簡易知能評価スケール（HDS-R），Wechsler Intelligence Scale（WAIS），Japanese Adult Reading test（JART）
注意	注意障害，抑制障害	標準注意検査法（CAT），抹消検査，Trail making test part A and B，Stroop課題
記憶，作業記憶	記憶障害	Wechsler Memory Scale（WMS），言語性・視覚性記憶範囲，Rey Auditory Verbal Learning Test（RAVLT），Rey-Osterrieth複雑図形（ROCF），標準言語性対連合学習検査（S-PA），2-back test，Reading/listening span test
視空間認知	半側空間無視	Behavioural inattention test（BIT）（抹消検査，線分二等分検査，模写課題，描画課題など）
メンタライジング	メンタライジングの障害	成人版表情認知検査，絵画配列課題
行為	パントマイム失行，道具の使用障害	WAB失語症検査，標準高次動作性検査
視覚	視覚失認，相貌失認	標準高次視知覚検査（VPTA）
遂行機能	遂行機能障害	Behavioural Assessment of the Dysexecutive Syndrome（BADS）

す場合があることも見越し，術前の時点で問題がないことを確認するための機能評価を行っておくことが望ましい．

基本的な評価対象の機能と検査の一例を 表6-1 に示す．検査は，病変部位に応じて，運動，感覚，言語，その他高次脳機能など，全てを網羅できるよう計画を立てる．ここに列挙したのは，障害の有無を最低限チェックしておきたい機能であり，これ以外にも様々な高次脳機能障害が生じうるため，症状に応じた検査を適宜選択する．しかし，術前評価に割くことができる時間は限られているため，患者さんへの負担も考慮して選択する必要がある．なお，評価法の詳細は成書を参照されたい．

III タスクの練習

術中タスクは，患者さんがやり方を理解できるよう，時間をかけて練習する必要がある．タスクの練習に際し，それぞれのタスクの意味，つまり，何を調べるためにこのタスクを行うのか，どのような症状が出現する可能性があるかを患者さんに説明する．特に，患者さんの自覚症状で陽性所見の有無を判断する，感覚や視野のタスクにおいては，出現しうる症状を事前に伝えておくことは重要である（9章「覚醒下手術のタスク」の「3. 感覚」「4. 視覚」を参照）．それは，患者さん本人がタスクの意味を理解していないと，なんらかの症状が出現しているにもかかわらず，「これくらいなら大丈夫」「我慢できる」などと考え，正確なフィードバックをしてくれないことも少なくないからである．また，電気刺激によって，ま

たは摘出操作に伴って，"術中は何らかの症状が出現する"ことを患者さんに知ってもらうことは，術中，患者さんがパニックを起こさず，諦めずに最後までタスクを行うためにも重要である．

　術中に行う課題は，術前練習の時点でほぼ100％の正答率である必要がある．もし，100％の正答はできないが評価対象としたい機能である場合は，難度を下げる，または正答できる課題のみを選択するなどの工夫が必要である．それは術前に回答できない課題が含まれていると，術中，誤りが生じた場合，もともとできない課題だったのか，それとも電気刺激による陽性症状なのかを判断することができないからである．なお，術前の時点で，これらの工夫を試みたとしてもほぼ100％の正答率にならない場合は，術中評価対象の機能としては不適切と判断する．さらに，注意すべき点として，すでに何らかの機能低下を認める患者さんの場合，術中は術前よりもパフォーマンスが低下している場合が多い．このため，難易度をつけることが可能なタスクの場合は，より簡単な課題を事前に準備しておき，術中，覚醒した時点で通常の課題が困難と判断した場合は，難度の低い課題に切り替える．

　手術室でのシミュレーションは，術中，患者さんが麻酔から覚めた時の状況，また手術中の様子を事前に知ってもらうことにより，落ち着いて覚醒，抜管ができるようにするため，極めて有用である．実際に手術台の上で術中の体位をとり，課題を行ってみる．ここでも，再度，術中の様子を説明する．おそらく，この時点で患者さんはようやく術中の具体的なイメージが湧き，過剰に心配せずに手術当日を迎えることができる．なお，術中の覚醒と課題遂行，体位保持にあたり，タスク者の目からみて不安な点があれば，事前に看護師や術者などに伝えておくとよい．

おわりに

　ほとんどの場合，患者さんは"開頭手術中に目覚めて何かをする"ことが全くイメージできず，過剰に不安を感じている場合が多い．また，通常は静かな，集中できる環境の中，机上で行う言語やその他の高次脳機能の課題を，覚醒下手術において患者さんは，横になった姿勢で，騒音の中，かつ開頭手術中という極めて特殊な環境の中で行わなければいけない．術中の正確なモニタリングのためには，落ち着いて課題に集中し，少々疲れても頑張って課題を遂行するという患者さんの協力が必須であるため，術前の準備には十分な時間をかけたい．

> **Tips** 初めて覚醒下手術を経験する患者さんは，少なからず不安を感じている．特に，問題となるのは，術中，電気刺激により何らかの症状が誘発されると，症状が出現したことに驚いたり，障害が残ることを予測して不安になる，また，誤りが増加してくるとやる気がなくなってしまうことである．これを防ぐには，術中起こりうる症状とその意味について，事前に患者本人へ十分説明しておくことが重要である．なお，患者本人にどこまで，誰が説明するかはチーム間で十分話し合い，慎重に行う必要がある．

［中嶋理帆］

The Handbook of Awake Surgery

7 覚醒下手術の麻酔

▶Introduction▶

　覚醒下手術の麻酔管理は，全身麻酔中の患者さんを術中に一時的に覚醒させた状態で手術を行うため，通常の全身麻酔とは異なる特殊な管理を必要とする．術中覚醒させ運動，言語など脳機能を温存するため，術中タスクを行いながら病変を最大限切除できるように管理しなければならない．本項では，術前診察から術中管理などについて，筆者らの施設における覚醒下手術の麻酔管理の現状を踏まえて述べる．

I 術前診察

　患者さんが，術中に覚醒下でのタスクに耐えられる全身状態かどうかはもちろん，タスク遂行に協力的か，また覚醒中に起きうる状況に耐えられるかといった適正，適応能力を判断する必要がある．術前診察におけるチェックリストを 表7-1 に示す．

表7-1 術前診察におけるチェックリスト

□ 上気道	挿管困難リスク因子，睡眠時無呼吸症候群，病的肥満，胃食道逆流症，慢性咳嗽，嚥下障害
□ 痙攣あり	薬物療法，痙攣の現状
□ 悪心・嘔吐	既往，女性，若年，非喫煙者，乗り物酔い
□ 頭蓋内病変	脳圧亢進症状，腫瘍の部位，易出血性
□ 患者特性	協力性，感情コントロール，意思疎通，失語，麻痺

　覚醒下手術は，通常の全身麻酔管理とは異なり，術中に覚醒状態で手術を行うため様々なストレスが患者さんにふりかかる手術である．通常の術前診察に加えて，術中に覚醒した状態で安全に手術を行うことができる患者さんかどうか適切に評価することが大切となってくる．患者さんの協力がないと成り立たないため，非協力的な患者さんはもちろん，感情コントロール困難な患者さん，意思疎通困難な患者さんは絶対的禁忌となる❶．また，失語の有無，麻痺の有無，患者さんの全般的な認知機能を確認の上，術中タスクが適切に行えるか判断することも必要となる．相対的禁忌となる要因としては，病的肥満，睡眠時無呼吸症候群や胃食道逆流症，嚥下障害，慢性咳嗽，挿管困難が予想されるなど気道管理に問題のあるもの，また脳腫瘍が易出血性であることが挙げられる❶．

II 覚醒下手術に対する麻酔管理のリスクファクター

　覚醒下手術に対する麻酔管理の合併症には，疼痛，気道トラブル，悪心・嘔吐，痙攣が挙げられる．それぞれの合併症に適切に対処することで安全に覚醒下手術を行うことができる． 表7-2 に麻酔管理を行う上でのリスクファクターを示す．

術前の評価で術中に起きうる合併症が予想されるとなれば，積極的に回避することが重要である．術中の気道管理は側臥位かつ頭頸部の3点固定がなされるため管理が困難となるため，挿管困難が予想される症例は相対的に禁忌となる．特にBMIが30以上となる

表7-2　麻酔管理を行う上でのリスクファクター

①挿管困難
　小顎，太く筋肉質な頸，開口/後屈制限，肥満
②肥満
　BMI>30
③悪心・嘔吐のリスク，または既往
　若年，女性，非喫煙者，乗り物酔い
④痙攣あり

と気道トラブルが起こりやすいとの報告があり注意が必要である[2]．痙攣のコントロールが良好かどうか確認し，必要であれば術者と相談の上術前に抗痙攣薬の内服を指示する[3]．また悪心・嘔吐に関しては，そのリスク因子（若年，女性，非喫煙者，悪心・嘔吐の既往）を評価し，予防的投与の必要性を術者と相談することも大切である[4]．

III 入室から退室までの流れ　図7-1

　覚醒下手術の術中麻酔管理には，初めから最後まで覚醒下で行う局所麻酔単独による管理，デクスメデトミジンなど鎮静薬使用下に行う意識下鎮静，全身麻酔中に覚醒させて手術を行う"Asleep-Awake-Asleep（AAA）"technique を用いた管理がある．筆者らの施設では，患者さんの精神身体的負担が最も少ないと考えるAAA technique[5]を用いた管理で覚醒下手術を行っている．

1 入室

　麻酔科医，病棟/手術場看護師とともに患者さんの確認を行い，麻酔，手術，輸血同意書など書類確認を行う．と同時に再度，失語の有無，麻痺の有無の確認を行う（筆者らの施設では，術中タスクを行う際，意識レベルに影響を及ぼす可能性があることから，前投薬は行わない）．特に手術室内でのタスクは術前診察とは異なるため重要である．失語に関しては患者さんの状態により，軽度～中等度であれば覚醒下手術適応とする場合もある．麻痺に関しては，不

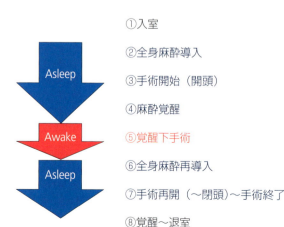

図7-1　筆者らの施設における麻酔管理の流れ "Asleep-Awake-Asleep（AAA）" technique

Ch. 7 ● 覚醒下手術の麻酔

全麻痺であっても術中はパフォーマンスが低下する可能性が高いので慎重に適応を検討する．

2 全身麻酔導入

手術台に仰臥位で寝てもらい標準的モニター（非観血的血圧計，SpO_2，心電図）をつけ，術中タスクで使用する側と反対側の上肢に静脈路を確保する．次に全身麻酔導入を行う．麻酔は全静脈麻酔で行う．酸素マスクにて酸素投与（5〜6 L/分）し，唾液の分泌を抑制するためアトロピン硫酸塩水和物（アトロピン注 0.05％シリンジ「テルモ」）0.5 mg を静脈内投与する．

麻酔導入後に側臥位になる．術者，看護師とともに，マジックギプス，支胸器にて体位を固定する．覚醒下手術時に使用する麻酔薬のうち鎮静薬の特徴を 表7-3 に示す．鎮静薬はタスク遂行時の覚醒状態に影響の少ないものが好ましく，短時間作用性，抗痙攣作用や制吐作用のあるプロポフォール（プロポフォール注「マルイシ」）❻を使用している．鎮痛薬に対してもその特徴を 表7-4 に示す．鎮痛薬は短時間作用性であるレミフェンタニル塩酸塩（レミフェンタニル静注用 2 mg「第一三共」）❼を使用している．筋弛緩薬は，中時間作用性ではあるが拮抗薬スガマデクスナトリウム（ブリディオン® 静注 200 mg）が存在する利点を有するロクロニウム臭化物（エスラックス® 静注 50 mg/5.0 mL）を使用している．プロポフォールを TCI（target controlled infusion）1.5〜3 µg/dL（効果部位濃度），レミフェンタニルを 0.05〜0.1 µg/kg/min で静脈内持続投与する．

意識消失し呼吸が停止後，マスク換気による気道確保を確認した後，筋弛緩薬（ロクロニウム 0.6 mg/kg）を必要時静脈内投与する．2〜3 分後声門上器具（i-gel®: インターサージカル i-gel/日本メディカルネクスト，男性＃4，女性＃3）による気道確保を行う．声門上器具で気道確保が行われるのは，その後の術中タスクでの発声に影響が出ないよう声帯への侵襲のないデバイスとして選択されている❽．また胃管が入れられるため誤嚥のリスクを少なく

表7-3 覚醒下手術における鎮静薬の選択

	プロポフォール	吸入麻酔薬 （セボフルラン*1, デスフルラン*2）	デクスメデトミジン*3
利点	短時間作用性（覚醒速い），制吐作用，抗痙攣作用	血液/ガス係数が低い（覚醒速い），循環抑制小，個体差なし	制吐作用，呼吸抑制小
欠点	循環・呼吸抑制，個体差あり	ICP 上昇，呼吸抑制，気道刺激性（デスフルラン），大気汚染（手術室内麻酔薬リーク）	徐脈，中時間作用性（覚醒遅延の可能性）

*1 セボフルラン（セボフレン®吸入麻酔液）
*2 デスフルラン（スープレン®吸入麻酔液）
*3 デスクメデトミジン（プレセデックス®静注液 200 µg「マルイシ」）

表7-4 覚醒下手術における鎮痛薬の選択

	レミフェンタニル	フェンタニル*
利点	短時間作用（覚醒速い）	循環・呼吸抑制小
欠点	徐脈，呼吸抑制	中時間作用（覚醒遅延の可能性）

*フェンタニルクエン酸塩（フェンタニル®注射液 0.1 mg「第一三共」）

表7-5 側臥位における声門上器具の特徴

	LMAクラシック™	LMAプロシール™	air-Q™	i-gel®
胃管留置	×	○	×	○
気管挿管可	×	×	○	○
誤嚥の危険性	あり	わずか	あり	わずか
フィット感	＋	＋	＋	＋＋
エアリーク，ズレ	＋＋	＋＋	＋＋	＋

できること，（後述するが）気管チューブが挿入できる利点もある．表7-5 に現在使用している声門上器具の側臥位における取り扱いに伴う特徴を示す．

呼吸管理は，呼気二酸化炭素モニターにて換気量を調整し，設定は，調節呼吸〔従量式/volume control（VC）もしくは従圧式/pressure control（PC）〕としている．自発呼吸による術野からの吸い込み空気塞栓を極力少なくするためである．また，術中タスクで使用する側と反対の上肢に静脈路の追加と観血的動脈圧測定用の動脈圧ラインを留置する．中心静脈路の確保は行わない．血腫，気胸などの合併症のリスクがあり，術中タスクの遂行に影響が出る可能性があるため，筆者らの施設では20G以上の末梢ルート2本を基本とした静脈路で管理している❾．追加のモニターに，体温センサー付きの尿道バルーンを留置し尿量と体温をモニタリングする．最後に誤嚥予防のために胃管を声門上器具より留置する．

麻酔導入時は，麻酔器は通常の患者さんの頭側右側に配置しているが，麻酔導入完了後は，患者さんが向いている側と同側で尾側に移動する．呼吸管理のため頭頸部へのアプローチが可能で，術野の確保，タスク者による術中タスク遂行のためのスペースを開ける必要があるからである．この時点で，術者，看護師，臨床検査技師とともにタイムアウトを行う．タイムアウト終了後，頭部を局所麻酔下に3点固定で固定する．ピンの固定位置にはあらかじめ局所麻酔が行われる．局所麻酔薬には，長時間作用性の0.75％ロピバカイン塩酸塩水和物（アナペイン®注7.5 mg/mL）と短時間作用性1％リドカイン塩酸塩（リドカイン塩酸塩注1％「日新」）を同量カクテルにして用いている．投与量は，局所麻酔中毒❿が起きないよう配慮している．3点固定による頭頸部の固定は，声門上器具のリークがないよう術者とともに角度を確認する．通常正中位で固定している．換気のリークが多ければ，頭頸部の角度，声門上器具の種類〔ラリンゲルマスクLMAクラシック™/プロシール™（MERA泉工医科工業株式会社），air-Q™（Mercury Medical）〕，サイズを変更する．その後術者によるニューロナビゲーションのセッティングが行われる．頭部の消毒が行われる前に鎮静をモニタリングするためのBIS（bispectral index）モニター（BISコンプリートモニタリングシステム，コヴィディエン ジャパン）を付け手術前の麻酔が完了する．

麻酔導入後は，疼痛刺激がほとんどないため血圧が下がることが多く，必要に応じて昇圧薬〔フェニレフリン塩酸塩（ネオシネジン®コーワ注1 mg）0.05〜0.1 mg，ノルアドナリン（ノルアドリナリン®注1 mg）25〜50 μg〕を静脈内投与する．脳血流のモニターとしては，特に頸動脈血流が亢進するような頸動脈狭窄高度がある場合には，安全を期すために無侵襲

混合血酸素飽和度監視システム（INVOS™, コヴィディエン ジャパン）による脳内酸素飽和度のモニタリングも追加する．通常は，BISモニターにて代用している．

3 手術開始

鎮静は，BISモニターで値が60前後になるようプロポフォールを持続静脈内投与し麻酔を維持する[11]．鎮痛は，皮切部にも局所麻酔されているので痛みはほとんどなく，レミフェンタニルも0.05 μg/kg/min前後で疼痛管理できることがほとんどである．麻酔導入から覚醒開始まで1時間程度なので，筋弛緩薬の追加投与は通常不要である．患者さんの体動があり施術困難となるような際には，厳重な筋弛緩管理を要するため，筋弛緩モニター（TOFウォッチ®, MSD株式会社）によって筋弛緩状態（TOF count 1〜2）を保つ．

4 麻酔覚醒

麻酔導入から約1時間で硬膜切開し脳表が露出される前後に，術者より覚醒の指示が出る．覚醒前に胃内容を胃管より吸引し，抜去する．鎮静薬（プロポフォール）と鎮痛薬（レミフェンタニル）の投与を中止し，覚醒を待つ．覚醒前に，悪心・嘔吐の抑制を目的にステロイド〔デキサメタゾンリン酸エステルナトリウム（デキサート®注射液6.6 mg）〕を静脈内投与する．約20分もすれば，体動とともに，咽頭反射，自発呼吸が認められる．声かけにて意識の確認〔Glasgow Coma Scale（GCS）E3〜4V5M6〕，自発呼吸が十分にあることを確認の上，声門上器具を抜去する．呼吸困難感があるようであれば，筋弛緩薬拮抗薬を必要量（スガマデクス2〜4 mg/kg）静脈内投与する．5分ほど様子をみて意識，呼吸，循環に問題なければ（Aldreteスコアリングシステム:9点以上，ただし意識状態は2点）

表7-6 Aldreteスコアリングシステム

	活動性	点数
動作能力	四肢すべて	2
	いずれかの二肢	1
	なし	0
呼吸	深呼吸と咳嗽反射可能	2
	呼吸抑制または浅く制限された呼吸	1
	無呼吸	0
循環	術前血圧と比較して血圧±20 mmHgの範囲内の変動	2
	血圧±20〜50 mmHgの変動	1
	血圧±50 mmHg以上の変動	0
意識状態	完全覚醒状態	2
	呼びかけに対して反応可能	1
	無反応	0
皮膚色調	正常	2
	青白い，悪い感じの色	1
	チアノーゼ	0

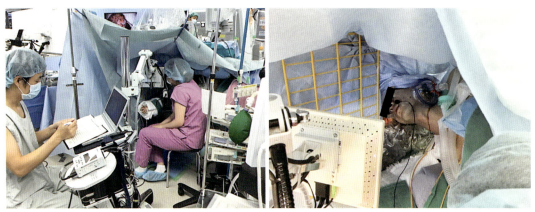

図7-2 タスク者による術中タスク
作業療法士，言語聴覚士による術中タスクを行っている（左）．モニターの写真を見てタスクに対して回答している（右）

表7-6，術者に覚醒完了と伝え，術中タスクに移ってもらう 図7-2．

　覚醒時に比較的多く起きる合併症は，疼痛，悪心・嘔吐である．疼痛に関しては，皮切部であれば，術野より局所麻酔をしてもらう．それ以外の3点固定部位や部位の不明瞭な疼痛，膀胱バルーンの違和感，体位による身体の苦痛には，基本的にはタスク者や看護師とともに疼痛，苦痛部位を除去するようにケアを行うが，難しいようであればアセトアミノフェン（アセリオ®静注液）1,000 mgを15 mg/kg静脈内投与する．鎮痛薬の選択で注意することは，タスク遂行が可能な意識レベルを維持できるものを選択することである．麻薬は，意識レベルが変化する場合や呼吸状態の低下，悪心・嘔吐が起こりうるため使用しない．筆者らの施設では，非ステロイド性抗炎症薬は使用しない．光線力学診断のためアミノレブリン酸塩酸塩が手術当日朝に投与されており，添付文書上光線過敏症を発症させる可能性があるとされ使用禁忌としている．悪心・嘔吐に関しては，第一選択としてメトクロプラミド（テルペラン®注射液10 mg）を静脈内投与する．その後も改善されない場合，意識レベルに影響がある可能性があるため術者と相談の上，プロクロルペラジン（ノバミン®筋注5 mg）を追加することもある．

Tips 「覚醒お願いします」のコールから覚醒までのコツ

　鎮静薬と鎮痛薬の投与を中止すると，20分ほどで覚醒してくる．鎮痛が得られていれば患者さんは穏やかに目覚める．抜管は，基本的には通常の全身麻酔でのものと同様である．側臥位で頭頸部が固定されていること，開頭され脳表が露出されていることが通常の抜管時とは異なり，呼吸状態，意識レベルの変動が考えられ，その変化に十分に注意する必要がある．このことも，術者，タスク者，看護師とともに情報を共有し，非常時には迅速に対応できるようにしておくことが重要である．血圧は，覚醒とともに徐々に上昇してくる．覚醒中は血圧が高くなることが多く，痛みによるものでなければ必要時降圧薬（ニカルジピン塩酸塩）を使用する．

Ch.7 ● 覚醒下手術の麻酔

5 覚醒下手術

作業療法士，言語聴覚士，臨床検査技師とともにタスクを行いながら手術が施行される．

6 全身麻酔再導入

覚醒下での手術操作が終了した時点で術者より全身麻酔が依頼される．手術は一時中断した状態で，看護師とともに再麻酔導入を行う．麻酔科医は最低2人を必要とする．マスクによる酸素投与（5～6 L/分）を5分ほど行い，鎮静薬（プロポフォール，TCI 1.5～3 μg/dL 効果部位濃度），鎮痛薬（レミフェンタニル，0.05～0.1 μg/kg/min）を静脈内持続投与する．意識消失し呼吸が停止後，マスク換気による気道確保を行う．一人の麻酔科医がマスク保持を行い（図7-3），他方がバック換気を行う．換気可能を確認した後，筋弛緩薬（ロクロニウム，0.6 mg/kg）を投与し，約1分30秒後声門上器具（i-gel®，男性＃4，女性＃3）にて気道確保する．

次に挿管を行う．i-gelを通して適応サイズの気管チューブを盲目的に挿入して挿管する．挿管後は，気管支ファイバースコープにて気管チューブの先端が気管分岐部より2～4 cm手前にあることを確認した後i-gel挿入部でテープ固定する．挿管完了を術者に伝え，手術再開してもらう．この一連の麻酔管理は，側臥位での状態で行われる．その詳細については後述する．

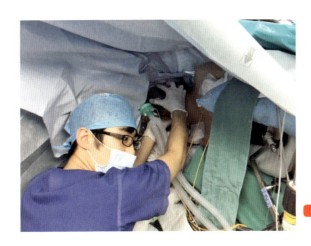

図7-3 再導入時のマスクによる気道確保

Tips 「麻酔お願いします」のコールから麻酔をかけるまでのコツ

気道確保をどのように行うかがポイントとなる．

側臥位での麻酔導入となるが，初めの導入と異なるのは，麻酔科医が最低2人は必要とすること，気道確保として気管挿管することである．さらに気道管理はより難度が高くなっている．術野のドレープやマイクロ顕微鏡，手術器具の副台などにより患者さんの頸部の空間が十分に取れないこと，気道管理が通常の頭部からのアプローチが術野の関係で尾側からの気道管理アプローチとなることからである．また口腔内の浮腫が強い

Ch. 7 ● 覚醒下手術の麻酔

場合が多く，頭部は3点固定で正中位に固定されているため，マスク換気困難，喉頭展開困難，挿管困難が十分に予想される．挿管が完了するまでは一旦手術は中断し，気道確保困難となった非常時には，脳神経外科医，看護師とともに仰臥位に戻し気道確保を迅速に行う．

7 手術再開〜手術終了

この期間の麻酔管理は，通常の脳神経外科の麻酔管理と同様である．筆者らの施設では，プロポフォール（TCI，1〜1.5 μg/dL 効果部位濃度），レミフェンタニル（0.05〜1.0 μg/kg/min）の静脈内持続投与と，ロクロニウム（0.2〜0.3 mg/kg）を30分ごとに静脈内間欠投与にて全静脈麻酔（TIVA）管理している．

8 覚醒〜退室

基本的には手術終了後，麻酔覚醒を再度行う．抜管し，意識レベル，呼吸，循環に問題ないことを確認し（Aldrete スコアリングシステム9点以上），退室とする．

IV 麻酔における問題点

1 側臥位麻酔　図7-4　図7-5

筆者らの施設では，側臥位での麻酔管理となる．したがって再挿管および緊急時の対応にしても原則として側臥位で行うことになる．側臥位麻酔には長所と短所があり，十分に理解して行わなければならない　表7-7　．

長所

側臥位そのものの長所としては，麻酔導入における舌根沈下の程度が弱いため気道開通性が高く換気に適している．またLMA の挿入にも容易となる[12]．嘔吐の際，吐物の誤嚥のリスクを少なくできる．

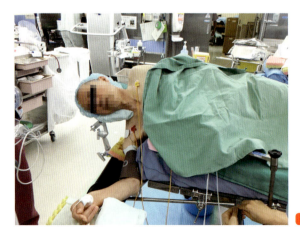

図7-4　側臥位での麻酔導入前

Ch. 7 ● 覚醒下手術の麻酔

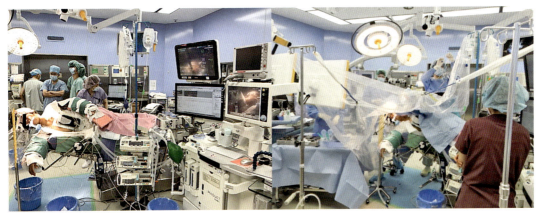

図7-5 側臥位導入後手術前（左），ドレープがかかった状態（右）

表7-7 側臥位の長所と短所

長所	短所
・気道開通性が高い ・LMAの挿入が容易 ・誤嚥のリスクが低い ・麻酔時間を少なくできる	・換気困難，挿管困難，循環不全となった場合の緊急時対応困難 ・気管の痰づまり ・下肺野の無気肺 ・換気血流比ミスマッチ（麻酔中） ・マンパワーが必要

短所

　最も問題になるのは，気道管理である．通常の仰臥位による気道管理よりも換気困難，挿管困難となった場合の対応が難しい．上肺野からの垂れ込みによる気管の痰づまり，下肺野の無気肺が起きやすい．麻酔中は，下肺野の含気が少なくなることに伴い換気血流比ミスマッチが生じ酸素化が低下する．気道トラブルによる外科的気道確保，また循環不全により胸骨圧迫を必要とする蘇生処置といった緊急時対応は，仰臥位よりもはるかに難しい．

対策

　バックマスク換気，声門上器具留置による換気困難となった際には，直ちに仰臥位に戻す必要がある．循環に関しても循環虚脱，心停止のような緊急時対応をどうするのか，仰臥位に戻す必要があるのかも含め迅速に救命処置を行えるように体制を整えて行うこと[13]を，脳神経外科医，看護師，タスク者などに周知し麻酔管理を行うことで側臥位麻酔が可能となる．

2 覚醒下手術が継続できない状況とその対応

　患者さんの精神状態，術中合併症など術中タスク遂行に協力が得られないような状況になった場合 表7-8 には，覚醒下手術は不可能であり迅速に全身麻酔管理へと移行する．

　まず覚醒が悪ければ，そもそも覚醒下手術は不能である．単なる麻酔薬による覚醒遅延であれば待てばよい．しかし，不穏や体動が激しく安全が確保できない場合は，覚醒下での手術は困難である．その原因が疼痛，悪心・嘔吐，痙攣となれば対処を行うが，コントロール

表7-8　覚醒下手術が継続できない理由

- 覚醒不良（失見当識）
- せん妄（意識清明といえない），感情失禁，意志疎通不能
- 疼痛，悪心・嘔吐，痙攣のコントロール不良
- 換気，呼吸不全（呼吸困難，$PaCO_2 > 50$ mmHg，$PaO_2 < 60$ mmHg）
- 循環変動（普段の血圧±30%以上）
- 循環不全（ショック，心停止）

不良であれば覚醒下手術は中止とする．覚醒中に気道閉塞，換気困難，出血・心原性による循環不全が生じた場合も対処・治療によるコントロール不良となれば，手術は一旦中止とし，再開の是非を検討する[14]．また患者さんが覚醒中，覚醒下手術をいかなる説得にも拒絶した場合も中止とする．

文献

[1] Dinsmore J. Challenges during anaesthesia for awake craniotomy. In: Brambrink AM, Kirsch JR, eds. Essentials of Neurosurgical Anesthesia & Critical Care. New York: Springer; 2012, p.197-206.
[2] Skucas AP, Artru AA. Anesthetic complications of awake craniotomies for epilepsy surgery. Anesth Analg. 2006; 102: 882-7.
[3] Kayama T. Guidelines committee of the Japan awake surgery conference: The guidelines for awake craniotomy guidelines. Neurol Med Chir(Tokyo). 2012; 52: 119-41.
[4] Apfel CC, Heidrich FM, Jukar-Rao S, et al. Evidence-based analysis of risk factors for postoperative nausea and vomiting. Br J Anaesth. 2012; 109: 742-53.
[5] Olsen KS. The asleep-awake technique using propofol-remifentanil anaesthesia for awake craniotomy for cerebral tumours. Eur J Anaesthesiol. 2008; 25: 662-9.
[6] Silbergeld DL, Mueller WM, Colley PS, et al. Use of propofol（Diprivan）for awake craniotomies: technical note. Surg Neurol. 1992; 38: 271-2.
[7] Berkenstadt H, Perel A, Hadani M, et al. Monitored anesthesia care using remifentanil and propofol for awake craniotomy. J Neurosurg Anesthesiol. 2001; 13: 246-9.
[8] Murata H, Nagaishi C, Tsuda A, et al. Laryngeal mask airway Supreme for asleep-awake-asleep craniotomy. Br J Anaesth. 2010; 104: 389-90.
[9] Cardenas-Garcia J, Schaub KF, Belchikov YG, et al. Safety of peripheral intravenous administration of vasoactive medication. J Hos Med. 2015; 10: 581-5.
[10] Archer DP, McKenna JM, Morin L, et al. Conscious-sedation analgesia during craniotomy for intractable epilepsy: a review of 354 consecutive cases. Can J Anaesth. 1988; 35: 338-44.
[11] 長田 理，鎌田ことえ．awake craniotomy と麻酔管理．脳腫瘍（部位の確定）: ポイントは，局所麻酔を的確に行って十分な鎮痛をはかること．Lisa. 2006; 13: 674-7.
[12] Chen CH, Lin CC, Tan PP. Clinical experience of laryngeal mask airway in lateral position during anesthesia（Abstract）. Acta Anaesthesiol Sin. 1995; 33: 31-4.
[13] 鎌田ことえ．麻酔科だからこそできる覚醒下開頭手術の術中管理．日臨麻．2015; 35: 795-803.
[14] Piccioni F, Fanzio M. Management of anaesthesia in awake craniotomy. Minerva Anestesiol. 2008; 74: 393-408.

［松久大希］

The Handbook of Awake Surgery

8 覚醒下手術の手術手技

> ▶Introduction▶
> 覚醒下手術の遂行において重要な点は，①良好な覚醒状態と鎮痛（鎮静）の両立，②安全かつ効率的な脳機能評価，③適切なタスクの選択である．それらは脳の対象領域が切除可能かどうかの判断において必要な条件となる．本項では，覚醒状態（Awake期）における具体的な手術手順と，安全で確実な腫瘍切除を行うためのポイントについて述べたい．

I 覚醒させるタイミング

覚醒下マッピングの開始まで，できるだけ患者さんが良い状態で覚醒できるような配慮が必要となる．

1 全身麻酔開始から覚醒までにかかる時間について

近年の麻酔薬の進歩により全身麻酔から覚醒までの時間がかなり短縮されたが，使用麻酔薬が少なければ少ないほどより早い時間で良好な覚醒が得られる．麻酔科医や看護師などの準備に要する時間も考慮し，可能な限り覚醒の開始合図を早めるのが望ましい．電極や摘出に要する手術器具の用意などは覚醒途中の時間に要領よく行うとよい．また再手術症例における脳から硬膜の剝離操作に長時間を要した場合，完全な覚醒までに時間がかかることを想定した手術手順を考慮する必要がある．

2 硬膜切開のタイミング

覚醒前の血中内 CO_2 濃度の上昇や気管チューブの抜管時に生じる胸腔内圧の上昇により，脳の膨隆が観察される．脳腫瘍の部位や大きさによって，覚醒時に外部へ過度に膨隆することがある．本現象により，骨縁部における物理的脳損傷や皮質静脈の圧排に伴う灌流障害からヘルニアがさらに増悪することがある．そのため，硬膜切開は覚醒後に行うことが推奨される．しかし，再手術症例では脳表との癒着からの硬膜剝離に時間を要することから，覚醒前に硬膜切開を行ってもよい．癒着症例では覚醒までに時間がかかっても皮質損傷を最小限とするべく丁寧に行う必要がある．

3 疼痛の管理

局所麻酔は極めて重要であり，覚醒時には手術創部の痛みを完全に遮断しなくてはいけない．覚醒前の十分な局所麻酔によりおおよその疼痛は回避できる．覚醒後の硬膜切開時は，中硬膜動脈周囲を走行する三叉神経に対する局所麻酔が有効であり，動脈近位部両サイドの外膜内膜間にリドカインを局所注射するとよい．また，術中操作に伴って新たに疼痛を訴えることがあり，側頭筋の牽引による疼痛は追加の局所麻酔注射により改善が期待できる．追

加投与時には局所麻酔薬の極量に注意が必要である．覚醒時，軽い頭重感を訴えることはあるが，ほとんどのケースでは頭部固定ピン刺入部や牽引皮弁の痛み以外に対応を要するような疼痛の訴えはないと思われる．局所注射後も疼痛コントロールが困難な場合，アセトアミノフェンの点滴投与やNSAIDsの坐剤，さらにはデクスメデトミジンの持続投与も有効であるが，眠気や深すぎる鎮痛に注意が必要である．

4 麻酔薬の影響

高齢症例や覚醒までに時間を要した症例では，残存麻酔薬の影響により覚醒度が不良な場合がある．覚醒直後には強い運動障害や言語障害を呈することがあるが時間とともに回復することが多く，機能評価に相応しい意識レベルまで回復するまで辛抱強く待機することも重要である．BIS（bispectral index）モニターの変化を見ながら覚醒下マッピングの開始時期を判断する．また，評価前のタスクの練習やコントロールデータの収集を行うことで覚醒度が上がる場合もあるため，次に備えている処置を適宜進めていくことも大切である．

II 刺激強度の決定法

脳機能マッピングには直接電気刺激を用いることが多く，その効果と組織への安全性を考慮した方法を適用する．プローブ電極が術中の使用においては簡便かつ有用であり，ゴールドスタンダードな方法として認識されている[1]．一般的に本邦の覚醒下手術ガイドラインに示されているように，二相性波（biphasic wave）もしくは極性交互波（alternating wave），パルス幅0.2～1.0 ms，刺激頻度50～60 Hz，刺激強度1～16 mA，刺激時間4秒以内の条件が推奨されている[2,3]．一相性波（monophasic wave）は連続した際に蓄積される総荷電量が脳損傷に関係することから，二相性波が最もバランスのとれた刺激条件といわれている．理論的にはパルス幅，刺激強度が大きくなれば蓄積荷電量が増すことになり症状が誘発されやすくなるが，極端な高電流刺激は熱損傷に，低周波刺激は電気的損傷に関与することを考慮する．

マッピング前に刺激後発射（after discharge）の生じる閾値を同定しておき，本刺激強度では遠隔部位の症状が誘発される可能性と痙攣発作が生じる危険性を周知しておくのが原則である．刺激強度の決定には1 mAより皮質マッピングを開始し，刺激後発射が生じない値まで徐々に刺激強度を上げていき，誘発症状が生じた値を刺激強度に設定する場合が多い．筆者らは，パルス幅0.2 ms，刺激頻度60 Hzの二相性電流を採用し，具体的に，刺激強度の決定のために1.5 mAより皮質マッピングを開始し，腹側中心前回皮質において数唱課題を用いながら構音障害が誘発されるまで0.5～1.0 mA間隔にて刺激強度を上げていき，6.0 mAを最大刺激強度としている．本刺激強度は，Bergerらが提唱するネガティブマッピングテクニックにおける刺激強度に由来する[4]．すなわち，ある一定の電気刺激（6 mA）により言語停止を生じた部位から1 cm以上距離を保った部位であれば永続的な神経脱落症状をきたさず，本条件下で反応がなければ摘出できるという概念である．刺激条件に若干の相違はある

ものの，本刺激強度は安全に利用できると考えている．中心前回が開頭範囲にない場合は他の刺激症状を頼りに刺激強度を設定することがあるが，その際にもネガティブマッピングテクニックを参考にする．刺激後発射が生じる刺激強度の確認は術者の経験に応じて省略することができるが，偽陰性との鑑別は極めて重要であるため，機能マッピングの経験が浅い場合は必ず機能野を同定するポジティブマッピングテクニックが推奨される．皮質下マッピングでは皮質マッピング時よりも高い刺激強度を推奨する報告もあるが，筆者らは同刺激強度を適用するケースが多い．

III タスクの negative control

術中のマッピング結果の陽性陰性の判断は，術前ではなく術中マッピング直前における電気刺激を行わない状態でのネガティブコントロール（negative control）を基準とする．なぜなら，術前に正常と思われた脳機能が，術中に覚醒させた段階で正常に働かないことがあるからである．その理由として，開頭後の頭蓋内圧の変化や脳偏位に伴う血流障害，最初の全身麻酔時に使用した残留麻酔薬の影響が考えられるが，覚醒・抜管後しばらく経過観察することにより症状が改善することもよく経験する．覚醒時間をできるだけ短縮するために，タスクの negative control を段取りよく記録し症状の有無を確認しておく必要がある．

覚醒させた後，数唱や物品呼称など簡単なタスクから開始し，より複雑なタスクは最後に行う．コントロールの段階で正答率が低い場合は評価対象とならず，他のタスクで代用するか機能評価項目から除外する必要がある．症例ごとに絶対に機能温存が必要なタスクの遂行が困難であった場合，より簡便なタスクを作成する．例えば，物品呼称において躓く頻度が高い項目は術中に省略することにより対応する．また，線分二等分検査のような運動機能を要する評価では，体位に伴う重力の影響により基準がずれることも多く，術中体位にて得られる結果をコントロールとして基準を定めることが重要である．

IV Cortical mapping の意義と詳細

脳機能温存の際には，大脳皮質が示す機能領野（Topo，地図）と皮質下白質神経線維（Hodo，道）の両者によって脳機能ネットワークが構成されるホドトピー（Hodo-topy）の概念を意識することが大切である[5]．Cortical mapping（皮質マッピング）は，温存するべき機能ネットワークを同定するにあたって，最初の重要なステップである．皮質マッピングは皮質切除の可否について判断するだけではなく，神経線維ネットワークの同定を目的とする皮質下マッピングを行う前に摘出範囲を想定する有用な手がかりとなる．

皮質に電荷が加わると，神経ネットワークが刺激される陽性反応か，連合線維の正常な機能ネットワークがうまく起動しない陰性反応のどちらかの局所所見が得られる．皮質刺激の強度を上げていくとある時点で刺激後発射が生じ，痙攣発作のリスクとなる．後発射を生じるような過度な電気刺激を行うと，刺激部位のみならず遠隔部位での脳機能障害が生じたこ

とにより誘発された神経症状を見ている可能性があり注意を要する．

　電気刺激陽性の判断は再現性を確認することが重要である．筆者らは3回の刺激のうち2回以上の同じ誘発症状をもって陽性と判断している．予想していた症状と異なる場合は，腫瘍に伴う脳可塑性が生じている可能性を考慮し，症状を詳しく評価する必要がある．また，電気刺激の際はできるだけ痙攣発作が起きないように，連続刺激を4秒以内に留め，同部を繰り返して刺激するようなことは避ける．特に運動野における電気刺激は痙攣発作を生じやすく注意が必要である．

V 脳表面処理

　皮質マッピングにて切除可能な脳回を見極めた後，腫瘍の摘出操作に移る．この段階からは何らかのタスクにより温存する機能を確認しながらの作業となる．まず切除予定の皮質の電気凝固を行い，神経症状が出現しないことを確かめる．凝固処置により神経症状が出現した場合は，本皮質が機能領野である可能性があることから，再度皮質の電気刺激を行い切除の可否を判断する．腫瘍摘出方法として，脳溝内に鋭的に侵入して切除対象となる脳回を摘出する経脳溝アプローチ（trans-sulcal approach）と，切除する脳回の脳溝内軟膜を温存しながら摘出する軟膜下アプローチ（subpial approach）の2種類の方法に分かれる．いずれの方法でも，腫瘍周囲や直上を走行する正常灌流に関与するような比較的大きな動脈や静脈をできるだけ温存するように努める．

VI Subcortical mapping の意義と詳細　図8-1

　皮質下マッピングでは，機能を有する白質神経線維を刺激することにより生じるネットワーク離断症状（陰性症状）もしくは荷電によりあたかも活動しているようにみえる陽性症状を確認する．連合線維では前者を捉えることが多いと思われる．錐体路の刺激時に生じる不随意運動は後者に相当する．

　本来，皮質を起始として走行する神経線維は何らかの機能ネットワークを有しているが，グリオーマの場合，浸潤する腫瘍により機能が破綻した神経ネットワークが存在する．例えば，ある皮質Aにおいて陽性所見が得られた場合，腫瘍が浸潤する隣接皮質Bにおいて電気刺激所見が陰性であれば，AB間を連絡するU-fiber（F_{AB}）は機能しておらず皮質Bは切除可能と判断される．さらに皮質Cにおいて陽性所見が得られた場合，AC間を連絡する白質神経線維F_{AC}は切除困難と考え，皮質Bの深部切除はF_{AC}が切除限界となる．このように，皮質マッピングにおいて神経症状が誘発された場合，機能温存のためには同皮質を終着点とする神経線維のうちいずれかは温存しなくてはいけないため，皮質下マッピングの重要性が問われる．前述したホドトピーの概念を常に意識しながら切除範囲を決めることが大切である．

　皮質マッピングと同様，痙攣発作が誘発されないように同部位の長時間連続刺激や繰り返す刺激操作は控える．刺激強度は皮質刺激と同じかそれよりやや強い刺激が推奨されるが，

皮質と同じ条件で症状が誘発されることが多い．

　刺激強度とトラクトグラフィで描出される神経線維束との距離について多くの研究報告があるが，プローブを用いた場合は刺激強度（mA）＝トラクトまでの距離（mm）を指標にするとよい[6]．例えば，白質において 5 mA 刺激時に筋収縮の神経症状が誘発された場合，刺激部位から 5 mm の距離に錐体路が走行していると考える．20 mA までは刺激強度とトラクトまでの距離はほぼ比例するが，刺激条件により異なること，特に刺激強度が増えるにつれ誤差が大きくなることに注意が必要である[6]．筆者らの経験では，6 mA までの刺激強度であればプローブの違い（単極と双極）や刺激条件，トラクトまでの距離に差はないと考えている．しかし，刺激条件，患者さんの状態によって違いが出てくるのは事実であり，5 mA で症状が誘発されたからといって単純に 3 mA に強度を下げて症状が誘発されるまで切除を追加するという行為は危険であり，その点で皮質マッピングに使用した刺激強度は意味を持ってくる．

VII Subpial dissection

　神経膠腫の切除において，腫大した脳回と圧迫により癒着した脳溝をよく目にする．てんかん外科から提唱された軟膜下剥離（subpial dissection）は，脳実質内腫瘍である神経膠腫手術においても有用な手術テクニックである[7]．

　本手術法（図8-1）の利点は，主に下記の 4 点である．

①隣接する脳回の温存　　②脳溝内の微小血管の温存

③時間の短縮　　　　　　④U 線維の温存

　脳回の軟膜下に侵入し，軟膜と皮質を鈍的に剥離しながら脳溝深部へ到達する．軟膜の損傷は皮質損傷による機能障害に直結するが，切除脳回の軟膜が温存され隣接脳回の軟膜と合わせて 2 重のバリアが形成されることにより，脳回の物理的損傷を回避することができる（①）．また脳溝内の血管に直接触れない（軟膜下に透見できる）ことから，動静脈の温存ならびに動脈の血管攣縮を防ぐことが可能となる（②）．露出した軟膜から静脈出血がみられるが，綿片を用いた圧迫により容易に止血できる．経脳溝アプローチに必要とするハサミによ

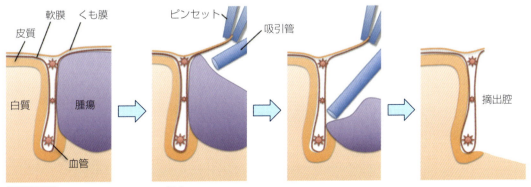

図8-1　Subpial dissection の流れ
（吉田一成, 監修. 井川房夫, 他編. カダバーと動画で学ぶ脳深部アプローチ. 東京: 中外医学社; 2018. p.168 を改変）

Ch. 8 ● 覚醒下手術の手術手技

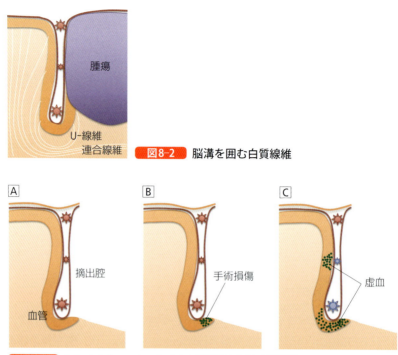

図8-2 脳溝を囲む白質線維

図8-3 Subpial dissection において想定される皮質損傷

る鋭的剥離や凝固処置を必要としないため，剥離操作にかかる時間の短縮が見込まれる（③）．脳溝深部の皮質に到達する神経線維を直接電気刺激しながらアプローチできる点から，U線維の温存を意識しながらの腫瘍摘出が可能となる（④） 図8-2 ．神経膠腫は脳実質内腫瘍であり，軟膜外を走行する血管に触れない本手術法は安全かつ合理的な手法であると考える 図8-3A ．しかし，本手術法を用いても切除断端皮質には物理的損傷に伴う術後変化が生じうる 図8-3B ．アプローチ途中の血管損傷は隣接脳回を含む皮質損傷の拡大につながるため，電気凝固はできるだけ控えることが望ましい 図8-3C ．

> **Tips 膠芽腫に対する subpial dissection の有用性**
>
> 近年，膠芽腫に対して subpial dissection を用いて拡大摘出した場合，生存期間中央値が54カ月であったことが報告された[8]．膠芽腫に対する外科的治療の限界に直面していた中での驚くべき報告である．浸潤性腫瘍である神経膠腫は軟膜を介して広がらない特性を利用した本手術法が，low-grade glioma のみならず膠芽腫にも有用であることが示されたことになる．

VIII タスクをかける基準

覚醒下手術中の患者は頭蓋骨が開けられ脳が大気に直接触れるような極めて過酷な状況に

おかれている．脳機能評価を行う際には，患者さんは脳に病変がある状態で正常な脳機能を評価しようとしていることに留意する．タスク選択にあたり重要な点は，以下の4点が挙げられる．

　①正確性　　②簡便性　　③適切性　　④安全性

刺激開始前のコントロールの段階で100％近い高い正当率が得られること（①正確性），電気刺激から所見の確認まで限られた短時間での評価が可能であること（②簡便性），脳機能を有する領域の直接電気刺激において再現性のある予想された陽性所見が得られる内容であること（③適切性），患者さんへの身体的精神的苦痛を伴わないタスク内容であること（④安全性），以上の4点を考慮したタスク作成と遂行が必要である．

言語や運動機能に関しては患者さんの症状を客観的に捉えることができるため陽性・陰性の結果判定は比較的容易であるが，体性感覚や視覚機能では患者さん本人の主観的要素が大きく，切除可否の判断には慎重を要する．覚醒状態が良好ではない場合は簡便性と適切性が一層問われることになり，術中にタスクを取捨選択しなくてはいけない．

IX タスク陽性の判断とコツ

タスクの結果を判断するにあたり，そのタスクが正確に行われたかどうか，誘発症状を陽性とみなしてよいかを迅速かつ客観的に判断しなくてはいけない．術者がすべてを判断することは時間的・空間的に難しいだけではなく，刺激症状に対する客観的判断において主観的見解が入るリスクがあるため，タスク者を配置する．可能な限り，神経内科医，言語聴覚士，作業療法士，または臨床心理士による専門的な意見を得るのが望ましいが，状況によっては脳神経外科医が行わなければならない施設もある．患者さんの負担を最小限にするために覚醒時間の短縮は最大の目標であり，電気刺激を行う術者とタスク遂行ならびに陽性判断を行うタスク者の息のあった阿吽の呼吸で得られる流れ作業が大切である．そのためには，術中にどのようなタスクを行い摘出目標をどこに設定するか，事前にミーティングを行うことにより意思疎通を図る．また，刺激症状に応じて追加タスクを行う場合はよく経験するが，タスク者が専門的な見解から意見し，その提案を術者が受け入れられるような，分け隔たりのない関係を保てるように努める．

ある領域を電気刺激した場合に，想定していた神経症状が出現した場合の陽性判断は容易であるが，タスクと誘発症状が一対一対応しない領域が存在するのも事実である．例えば絵の呼称課題を行っている際に答えることができなかった場合，発語に関わる運動の障害なのか，音韻あるいは意味理解の問題であるのかを判定しなくてはいけない．1カ所の電気刺激により同時に複数の脳機能障害が誘発されることもあり，さらに掘り下げて脳機能の種類を判別できるような下位タスクを用意しておく必要がある．評価が難しい場合，予想外の刺激症状が得られた場合は，術後に術中所見を振り返り記録動画を再確認することが重要である．術中に言語症状と思われた誘発症状が，タスク遂行が不十分であったことによる偽陽性であることが判明する場合があり，毎回手術を振り返り，今後の覚醒下手術に役立てる．特

にタスク結果の偽陰性は絶対に回避しなくてはいけない．

X 摘出するか否かの判断

理論的には，電気刺激により評価対象の脳機能障害が出現した場合，その刺激領域の近傍に機能野もしくは神経機能ネットワークが存在することになる．さらに摘出を進めていくと，安静時でも常に神経症状が出現する状態となり，覚醒下マッピングによる機能温存が失敗に至った可能性を考えなくてはいけない．再現性が確認できる一時的な刺激症状と摘出度合いのバランスを保った摘出が理想的である．判断に迷った場合は摘出を止めるような決断が推奨される．

基本的に皮質マッピングにおいて陽性所見が得られた領域は摘出してはいけない．なぜならそこにはある脳機能が備わっているからであり，もし摘出するという判断に至った場合，なぜその場所でそのタスクを行ったのか理由が問われる．摘出しても回復が期待できる機能であれば，術中にその機能を評価することは非合理的である．例えば，補足運動野の刺激症状に筋収縮のない運動停止で表現される運動開始障害が誘発される．本領域は摘出により術直後に自発運動の障害，また優位半球においては発語の障害がみられるものの，数日から遅くとも3カ月以内に改善するといわれている[9]．具体的に，前頭葉の低悪性度神経膠腫に対して術後の早期回復を期待した摘出を目標とした場合，補足運動野のマッピングと機能温存は理にかなっている．しかし，腫瘍摘出中の術中病理検査にて予想を超える悪性所見が得られた場合は状況が異なると考える．Grade Ⅱ の術前診断から補足運動野を同定したもののGrade Ⅲ-Ⅳ の術中病理診断が得られた場合，機能最優先の方針から脳機能を犠牲にしてでも摘出率を優先する方針への転換は間違ってはいないだろう．その場合は，術前に患者さんへの説明を十分に行った上での判断となることはいうまでもない．

 高次脳機能の術中評価ならびに温存は可能か

高次脳機能は術中の機能評価が可能である．しかし，いまだ関与するネットワークが不明確な脳機能は存在する．左補足運動野損傷例においても，自発語の低下は一過性症状として改善が期待できるものの，言語流暢性は慢性期まで低下することが示唆されている．これらの機能がある領域を損傷した場合に，神経症状が一過性で済むのかあるいは慢性期まで残存するのか，今後の研究報告が待たれるところである．

XI 覚醒終了の基準

摘出終了の目安として以下の状況が想定される．
①全身麻酔で切除可能な領域のみ残存している．
②患者さんが機能評価を行うにあたり十分な状態ではない．

③覚醒維持が困難である．

　左側頭葉病変の摘出症例において，後方言語領野と深部白質言語ネットワークを同定後は，前部側頭葉の切除は全身麻酔下で行える処置である．このような理想的な摘出終了の基準（①）が目標となる．しかし，切除範囲が言語関連領域に近づくにつれて様々な言語症状が散発してきた場合，評価困難と判断し全身麻酔へ切り替える必要がある（②）．また，術中の痙攣発作やコントロール困難な嘔気嘔吐，眠気などにより③のような状況に陥ることも予想される．上記の②および③の場合，安全を考慮して二期的に覚醒下手術を行うことも検討する．

おわりに

　覚醒下手術では，患者さんの負担を最小限に抑えるためにできるだけ覚醒時間を短縮させなくてはならず，その限られた時間内で機能評価と摘出を行う必要がある．lower-grade gliomaの手術において世界的に有名なDr. Duffauは，手術顕微鏡を使用しないsubpial dissectionを採用する独自の手法により，短時間の覚醒下手術に成功している．覚醒下手術を安全かつ確実に施行するにあたり，通常行われる全身麻酔での手術時と異なる手術操作が有用となることがある．常識にとらわれずにより最適な覚醒下手術法を各施設で確立することも大切である．

文 献

1. Penfield W, Rasmussen T. The cerebral cortex of man: a clinical study of localization of function. New York: The Macmillan Company; 1950.
2. 日本Awake Surgery学会, 編. 覚醒下手術ガイドライン. 東京: 医学書院; 2013.
3. Kayama T. Guidelines committee of Japan awake surgery conference: The guidelines for awake craniotomy guidelines committee of the Japan awake surgery conference. Neurol Med Chir (Tokyo). 2012; 52: 119-41.
4. Sanai N, Mirzadeh Z, Berger MS. Functional outcome after language mapping for glioma resection. N Engl J Med. 2008; 358: 18-27.
5. De Benedictis A, Duffau H. Brain hodotopy: from esoteric concept to practical surgical applications. Neurosurgery. 2011; 68: 1709-23; discussion 1723.
6. Shiban E, Krieg SM, Haller B, et al. Intraoperative subcortical motor evoked potential stimulation: how close is the corticospinal tract? J Neurosurg. 2015; 123: 711-20.
7. Duffau H. A new concept of diffuse (low-grade) glioma surgery. Adv Tech Stand Neurosurg. 2012; 38: 3-27.
8. Esquenazi Y, Friedman E, Liu Z, et al. The survival advantage of "supratotal" resection of glioblastoma using selective cortical mapping and the subpial technique. Neurosurgery. 2017; 81: 275-88.
9. Nakajima R, Kinoshita M, Yahata T, et al. Recovery time from supplementary motor area syndrome depends on postoperelive 1 week paralysis and damage of the Cingulum. J Neurosurg, In press.

［木下雅史］

The Handbook of Awake Surgery

9 覚醒下手術のタスク

〈1〉タスクの考え方とタスク施行の工夫

▶ **Introduction** ▶

覚醒下手術では，手術する部位の機能局在に応じて様々なタスクを実施する．どの部位で，どのタスクを実施するか，タスクの選択は極めて重要である．この選択や実施方法を誤ると，覚醒下手術の本来の目的である，最大限の腫瘍摘出と機能温存による患者さんの術後の生活の質（quality of life: QOL）の維持を達成できなくなる．本項の前半では，術中タスクの基本的な考え方と全てに共通する原則について概説する．また，タスク者は術中にタスクを機械的に施行するだけでなく，患者さんが手術中という特異な環境で能力を最大限に発揮できるよう，様々な工夫が必要である．後半では，術中タスクの施行における工夫点を述べる．

I タスクの考え方

覚醒下手術における術中タスクは，電気刺激しながら課題を施行し，異常反応や課題の誤りが生じるか否かで，刺激した部位に機能が存在するか否かを判断する手段である．また，摘出中も継続してタスクを行い，症状が生じる頻度が高くなってきたら，近くに関連する神経線維が走行することの指標となる．したがって，術中タスクで最も重要なことは，正確に高い精度で目的とした機能を評価できることである．つまり，陽性反応は見逃さずに的確に発見し，同時に陽性反応が出ない場合は陰性の領域，つまり評価対象とした機能がそこには存在しないといえなければならない．

1 タスクの選定法

タスク選定法の大まかな流れを 図9-1 に示す．覚醒下手術のタスクを選択するにあたり，考慮するべきこととして，以下の4つを挙げた．

① 手術によりどのような機能障害が生じる可能性があるか

古典的な皮質の機能局在，近年多く報告されている脳機能イメージングや覚醒下手術による研究より得られる知見から得られる白質線維の機能に基づき，手術操作によりどのような機能障害が生じる可能性があるかを予測する．この予測には，MR画像，拡散テンソルトラクトグラフィなどの情報が有用である．

② その機能を温存する必要があるか

腫瘍学的観点と機能温存の観点からのバランス（onco-functional balance）を考慮し，慎重に検討するべき最も重要な項目であり，治療者側の意見が分かれるところである．どの程

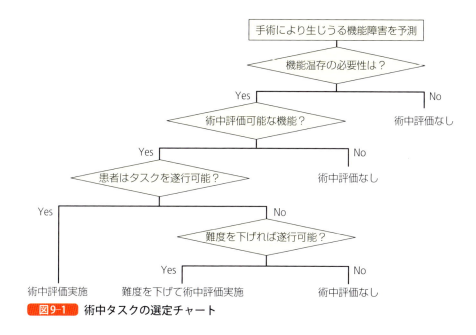
図9-1 術中タスクの選定チャート

度の機能障害までなら許容できるか，これは患者さんの年齢，職業や社会的役割といった生活背景，腫瘍悪性度から考えた生命予後により異なる．また，障害された場合，回復する可能性のある機能か否かも検討する必要がある．一般的には，脳の複数の領域や多くの神経機能ネットワークが関係する機能は他部位による代償が可能であり，局所の損傷が永続的な障害を残すことは少ない[1]．脳腫瘍手術後に生じる可塑性を伴う機能回復は脳血管障害や外傷などの損傷とは異なる経過をたどることや[2,3]，機能の種類により術後回復に差があることも明らかになりつつある．

③ その機能は術中タスクとして評価可能な機能か

覚醒下手術におけるタスクは，何らかの課題を行いながら，数秒間電気刺激をした間に限り，そこに機能が存在するならば確実に異常反応として目視可能な機能でなければならない．つまり，異常と正常を瞬時に判別できる機能である必要がある．術中タスクは空間的な制約もある．

④ 患者さんはその課題を遂行できるか

脳腫瘍患者さんにおいては術前から機能が低下している場合がある．低下の程度が軽度であり，術中課題が100％に近く正答できれば，術中評価の対象となる．術前から低下している場合は課題の難度を下げてみる．しかし，課題の難度を下げても100％に近い正答率にならない場合は正確な評価が行えないため，術中評価の対象とはならない．

2 タスクの作り方とそのコツ

術中の機能評価は特殊な環境，条件下で行うため，通常の机上課題として行う神経心理学的検査をそのまま手術室に持ち込むことはできない．したがって，術中の機能評価用に改変する必要がある．術中の機能評価に有用なタスクの方法については，これまでに論文等で多

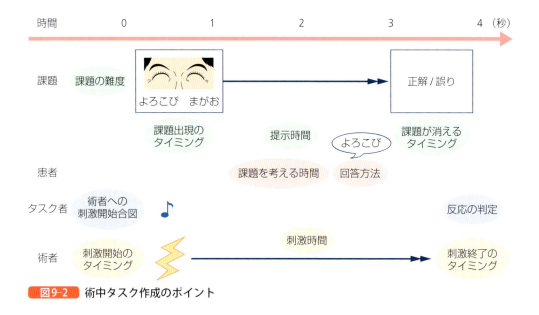

図9-2 術中タスク作成のポイント

く報告されているので，これらを参考にタスク者が作成する必要がある．作成する際のポイントについて課題自体，患者さん，術者とタスク者の役割に分けて，以下に挙げる 図9-2 ．

課題：①簡便である．術中評価は短時間の限られた空間の中で実施する必要があるため，まず簡便であることが最も重要である．②課題の出現と消えるタイミング．課題は，電気刺激が始まってから出現し，電気刺激が終わる直前に消える必要がある．③ターゲット課題の提示時間．陽性所見の判別には，課題の誤りや異常反応の他に，反応時間の遅延も重要な指標となる．したがって，何秒以内に答えられなければ陽性所見と判断するか，つまりターゲットとする課題の提示時間がポイントとなる．④課題の難度．術中課題は，電気刺激していない条件下では100％正答できる難度にしなければならない．特に，術前に軽度の障害がある場合は，術中にパフォーマンスがやや低下する場合も多いため，そのことを念頭において難度を決定する．

患者：①考える時間が明瞭．電気刺激は，課題を考える時間に加えられなければならない．つまり，課題はどこで考えているかが明瞭である必要がある．また，電気刺激時間は，痙攣発生リスクを考慮して4秒以下にする必要があるため，考える時間も4秒以下で回答できるものにしなければならない．②患者さんの回答方法．回答は可能性が複数あるものではなく，選択肢（例：2択問題）またはクローズドクエスチョンが望ましい．

タスク者と術者：①刺激の合図と刺激時間．原則，電気刺激はターゲットとする課題が提示される直前から始まり，課題が提示されている間ずっと刺激する必要がある．このため，一連の課題のどの時点から電気刺激を始め，何秒間継続するか（いつ刺激をやめるか）を決めておく．したがって，課題の提示時間，考える時間，刺激時間の3つは似ているが，意味合いが異なるため，それぞれを十分検討して決めなければならない．②反応の判定．反応は何の機能が陽性か陰性かを即座に，明確に判断できなければならない．このため，術中タス

クは評価対象としたい機能のみを反映する課題であるのが望ましい．つまり，課題を行い，陽性反応であれば，刺激した部位に評価対象とした機能の機能局在が存在するといえる課題である．もし，様々な機能を複合して反映するような課題を実施する場合は事前に十分な検討が必要である．なぜなら，複数の機能が複合した課題の場合，その課題ができなかった時に，できなかった理由を判別することがしばしば困難だからである．この"なぜできなかったのか"という理由を明らかにすることは重要である．もし，できなかった原因が術後回復する可能性が高い機能の障害であった場合は，温存しない選択をしえる．一方，術後回復しにくい機能の障害である場合は，温存する必要がある．したがって，複数の機能を複合した課題を実施する場合は，どのような機能が複合されている課題か，それぞれの機能障害はどのような症状として現れるか，それを区別することは可能かについて検討し，整理しておく必要がある．

II タスク施行の工夫

通常，感覚や言語，高次脳機能の検査は静かな落ち着いた環境で，座って机上で行う．しかし，術中は，これらの課題を開頭手術中という特異な状況で，姿勢は仰臥位または側臥位，周囲に複数の医療者が存在，そして緊張や疲労，時には眠気や吐気がある状況の中で実施しなければならない．課題の難度こそ，通常の机上検査よりは低いものがほとんどだが，患者さんにとっては多くのストレスを伴うものであろう．また，言語や高次脳機能検査は，患者さんが最大限の能力を発揮してくれなければ，成立しない．例えば，考えずに答える，本当はわかるのに答えない，すぐに諦めてしまうといったことがあると，行っている評価自体，全く意味がないものとなってしまう．そこで，タスク者は，患者さんができる限り快適に，集中して，最後まで諦めずに頑張ってもらうための様々な工夫が必要である．以下に，タスク者の立場でできる工夫点を概説する．

1 術前の工夫

術中，快適に，かつ最後まで頑張ってもらうためには，術前からの準備が重要である．なお，詳細は6章「タスク者の準備」に記載した．まず，術前に患者さんの身体的状態や性格を可能な限り把握し，この情報を手術室の看護師と共有しておく．例えば，普段から痛みがある部位はないか，手術当日の体位で患者さん自身が気になる点がないかを事前に聴取しておく．患者さんの性格や傾向，例えば，お話好きか口数が少なめか，術前評価での課題に対する取り組み方（意欲の程度）なども把握しておくとよい．これらの術前の情報は，術中，タスク者の患者さんへの適切な関わり方をする上で有用である．また，それぞれの術中タスクの目的と意義について，事前に十分説明しておくことも，術中，真剣に課題に取り組んでもらうために重要である．術中タスクは電気刺激をしながら実施するため，必ず陽性反応が生じること（課題ができなくなる，間違いが増える，運動が止まるまたは動かしにくくなる，など）を事前に説明し，仮にこれらの症状が生じてもパニックになったり諦めたりせずに課

題を行ってほしいことも事前に伝えるようにするとよい．さらに，術前に可能な限り親密な関係を築き，術中，患者さんが何か訴えたいことがあれば，最も近くにいるタスク者に気軽に言えるようにしておくことも重要である．しかし，術前に軽度の失語や構音障害がある場合，術中，患者さんが不都合を訴えられない，または，何かを訴えようとしているにもかかわらず上手く伝わらないといった事態が生じる可能性があるため，注意が必要である．

2 術中の工夫　表9-1

　術中，タスク者は患者さんの最も近くにいるため，患者さんの状態を最もよく見ることができる．患者さんの顔色，発汗，皮膚の状態，表情などから痛みや吐き気，その他異常がないかをよく観察し，必要に応じて術者，麻酔科医，看護師などにすぐに伝える．また，モニタリングしていない時も常に患者さんを観察し，痙攣が起こっていないか，何らかの異常が生じていないかを確認する．患者さんが訴えないとしても，術前の情報や患者さんの様子などから，身体部位に痛みはないか，姿勢に問題はないかを問いかけ，できる限り快適なポジションをとれるようにする．唇の乾きがあれば，濡れたガーゼなどで湿らせることもできる．さらに，単調な課題が続くと，当然のことながら，眠気や疲労が起こってくるので，タスク者が患者さんの様子をみて，術者に確認した上で適宜休憩を挟むことも必要である．なぜなら，疲労が極度になってしまうと，パフォーマンスが低下し，正確な判定ができなくなる．つまり，疲労のためにできないのか，それとも，陽性所見なのかといった判断が困難になる．このため，先を見越して，完全にパフォーマンスが低下する前に休憩することも必要である．さらに，患者さんの性格にもよるが，タスク遂行に支障のない範囲で短い世間話をすることも患者さんの気分転換になるだろう．

　神経線維の近くの摘出操作中には，次第に誤りが増加してきたり，課題の遂行が困難になってくることがある．患者さん自身も多くの場合，課題ができなくなってきたことに気付き，答えようとすることをやめてしまう場合がある．これを避けるために，術者は可能な範囲で，現在の手術の進捗状況，このような症状が生じている理由を患者さんに説明すること，そして課題を継続するよう励ます．また，何が起こっていても，患者さんから唯一よく見え

表9-1　タスク者から見た術中の患者チェック項目と対応

観察項目	要因	対応
□ 顔色 □ 発汗 □ 皮膚の状態 □ シバリング	痛み，吐き気，アレルギー反応，寒さその他異常	看護師，麻酔科医，術者に報告
□ 不随意運動 □ 眼球の動き	痙攣	術者に報告
□ 姿勢 □ 唇の乾燥	全身状態の快適さ	看護師と協力して姿勢変換 唇を湿らせるなど
□ 反応速度の変化 □ 声のトーンや大きさの変化 □ あくび	眠気や疲労の程度	術者に確認し，適宜休憩 気分転換の会話

るタスク者が患者さんに不安を感じさせる言動をしないよう心がける必要もある．

おわりに

　覚醒下手術において，術中タスクは手術方針や摘出限界を決める判断材料であるため，極めて重要であり，タスク者はその実施にあたって責任が伴う．重要な点として，術中評価は患者さんの利益のために実施されるべきであり，医療者側の興味関心でタスクが選択されることがあってはならない．術中タスクの作成，選択においては，事前に課題の性質を十分に把握して，起こりうる症状を予測することで，術中に正確なモニタリングを行うことができる．術中タスクは，提示すれば課題を"こなすこと"はできる．しかし，精度の高い術中評価を行うためには，患者さんに現在の最大限のパフォーマンスを発揮してもらうことが必要不可欠である．そこでタスク者の立場でできることは，最高のパフォーマンスを発揮できるような患者さん自身の状態と，環境を作ることである．良いチームワークで，患者さんにとって快適な精度の高い覚醒下手術を提供していきたい．

> **Tips** 術中タスクにおいて，課題が出現するタイミングと，刺激開始のタイミングがずれないようにすることは重要である．特に，瞬時に回答できるような課題では，ほんのわずかに刺激が課題出現より遅くなるだけで，意味のない術中評価となってしまう（患者さんは刺激が始まる前にすでに回答を得ているため）．このリスクは，紙で課題を提示する場合は起こりにくいが，パソコンやタブレットなどを用いて次々と課題が提示される場合は容易に起こりうる．これを回避するための一つのコツとして，連続して課題を提示せず，スライドとスライドの間に1枚白紙を挟む，または，スライドの切り替えに若干の間合いがある設定にするなどの方法も有用である．さらに，オートの機能を用いて一定ペースで画面が変わると，術者はタイミングを合わせやすい．

文献

❶ Price CJ, Friston KJ. Degeneracy and cognitive anatomy. Trends Cogn Sci. 2002; 6: 416-21.
❷ Hayashi Y, Nakada M, Kinoshita M, et al. Functional reorganization in the patient with progressing glioma of the pure primary motor cortex: a case report with special reference to the topographic central sulcus defined by somatosensory-evoked potential. World Neurosurg. 2014; 82: 536.e1-4.
❸ Desmurget M, Bonnetblanc F, Duffau H. Contrasting acute and slow-growing lesions: a new door to brain plasticity. Brain. 2007; 130: 898-914.

［中嶋理帆］

〈2〉運動

> ▶Introduction▶
> 随意運動は，あるものは意識的に，またあるものは無意識下でコントロールされている．円滑な運動のためには，大脳皮質運動野および連合野，脊髄，小脳，大脳基底核，錐体路，錐体外路といった様々な皮質や神経線維が関与している．このうち，覚醒下手術の評価対象となるのは，随意運動，運動コントロールに関与する大脳皮質の機能，および白質神経線維の機能である．

I 皮質局在と運動の特徴

大脳皮質レベルでの随意運動には，一次運動野，補足運動野（supplementary motor area: SMA），運動前野が関与する．特に，SMA は生体内部の内的な情報に基づき，そして運動前野は外的な情報に基づいて適切な運動を選択・実行することにより運動をコントロールしている．これらのうち，運動野，および補足運動野は覚醒下手術の電気刺激により部位を同定することができる．

① 一次運動野

一次運動野は Brodmann 4 野に相当し，対側の運動を司る．運動野には明確な体性機能局在（Penfield らによる）が存在し，腹側から背側に向かって，口，手，腕，体幹，下肢が配置されている[1]．運動野の電気刺激により，体性機能局在と一致した筋収縮が起こる．

② 補足運動野

SMA は一次運動野の前方の内側前頭葉，Brodmann 6 野内側に相当し，pre-SMA と SMA-proper に分けられる．SMA-proper には，運動野ほど明瞭ではないが，体性機能局在が存在する[2]．また SMA は陰性運動野の一つであり，電気刺激では運動停止が生じる．SMA は，大脳基底核と機能的に強く結合しており，随意運動の高次の調整中枢とされている．特に，自己ペースでの連続した一連の運動，両手や上下肢，また一肢内の協調運動と関係している[3]．また，運動の準備段階で賦活し，動作開始に至るまでの時間を制御する，つまり，運動の興奮系に関与する[4,5]．加えて，SMA は運動の抑制にも関与しており[6]，結果として，SMA の働きはヒトの円滑な運動を可能にしている．

II 白質線維と運動の特徴

随意運動に関与する白質線維には，錐体路と錐体外路性運動系，そして陰性運動ネットワークである前頭斜走路（frontal aslant tract: FAT）と前頭線条体路（fronto-striatal tract: FST）が含まれるが，このうち，錐体路と陰性運動ネットワークは術中モニタリングにより同定することができる 図9-3．

2 ● 運動

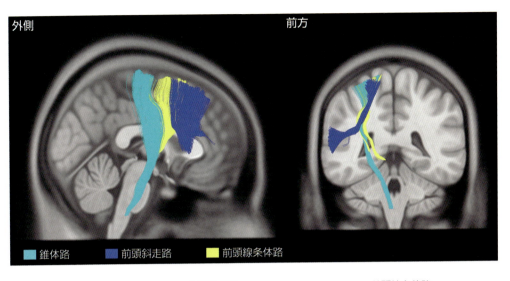

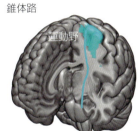
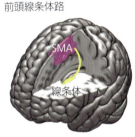

図9-3　運動関連の白質線維
上段: 白質線維の走行，下段: 白質線維が連絡する主な皮質
SMA: supplementary motor area（補足運動野）

III 錐体路

　錐体路の起始は，約2/3は中心前回（Brodmann 4野）から起こり，残りの1/3は中心後回（Brodmann 1，2，3野）から起こる[1]　図9-4 ．錐体路には体性機能局在が存在し，それは内包，大脳脚，錐体，脊髄において明瞭であるが，運動野皮質に近い皮質下領域でも電気刺激により下肢，上肢，手指から顔面，舌に至る体部位局在に一致した反対側の筋収縮が誘発される．錐体路が損傷されると反対側の麻痺が生じ，その程度は，重度，かつ回復不可能なものとなる場合が多い．

陰性運動ネットワーク

　FATは下前頭回とSMAを主に連絡する前頭葉連合線維であるが，さらに前方（Brodmann 8，9野）にまで到達することが知られている[7]　図9-4 ．また，大脳皮質から大脳基底核へは広範な放射線維が存在するが，このうちSMAを含む上前頭回内側から線条体に向かう線維束をFST（subcallosal fasciculusとも呼ばれる）と呼ぶ[8]．これらの線維は，電気刺激する部位や大脳半球に応じて運動，運動と発話，または発話の停止が誘発される[9]．陰性運動

Ch.9 ● 覚醒下手術のタスク

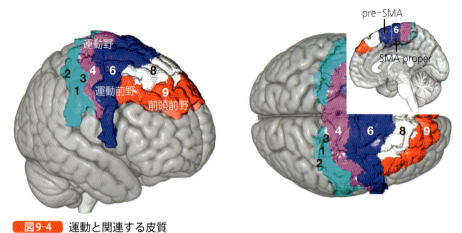

図9-4 運動と関連する皮質
番号は Brodman 領野を表す．SMA: supplementary motor area

ネットワークは運動や発話のプランニング，視覚誘導下での手の動き，特に運動の速さのコントロールといった，高次の運動制御に関与している[10]．

IV タスクの方法

　運動機能のモニタリングには，運動と物品呼称のデュアルタスクが有用である 図9-5 ．デュアルタスクは肘と手指の屈曲と伸展の運動と，スライドに提示される物品呼称を同時に行う課題である（呼称の方法は9章-4「覚醒下手術のタスク：言語」を参照）．原則，1スライド/4秒など，一定のペースで行うのが望ましいが 動画9-1 ，持続モニタリングで課題実施時間が長くなる場合は，ペースを少し下げてもよい．また，下肢の運動領域では，膝の屈伸運動，または肘と膝の屈伸運動を同時に行う場合もある．異常運動は，上述した運動領域の電気刺激や，関連領域近傍の摘出操作中にCUSAやSONOPETなどの刺激により誘発される．タスク者は運動を観察し，異常運動を認めた場合は直ちに術者に報告する．

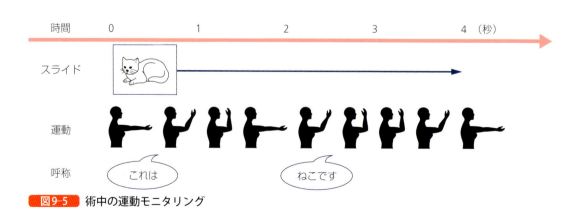

図9-5 術中の運動モニタリング

表9-2 出現する症状と観察所見

部位	症状	観察所見
一次運動野，錐体路	不随意運動	不随意な筋収縮，痙性の亢進
補足運動野	陰性運動反応	運動・発話の停止
	デュアルタスク困難	呼称と運動の同時遂行不可（一方ずつなら可能）
	協調運動障害	肘と手指，または上肢と下肢の協調運動が拙劣．運動の軌道が拙劣
	運動速度の低下	動作速度が低下する
	動作開始の遅延	運動開始の遅延 内発的な運動開始が困難
	遅発性の麻痺	SMA近傍の摘出操作開始後，しばらくしてから完全麻痺が出現
陰性運動ネットワーク（FAT, FST）	陰性運動反応	運動・発話の停止
	協調運動障害	協調運動が拙劣 運動の軌道が拙劣
	加速	運動の加速

FAT: frontal aslant tract, FST: fronto-striatal tract, SMA: supplementary motor area

V 出現する症状と判別方法

　関連する部位と，電気刺激または近傍操作中に生じる運動の症状，および観察される所見を 表9-2 に示す（運動症状の代表例は動画も参照）．一次運動野，錐体路への電気刺激では，不随意な筋収縮や痙性亢進を含む不随意運動 動画9-2 が起こる．また，FATやFSTへの電気刺激では運動・発話の停止，つまり陰性運動反応 動画9-3 と協調運動障害 動画9-4 ，そして運動の加速 動画9-5 が生じる．SMAへの電気刺激や近傍操作中に起こる症状は，SMA本来の機能と関連し，多岐にわたる：陰性運動反応 動画9-4 ，デュアルタスク遂行困難，協調運動障害 動画9-4 ，運動速度の低下 動画9-6 ，動作開始の遅延 動画9-7 ，遅発性の麻痺.

　一次運動野や錐体路の症状と，SMAに由来する症状を区別することは極めて重要である．なぜなら，上述したように，一次運動野や錐体路の損傷によるものであれば回復する可能性は低いが，SMAに由来する症状ならば（術中のSMA症候群）[5]，術後一過性に麻痺をきたしたとしても短期間のうちに完全に回復する（SMA症候群）．術中のSMA症候群は 表9-2 に記載した症状が徐々に出現し，最終的には筋緊張が保たれているにもかかわらず随意運動が全くできなくなる．術中のSMA症候群が出現し始めると，機能評価自体が難しくなるため，手術全体の中でのSMA近傍およびそれ自体の摘出のタイミングは術者とタスク者で綿密に打ち合わせしておくことも重要である．

おわりに

　運動機能のモニタリングは，一見単純だが，様々な異常運動の出現を瞬時に発見し，異常運動の種類を判別しなければならない．出現しうる症状を事前に予測すること，また自身の

評価結果を振り返ることにより，タスク者の観察眼を養いたい．

> **Tips** 運動領域と関連する異常運動か，それとも単に疲労や注意機能低下，意識レベル低下によるパフォーマンスの低下かどうかを見分けるのが困難なことがしばしばある．また，運動領域と関連する異常運動である場合も，患者さんが「今のは，ちょっと○○があっただけ」などのように何らかの理由付けをする場合，タスク者が混乱してしまうことがある．患者さんの自覚症状はしばしば有用な情報だが，自覚症状に過度に翻弄されてもいけない．当該領域の手術で起こりうる症状を事前に予測し，かつ，患者さんの疲労や他の症状と併せて運動症状を正確に判断できるよう，経験を積み重ねる必要がある．

文献

[1] Kahle W, Leonhardt H, Platzer W, 著. 越智淳三, 訳. 解剖学アトラス. 第3版. 東京: 文光堂; 1990.
[2] Ikeda A, Luders HO, Burgess RC, et al. Movement-related potentials recorded from supplementary motor area and primary motor area. Role of supplementary motor area in voluntary movements. Brain. 1992; 115: 1017-43.
[3] Debaere F, Swinnen SP, Beatse E, et al. Brain areas involved in interlimb coordination: a distributed network. NeuroImage. 2001; 14: 947-58.
[4] Mita A, Mushiake H, Shima K, et al. Interval time coding by neurons in the presupplementary and supplementary motor areas. Nat Neurosci. 2009; 12: 502-7.
[5] Nakajima R, Nakada M, Miyashita K, et al. Intraoperative motor symptoms during brain tumor resection in the supplementary motor area (SMA) without positive mapping during awake surgery. Neurol Med Chir (Tokyo). 2015; 55: 442-50.
[6] Filevich E, Kuhn S, Haggard P. Negative motor phenomena in cortical stimulation: implications for inhibitory control of human action. Cortex. 2012; 48: 1251-61.
[7] Kinoshita M, Shinohara H, Hori O, et al. Association fibers connecting the Broca center and the lateral superior frontal gyrus: a microsurgical and tractographic anatomy. J Neurosurg. 2012; 116: 323-30.
[8] Rojkova K, Volle E, Urbanski M, et al. Atlasing the frontal lobe connections and their variability due to age and education: a spherical deconvolution tractography study. Brain Struct Funct. 2016; 221: 1751-66.
[9] Kinoshita M, de Champfleur NM, Deverdun J, et al. Role of fronto-striatal tract and frontal aslant tract in movement and speech: an axonal mapping study. Brain Struct Funct. 2015; 220: 3399-412.
[10] Budisavljevic S, Dell'Acqua F, Djordjilovic V, et al. The role of the frontal aslant tract and premotor connections in visually guided hand movements. Neuroimage. 2017; 146: 419-28.

［中嶋理帆］

⟨3⟩ 感覚

▶Introduction▶

　感覚は，脳神経が関与する特殊感覚（視覚・聴覚・味覚・嗅覚・平衡感覚），自律神経が関与する内臓感覚，そして皮膚や筋，関節の受容器と大脳の一次体性感覚野が関与する体性感覚に分類される．体性感覚は，さらに表在感覚，深部感覚，複合感覚に分類される．表在感覚は皮膚や粘膜の感覚である触覚，圧覚，痛覚，温度覚などを指し，深部感覚は筋や関節などの感覚である関節覚（位置覚，運動覚），振動覚などを指す．覚醒下手術で評価対象となるのは表在感覚，深部感覚である．

　感覚障害が生じると，視覚的な情報がなければ物の操作ができない，物に対する適切な手の構えを作れない，適切な力で持つことができず落としてしまうなど，日常生活動作に様々な影響を及ぼす．一般的に，中等度以上の表在感覚障害では，手の使用頻度が減り，熱傷や外傷のリスクが増加する．また，上肢手指の深部感覚障害も，手の実用性を著しく低下させ，麻痺の有無にかかわらず，実用手とならない場合が多い．また，下肢の深部感覚障害は，歩行障害や，車の運転が困難になるなど，社会生活に与える影響も大きい．感覚路は一旦損傷されると，障害が残存する可能性が高く，覚醒下手術においては可能な限り温存する必要がある．

I 皮質局在と感覚

　中心後回は Brodmann 3，1，2 野からなり，体部位局在が存在する．すなわち，外側溝の上には咽頭と口腔，その上に顔，上肢，体幹，下肢という順に並び，特に繊細な領域（手や顔）は広い皮質野に再現されている．多くの場合，皮質の損傷では体部位局在に応じた領域に感覚障害が生じる．覚醒下手術における電気刺激においても，皮質に近い皮質下では体部位局在に応じた領域にしびれや異常感覚が誘発される[1]．また，電気生理学的には表在感覚は 3 野に，深部感覚は 2 野に再現されることがわかっているが，覚醒下手術における電気刺激で両者を区別することは容易ではない．

II 白質線維と感覚

　感覚神経の伝導路には，表在感覚（痛覚・温度覚・触覚）を伝える脊髄視床路と，深部感覚（位置覚・運動覚・振動覚）の後索・内側毛体路の 2 つがある．感覚路も錐体路と同様に身体部位に応じた神経線維の経路が決まっている：脊髄前側索の内側から外側に向かって，頸髄，胸髄，腰髄，仙髄の順．後根から脊髄後角に入ってきた刺激が，脊髄視床路は前白交連を通って反対側の前側索に至った後，上行するのに対し，後索・内側毛帯路は脊髄後根から同側後索をそのまま延髄まで上行してから対側に入る．したがって，脊髄の障害では，損

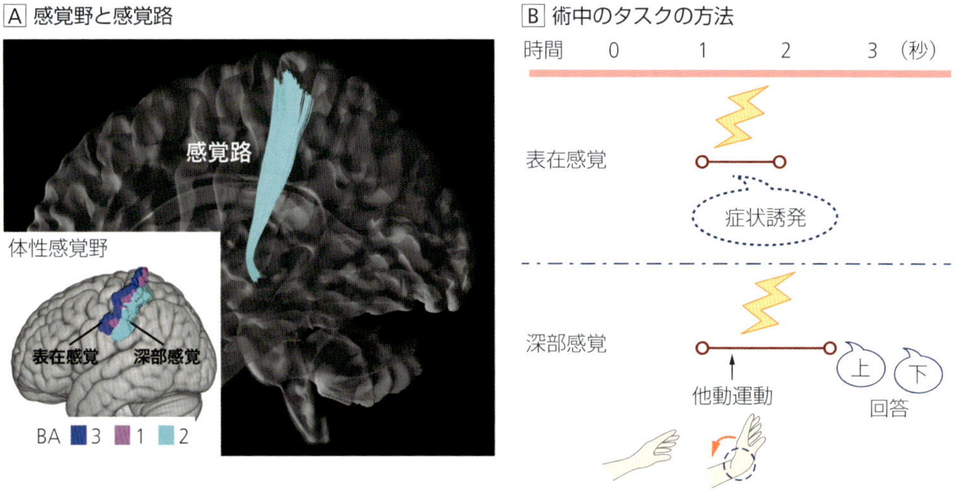

A 感覚野と感覚路
B 術中のタスクの方法

図9-6 感覚路と術中タスク
BA: Brodmann 領野

傷レベルに応じて，表在・深部感覚障害の有無に解離が生じることがある．その後，視床VPL核を経由し，内包後脚を通って，中心後回に至る．全ての感覚の中継点である視床の障害では重度な感覚障害が生じる可能性が高い．これらの経路のうち，覚醒下手術では，視床を経由した後から中心後回に至るまでの線維が評価対象となる 図9-6A ．

III 術中タスクと誘発される症状 図9-6B

① 表在感覚

感覚領域を電気刺激すると，刺激領域に応じた体部位に，異常感覚が誘発される．多くの場合は，ジンジン，ピリピリと表現されるような異常感覚である．症状が誘発された場合は，どの部位に感じたかを口述してもらう 動画9-8 ．この評価は，患者さんの自覚症状のみで陽性所見を判断する評価である．したがって，事前に評価の目的と生じうる症状を患者さんに十分説明し，理解してもらう必要がある．また，患者さんが感覚の変化に集中できるよう，マッピング中は，感覚症状の出現と患者さんが間違うような刺激（例えば，フットポンプ；静脈血栓塞栓症の予防のため，間欠的に下肢を圧迫する装置）を可能な限り除いておくことが望ましい．原則，術中モニタリングはブラインド（予測による偽陽性を除くため，タスク者と患者さんはいつ刺激されているかを知らない状態で評価を行うこと）で行う．しかし，表在感覚に関しては，感覚に意識を集中していないと異常感覚を検出できないことも多いため，刺激のタイミングを患者さんに伝える方が有用である．

② 深部感覚

術中は運動覚を用いた評価が可能である．具体的には，刺激を始めてから，検査者が患者さんの四肢を他動的に動かし，運動方向を患者さんに口述してもらう（ 図9-6B ）手関節の

運動覚の例，）．一般的に，運動覚は四肢末端ほど障害されやすいため，上肢ならば手指や手関節，下肢ならば足趾や足関節で検査を行うとよい．他動運動の範囲は，術前が正常ならば正常関節可動域の 1/10 程度，術前すでに障害されている場合は正常関節可動域の 1/2 など，術前の状態に応じて調整する．したがって，評価する関節を近位にするほど，また，他動運動の範囲を大きくするほど，感度は低くなる．

おわりに

従来，脳腫瘍の手術において中心後回は摘出困難な領域と考えられていた．しかし，覚醒下手術は，感覚を術中モニタリングし，電気刺激による症状が誘発されなければ，たとえ中心後回であっても摘出することができる．実際，緩徐に増大する lower-grade glioma では，機能領域が解剖学的位置から移動していることがしばしばある．感覚領域においては，現在，覚醒下手術が最大限の摘出を可能にする唯一の方法である[1,2]．患者さんの十分な理解が得られれば，タスク者の技術的には比較的容易であるため，正確な評価ができるようでありたい．

> **Tips**
> ・フットポンプによる圧迫を感覚障害と誤る患者さんは比較的多いため，筆者らの施設では，感覚のタスク中はフットポンプを OFF にしている．
> ・患者さんには，異常感覚を感じたらすぐに伝えることが大切であることを術前に十分伝えておく必要がある．筆者は以前，感覚領域を電気刺激しても症状を訴えなかった患者さんが，実は「これくらいなら我慢できる」「まだ大丈夫」と考え，症状が生じていたにもかかわらず我慢していたケースを経験したことがある．

文献

[1] Maldonado IL, Moritz-Gasser S, de Champfleur NM, et al. Surgery for gliomas involving the left inferior parietal lobule: new insights into the functional anatomy provided by stimulation mapping in awake patients. J Neurosurg. 2011; 115: 770-9.
[2] Duffau H, Capelle L, Denvil D, et al. Usefulness of intraoperative electrical subcortical mapping during surgery for low-grade gliomas located within eloquent brain regions: functional results in a consecutive series of 103 patients. J Neurosurg. 2003; 98: 764-78.

［中嶋理帆］

⟨4⟩ 言語

▶Introduction▶

　ことばは人間にとって特有に備わる生得的な能力であり，人と人とが互いにコミュニケーションする際に用いる手段の一つである．ことばは感覚器官を通して脳内に伝達され，言語に関係する脳領域において言語記号操作が行われたものが，発声発語器官の運動により表出される．これをスピーチチェーン（ことばの鎖）というが，この鎖のどこが遮断されてもコミュニケーション障害が出現する．

　主として成人にみられることばの障害には，大きく分類して運動障害性構音障害（dysarthria）と失語症（aphasia）の2つがある．運動障害性構音障害とは，脳血管障害，退行変性疾患，腫瘍，中毒などを原因とし，神経・筋系の病変を起因とする運動麻痺，筋力低下，筋緊張異常，協調運動障害，不随意運動などの運動機能障害が発声発語器官に出現して喋りにくくなる発話（speech）の障害である．失語症とは，脳血管障害，脳外傷，脳腫瘍，脳炎，変性疾患などを原因とし，優位半球（主に左大脳半球）における言語関連領域の損傷にて，いったん獲得された言語機能が障害され，話しにくくなる言語（language）の障害である．言語記号を操作する機能が損なわれるため，聴く，話す，読む，書くといった複数の言語様式が障害される．言語の記号化・記号解読する機能が障害されるものであり，全般的知能低下や構音障害，無言症，記憶や注意障害を背景とするコミュニケーション障害とは区別される．このうち，覚醒下手術の評価対象となるのは，ことばに関与する大脳皮質の機能および白質神経線維の機能である．

I　タスク者の役割

　言語機能障害は様々な種類がある．術中に患者さんの反応から瞬時に障害のタイプを判断し，術者へ的確にフィードバックする必要があることを考えると，覚醒下手術中の言語機能に関するタスク者は言語聴覚士であることが理想である．

　覚醒下手術ガイドラインでは，覚醒下手術の適応症例は，言語優位半球のシルビウス裂周囲の言語野およびその近傍に病巣があり，明らかな失語症がなく，検査を十分に理解して協力することができる場合とされているが，場合によっては術前に軽度の失語が存在する症例であっても，術中課題を適切に設定すれば言語マッピングが可能である．しかし，術前すでに失語が存在する場合，また，悪性度が高い場合は術前に比べて術中のパフォーマンスが低下するため[1]，課題の難度設定が重要である．また周術期および術後は，継続的に言語機能評価を実施することも重要である．それぞれの症例の失語症候群を理解することは，言語マッピングの整合性を確認できること，術後のリハビリテーション計画や回復過程を把握し患者さんにフィードバックできることに加え，将来の覚醒下手術の適応可否の判断や術中タスクの立案に役立つなど大きなメリットがある．

II 皮質局在と言語

　失語症の責任病巣は，左大脳半球のシルビウス裂周囲（環シルビウス裂言語領域）やシルビウス裂周囲を取り囲むさらに外側の領域（環・環シルビウス裂言語領域）であり，この部位の損傷にて様々なタイプの失語症が出現する．環シルビウス裂言語領域は，発語失行の責任病巣である中心前回，音韻性錯語の責任病巣である縁上回，そして弓状束が含まれ，音素，音韻に関与する．一方で環・環シルビウス裂言語領域の損傷では，意味理解障害，喚語困難，文の処理の障害が生じ，語の内容と，語と語の関係に関する部位と考えられている[2]．また臨床的には流暢性による分類がよく用いられており，左半球中心溝より前の損傷では非流暢性失語，中心溝より後ろの損傷では流暢性失語が生じる．非流暢性失語にはブローカ失語，超皮質性運動失語，全失語が属し，流暢性失語にはウェルニッケ失語，伝導失語，超皮質性感覚失語，健忘失語（失名辞失語）が属する　図9-7　．覚醒下手術の術中評価は，失語症のタイプを想定しながら，電気刺激により誘発される言語症状（陽性反応）を評価し，言語処理に関連する皮質と白質神経線維を同定することにある．

　以下にボストン学派による古典的分類について説明する．その他に覚醒下手術の電気刺激により評価が成しうる読み書きの障害として純粋失読，純粋失書，失読失書について述べる．

1 ブローカ失語

　非流暢な発話を特徴とし，発話量は少なく一度に話す発話の長さは短い．重度になると発語はほとんどなく，何か言おうとすると決まった言葉しか出てこないこと（残語）や同じ音や言葉が繰り返されるだけの発話（再帰性発話）を呈することがある．大多数の例では発語

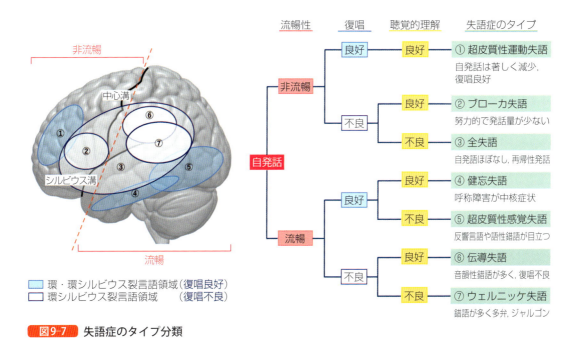

図9-7　失語症のタイプ分類

失行を伴うため努力性であり，ぎこちない構音，試行錯誤を伴う構音の探索や渋滞，プロソディー障害（ことばのイントネーション，ストレス，リズムの障害）を呈する．しばしば文の構造が単純となり，助詞の脱落や末尾の省略などの誤り（失文法）を呈するが，名詞や動詞などの内容を表す語は豊富であり情報量は比較的多い．音韻性錯語（「とけい」を「けいと」のように音韻の反映した言い誤り）や語性錯語（「机」を「椅子」，「猫」を「山」のように他の語に置き換わる言い誤りであり，目標語と意味の類似性がある意味性錯語と類似性がない無関連錯語がある）がみられ，呼称や復唱も強く障害される．聴覚的理解は比較的保たれるが，統語処理能力の障害が目立ち複雑な文の理解は誤る．読み書きは困難で，漢字に比べて仮名文字の障害が大きい．

　責任病巣は，ブローカ領域に加えて左中心前回，中下前頭回の後半部，島であり，ブローカ野のみに限局した病巣ではブローカ失語は生じない．

2 ウェルニッケ失語

　流暢な発話を特徴とし，多弁である．急性期には話量が著しく増え，限りなく話し続ける現象（語漏）となることもある．音韻性錯語，新造語（「とけい」を「うやめ」のように既存の語に存在しない語への言い誤り），語性錯語が顕著に出現し，重度になると意味不明の発話（ジャルゴン）となる．そのため全体的に内容は空虚となり発話量に比べて情報量は少ない．自発語だけではなく呼称や復唱も強く障害される．聴覚的理解は単語レベルから顕著に障害され，簡単な会話の理解も困難となる．読み書きは困難で，漢字，仮名ともに強く障害される．

　責任病巣は，左上側頭回後部の他に，中下側頭回，縁上回，角回にまで病巣が及ぶ場合に生じる．

3 伝導失語

　発話は流暢だが，顕著な音韻性錯語を特徴とする．音の誤りは自覚しており，直ちに気づき，修正を繰り返して目標語に接近しようとする現象（接近行為）が認められる．自己修正により発話は途切れ途切れとなり非流暢な印象を与えることもある．聴覚的理解はよく保たれており，障害はあっても軽度である．一方，復唱は顕著に障害され音韻性錯語が頻発する．音韻性錯語は音節数や音韻的複雑さに比例し，さらに文レベルでは音韻性錯語の出現と言語性短期記憶障害による保持困難のため復唱障害を示す．呼称も同様に音韻性錯語と自己修正が頻発する．読みは読解が良好であるが，音読では漢字の音韻性錯読が目立つ．書字は漢字と比べて仮名文字が障害され，音韻性錯書を認める．

　責任病巣は，左上側頭回，左縁上回，弓状束であるが，縁上回を中心とした皮質領域と弓状束，どちらがより重要なのかについては一定の見解が得られていない．

4 健忘失語（失名辞失語）

　発話は流暢だが，著しい喚語困難（意図した語を喚起することができない状態）を特徴とする．特に名詞の喚語が困難となり，伝えようとする語が出てこないため，他の言葉で説明

する迂回反応や「あれ」「これ」といった指示代名詞が頻発する．統語障害（文の構造を理解する過程の障害）はなく発話量は保たれているが，内容は空虚となる．聴覚的理解や復唱は良好である．読み書き障害の程度や特徴は様々である．

責任病巣は，喚語困難が独立して起こりうる場合として，左側頭葉後下部や角回などがある．またブローカ失語やウェルニッケ失語からの回復過程において健忘失語に移行する例も存在する．

5 超皮質性運動失語

発話量の少ない非流暢な発話と比較して復唱や聴覚的理解が比較的保たれていることを特徴とする．自発話は著しく減少し，声量低下や保続，発話開始の遅れがみられる．構音の障害や音韻性錯語はほとんど目立たない．強く促さないと話さず，話したとしても簡単な言葉しか発しない．一方，復唱は文レベルも良好である．相手の言葉をオウム返しにそのまま繰り返す反響言語がみられることもある．左前頭葉背外側と左前頭葉内側の病変では，前者は呼称，語想起のいずれも不良だが，後者では呼称が比較的良好であるのに対して語想起は著しく低下する．

本症状は環・環シルビウス裂言語領域の中心溝より前方病変で生じ，責任領域は左前頭葉背外側（中下前頭回）および左前頭葉内側面（補足運動野，上前頭回）である．

6 超皮質性感覚失語

発話は流暢だが聴覚的理解障害を伴い，復唱は良好だがその語の意味をしばしば理解できないことを特徴とする．構音の障害はないが，語性錯語が多いため内容が不適切で文意が伝わりにくくなる．時には新造語や音韻性錯語も生じる．反響言語がみられることも多い．呼称や聴覚的理解は重度に障害され，意味理解障害を伴う場合もある．読み書き障害が強いが，その中でも，読みについては音読が比較的保たれる一方，意味理解を伴わないため読解は障害される．

責任病巣は，環・環シルビウス裂言語領域の中心溝より後方病変，特に左側頭-頭頂-後頭葉接合部領域が重要である．また，前頭葉病変による超皮質性感覚失語例も報告されている．

7 全失語

聴く，話す，読む，書くといったすべての言語モダリティが重篤に障害されることを特徴とする．自発語はないか，あっても再帰性発話に限られる．全失語であっても，何らかの発話意欲はみられる．

責任病巣は，ブローカ野とウェルニッケ野を含む広範な領域である．

8 純粋失読

視覚障害，視覚失認，失語症，注意障害，知的障害などによらない読みに特異的な障害である．典型例では自ら書いた文字を数分後に読むことができない．音読と読解，漢字と仮名

の程度には大きな差はないが，漢字では意味理解が保たれている場合がある．視覚的に読めない文字を指でなぞらせると，読めることがある（運動覚性促通）．仮名文字がある程度読める場合でも，まとめて読むことは困難であり逐次読みが特徴となる．随伴症状として右同名半盲，色名呼称障害，喚語困難を認めることが多い．日本語の場合は，仮名書字は問題ないものの，漢字の書字障害（想起困難）を伴うことがある．写字では，失読が重度の場合は文字を図形のようにたどたどしく模写する．

　責任病巣は，古典的純粋失読では左後頭葉内側面と脳梁膨大部が重視されており，右同名半盲を伴うことが多い．一方，非古典的純粋失読は左角回直下の白質病変や左側脳室後角の下外側病変で生じ，必ずしも右同名半盲を伴わない．

9 純粋失書

　失語症や高次脳機能障害，運動障害がないにもかかわらず，書字障害が孤立してみられる病態である．自発書字と書き取りのいずれも障害されるが，写字は保たれる．漢字と仮名ともに障害される．文字想起困難，錯書や新作文字を生じることが多い．

　前頭葉性純粋失書と頭頂葉性純粋失書があり，責任病巣は，前者がExner中枢の書字中枢といわれる左前頭葉（左中前頭回脚部），後者が左頭頂葉（上頭頂小葉，左側頭葉後下部，角回〜側頭葉後部）である．その他に，左前頭葉内側面や左視床の関与も指摘されている．

10 失読失書

　読み書き障害であり，純粋失読との相違はなぞり読みによる運動覚性促通が認められないことである．自発書字と書き取りはいずれも障害されるが，写字は保たれる．

　失読失書では日本語の漢字仮名問題が注目されており，角回型では漢字，仮名ともに障害されるが，読みでは仮名に障害が強い場合が多く音韻性錯読（「とけい」を「けいと」のように音韻の反映した読み誤り）が多くみられる．書字は漢字の障害が強く，錯書や文字想起困難による誤りが多い．呼称障害を伴うことがあるが，失語の程度に比較して読み書き障害の程度がはるかに強い．左角回が古くから文字中枢として重視されてきたが，近年は角回のみが責任病変ではないとする見解もある．また，下部頭頂葉，側頭葉後縁および後頭葉の中間部の深部白質の関与も指摘されている．

　一方，左側頭葉後下部型は，漢字や仮名ともに障害されるが，漢字の読み書き障害が著明である．読みは仮名で逐次読みの傾向があり，漢字は無反応，視覚性錯読（「目と日，木と本」のように似た形のものと読み誤る），意味性錯読（「机と椅子，猫と犬」のように意味に近いものに読み誤る）がみられる場合もある．音読と読解はともに障害される．書字は漢字の障害が強く，文字想起困難が著明である．呼称障害を伴うことが多い．責任病巣として，左下側頭回，紡錘状回の側頭後頭移行部の皮質および白質を含む左側頭葉後下部が重視されている．

III 白質神経線維と言語

言語情報処理の神経基盤として，言語の二重経路モデルが提唱され[3]，背側経路は主に音韻処理，腹側経路は意味処理に関わる．そして背側経路には上縦束（superior longitudinal fasciculus: SLF），腹側経路には下前頭後頭束（inferior fronto-occipital fasciculus: IFOF），下縦束（inferior longitudinal fasciculus: ILF），鉤状束（uncinate fasciculus: UF）が相当する 図9-8 ．

SLFは頭頂葉と前頭葉を連絡する大きな神経線維束であり，背側上縦束（dorsal SLF），腹側上縦束（ventral SLF），後方上縦束（posterior SLF），弓状束（arcuate fasciculus: AF）から構成され[4]，特に後者3つが言語において重要な役割を果たす．腹側上縦束は下頭頂小葉から中・下前頭回後部に至る線維束であり，構音や聴覚的理解に関与する．また，弓状束は聴覚野である上側頭回と発語に関わる下前頭回を連絡することから音韻処理に関わり，電気刺激により音韻性錯語が誘発される[5]．また，上・中側頭回と上・下頭頂小葉を連絡する後方上縦束は主に言語において重要な役割を果たしており，聴覚的理解や，語彙検索，音韻処理に関わる．

IFOFは，下前頭回から始まり，外包でレンズ核と鉤状束の間を経由し，頭頂葉・後頭葉ならびに後部側頭葉に至る白質神経線維である．これは統語処理や言語性意味理解に関与するため，電気刺激により語性錯語や言語性意味理解の障害が誘発される[6]．また近年，右IFOFも非言語性意味理解に関与することが報告された[7]．

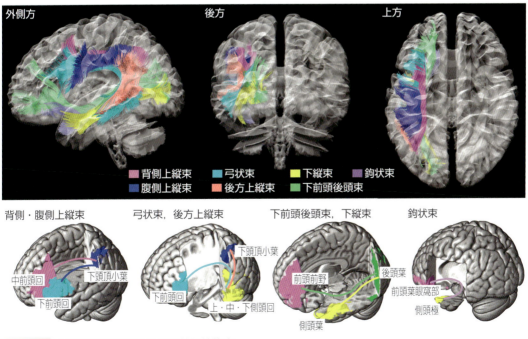

図9-8 言語処理に関連する白質神経線維束

Ch. 9 ● 覚醒下手術のタスク

　　ILF は，下側頭葉前部から始まり，側脳室下角および後角の外側を走行して舌状回や紡錘状回，後頭葉後端に至る白質神経線維であるが，解剖学的には明確に IFOF と区別することは難しい．本神経線維束の後部は読みの処理に関与する．また，IFOF と共に言語性意味理解にも関わる．

　　UF は，側頭回前部から始まり，鉤状に屈曲して前頭葉眼窩部に至る神経線維である．鉤状束は言語性意味理解や語彙検索に関与するが，本線維の損傷は永続的な言語機能障害の原因とはならない可能性が指摘されている[8]．

　　前頭斜走路（frontal aslant tract: FAT）は，主に補足運動野から下前頭回へ斜めに走行する白質神経線維である．本神経線維束は発話の開始，構音の企画，また流暢性に関与することから，電気刺激により発話の停止や発話開始困難が誘発される[9]．

IV 術中タスクの方法と誘発される症状

　　言語機能の皮質・皮質下マッピングおよびモニタリングには，カウンティング課題，呼称課題，復唱課題，音読課題，書き取り課題，自由会話，聴覚的理解課題，非言語性意味理解課題が有用である．カウンティングで発話の運動面を，呼称で言語表出面を，音読，書き取り課題で文字言語表出面を，自由会話や聴覚的理解，復唱で言語理解と表出面を検討することが基本となる．なお，再現性をもって異常反応が得られた部位を言語野と同定するが，言語野の同定に関しては個人因子（覚醒不良，疲労や意欲など）や環境因子（提示画面が見えないなど）により偽陽性を生じる場合があるので注意が必要である．また腫瘍摘出中には持続モニタリングをすることにより，症状が出現すれば術者は白質線維近傍の操作中であること認識し，摘出限界を決定することができる．

1 カウンティング課題

　　1〜10 までを 1 秒に 1 個程度の速度で言いながら，前頭葉皮質の電気刺激を行う．10 まで到達したら再度 1 から開始し，発話の停止 動画9-10 や遅延，構音の歪み，口腔構音器官（舌・口唇・下顎）の異常運動の有無を確認する．一次運動野を刺激すると舌や口唇の運動異常が出現する．一方，言語野では舌の動きは阻害されないが，発話の停止や遅延，構音の歪みが出現する．

2 呼称課題

　　原則，線画を 1 スライド/4 秒など，一定の間隔でモニター上（または印刷物）に提示して行うことが望まれるが，持続モニタリングで課題実施時間が長くなる場合は，提示間隔を少し長くしてもよい．また，タイミングよく課題が遂行できない場合は，タスク者が患者さんの状態をみて適宜タイミングを調整する．運動機能もモニタリングする場合は，上肢運動と物品呼称のデュアルタスクを行うこともある（デュアルタスクの方法は 9 章-2「覚醒下手術のタスク: 運動」を参照）．患者さんには呼称する際に，「これは○○です」と答えてもらう．

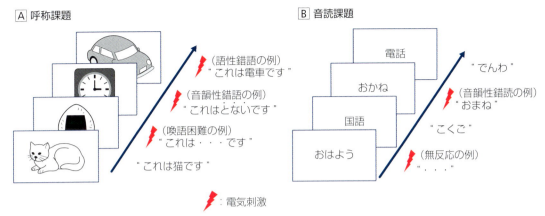

図9-9 術中タスク（呼称課題，音読課題）

「これは」はスムーズに答えられるが，提示した線画の名前が出てこない場合は，喚語困難 動画9-11 ，錯語（音韻性錯語 動画9-12 ，語性錯語 動画9-13 ，新造語 動画9-14 ）と判断する．一方，「これは」にも異常がある場合は，運動停止や構音障害などによる異常反応と判断する．なお，呼称障害は，語の頻度効果（よく使われる語かあまり使われない語か）や心像性効果（イメージしやすい語かイメージが湧きにくい語か）が生じるため，高頻度高心像の線画を課題語として選択した方がよい 図9-9A ．

3 音読課題

原則，文字（単語）を1スライド/4秒など，一定の間隔でモニター上（または印刷物）に提示して行う．提示のタイミングに関する留意点は呼称課題と同様である．なお，日本語はアルファベットと異なり，漢字や仮名（ひらがな，カタカナ）という複数種の文字を有する．時に漢字と仮名音読に対する反応が解離することがある．そのため漢字と仮名単語を交互に提示する工夫を行うことで，異常反応（無反応 動画9-15 ，音韻性錯読，意味性錯読，視覚性錯読）を迅速に，再現性をもって効率的に把握できる 図9-9B ．

4 書き取り課題

タスク者が言った単語を漢字や仮名で書き取る課題である 図9-10 ．タブレット端末やスタイラスペンを利用し，文字を出力モニター上に表示できるようにすると文字想起困難 動画9-16 や錯書の有無，運筆などを評価しやすい．しかしながら体位によっては字形の崩れによる評価の困難さや不能となる場合がある．

5 自由会話や聴覚的理解課題

自由会話では，簡単な質問に対する理解と表出について適切な応答ができるかを評価する．例えば，「お名前はなんですか？」という問いに「私の好きなものは，りんごで，金沢市に住んでいて…」という応答があると，聴覚的理解の障害を電気刺激で誘発していると判断

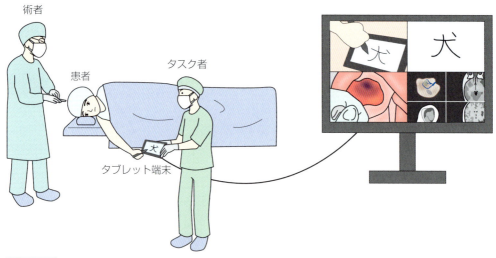

図9-10 術中タスク（書き取り課題）

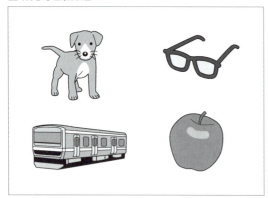
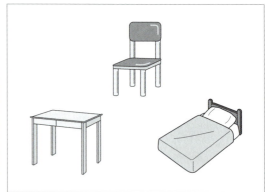

図9-11 術中タスク（聴覚的理解課題，非言語性意味理解課題）

する．特に表出面では，発話量と情報量，抑揚や構音能力，喚語困難や錯語の有無を判断する．また理解面では，"はい，いいえ"で答える質問に限らず，選言質問（AなのかBなのかの2つの選択肢から答える質問）やWH質問（なに，いつ，どこ，だれ，なぜを問う質問）を行い，どのプロセスで障害をきたしているのかを判断する．聴覚的理解課題では，タスク者が提示した単語や文に対応する絵を複数の絵の中から選択する課題がある 図9-11A ．

6 復唱課題

　タスク者が提示した単語や文を真似して言う課題である．聴くことと発話を同時に評価できるが，超皮質性感覚失語で挙げられるように意味理解を伴わずに復唱をする場合もあり注意を必要とする．言語野を同定する際は，呼称課題との併用が望ましい．また短文の復唱においては言語性短期記憶障害の評価ができる 動画9-17 ．

7 非言語性意味理解課題

非言語性意味理解の課題として，欧米では Pyramids and Palm Trees Test（PPTT）が最もよく用いられている．これは，例えば 図9-11B に示すように，図版上部の絵に対して，下部にある2つの絵のどちらが意味的に関係深いかを選択する課題である．しかし，PPTTの原版は文化的な差異のため日本人に対して用いる際には注意が必要であり，筆者らの施設では日本人に合わせて作成したものを使用している 動画9-18 ．

おわりに

言語機能は，運動や感覚機能と比べて複雑であり，偽陽性や偽陰性により言語症状の把握に困難を要することがある．複数の言語課題による評価と再現性の確認，患者さんの状態に合わせた柔軟な課題調整を行う必要がある．また系統的な周術期言語機能評価にて言語マッピングの整合性の検討を行い，タスク者のスキルアップと洞察力を養う必要がある．リアルタイムな評価と迅速な対応を必要とするため，再現性をもって異常反応を抽出できる簡便かつ効率的な言語課題の工夫が求められる．

> **Tips** 覚醒下手術中における言語機能は，覚醒不良，長時間に及ぶことによる疲労や口渇，意欲低下などによる影響を受けやすく，言語症状の判断に悩むことがある．また眼瞼周囲の腫脹やモニター提示環境により，はっきりと画面が見えておらず適切な評価を遂行できていない可能性もある．タスク者は常に患者さんを取り巻く状況について細やかな配慮をすべきであり，また状況に応じた柔軟な対処ができるよう，様々な術中タスクを準備しておくことが望まれる．

文献

1. Gonen T, Sela G, Yanakee R, et al. Surgery-independent language function decline in patients undergoing awake craniotomy. World Neurosurg. 2017; 99: 674-9.
2. 大槻美佳. 失語症. 高次脳機能研究. 2009; 29: 194-205.
3. Ueno T, Saito S, Rogers TT, et al. Lichtheim 2: synthesizing aphasia and the neural basis of language in a neurocomputational model of the dual dorsal-ventral language pathways. Neuron. 2011; 72: 385-96.
4. Nakajima R, Kinoshita M, Shinohara H, et al. The superior longitudinal fascicle: reconsidering fronto-parietal neurol network based on anatomy and function. Under submission.
5. Maldonado IL, Moritz-Gasser S, de Champfleur NM, et al. Surgery for gliomas involving the left inferior parietal lobule: new insights into the functional anatomy provided by stimulation mapping in awake patients. J Neurosurg. 2011; 115: 770-9.
6. Duffau H, Gatignol P, Mandonnet E, et al. New insights into the anatomo-functional connectivity of the semantic system: a study using cortico-subcortical electrostimulations. Brain. 2005; 128: 797-810.
7. Herbet G, Moritz-Gasser S, Duffau H. Direct evidence for the contributive role of the right inferior fronto-occipital fasciculus in non-verbal semantic cognition. Brain Struct Funct. 2017; 222:

1597-610.
❽ Duffau H, Gatignol P, Moritz-Gasser S, et al. Is the left uncinate fasciculus essential for language? A cerebral stimulation study. J Neurol. 2009; 256: 382-9.
❾ Kinoshita M, de Champfleur NM, Deverdun J, et al. Role of fronto-striatal tract and frontal aslant tract in movement and speech: an axonal mapping study. Brain Struct Funct. 2015; 220: 3399-412.

〈沖田浩一〉

⟨5⟩ 視覚

▶Introduction▶

　覚醒下手術における視覚評価の目的は，視路の温存である．具体的に視放線や視覚野の同定を行い，相当する視野を温存することが可能となる．視覚誘発電位（visual evoked potential: VEP）を用いることにより全身麻酔下での視覚評価が可能であるが，覚醒下手術では1/4単位から中心視野を含めたさらに詳細な視覚野の同定が可能となる．本項では，視覚刺激により得られる特徴的な所見から具体的な評価方法，視覚評価におけるピットフォールまで紹介する．

I 術中出現する視覚障害とその責任領域

　覚醒下手術における直接電気刺激により視路の同定と温存が可能であることが示されている．Duffauらは，WHO Grade Ⅱ～Ⅲグリオーマの覚醒下手術14例において視路を同定し，1例を除く93%において1/4視野以下の視野障害に抑えることが可能であったと報告している[1]．側脳室下角から後角外側の白質，後頭葉皮質に直接電気刺激を加えると，視放線の走行部位と視覚野の局在に一致して視野異常が誘発される．症状としては，一過性の閃光，霧視，幻視と様々である．

- 閃光：視野にキラキラした光を感じる，虹のような色として見えることがある．
- 霧視：視野にもやっとした霧がかかる，視野障害としても自覚される．
- 幻視：視野に関係のない物や文字が見える．

誘発症状として，筆者らは閃光を経験することが多い．後頭葉では，一次視覚野である鳥距溝（calcarine sulcus）周囲の皮質以外に視覚連合野でも視野障害が生じることがある．

Tips　皮質における視覚異常

　Wilder Penfieldらの原著（1950）において，後頭葉皮質の電気刺激により視覚症状が誘発されることがすでに報告されている[2]．鳥距溝付近や後頭葉後方領域では様々な色を含む視覚異常を認め，円蓋部になると白の単色で構成される視覚異常を認める傾向があった．幻視を呈した症例は多くないものの，後頭葉よりも側頭葉後方から先端部まで広範囲において誘発されたとの記載があるのが興味深い．

　視放線は，機能解剖学的に外側膝状体から後頭葉視覚野を連絡し，3つの束として分類される　図9-12 ．側頭葉底部から順に，マイヤーループ（Meyer's loop），中心路（central bundle），直接路（direct bundle）に分かれ，それぞれ対側の上1/4視野，中心視野，下1/4視野を支配する[3]．術中に視放線の走行部位と視野の支配領域に留意すると，視野異常が対

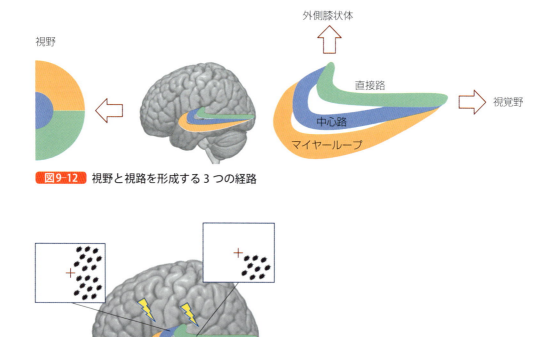

図9-12 視野と視路を形成する3つの経路

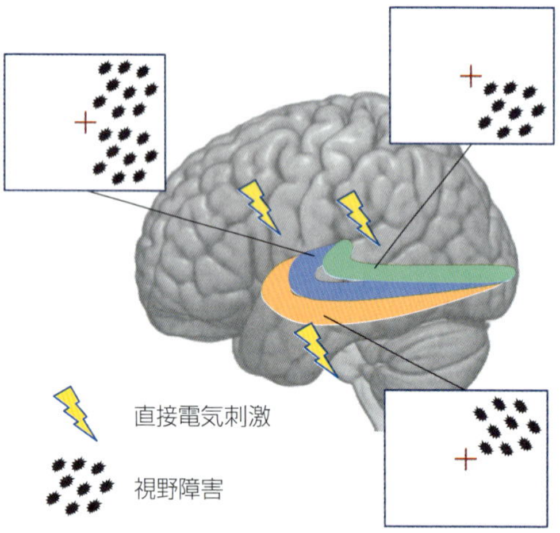

図9-13 直接電気刺激により誘発される部位と視野障害の関係

側上下の1/4単位で区別されて誘発されることがわかる．刺激部位や刺激強度によって1/4視野から半視野に症状が広がる．外側膝状体近傍では半視野に視野症状が誘発されやすい 図9-13 ．

II 術中タスクの方法と出現する症状

　視野は患者さんのQOL維持の上で重要な脳機能である．特に，1/4視野欠損と半盲の間で，社会生活に大きな差が存在する．なかでも自動車運転に関して，視野には厳しい適正基準が設けられており，欧州諸国では運転許可には両眼で水平視野が120度以上（左右50度以上）を必要とし，同名性1/4視野欠損は適正と判断されるが同名半盲は運転禁止とされる．一方，本邦では両眼で150度以上という基準があるため，同名半盲患者さんは運転を自粛する傾向がある．以上からも脳腫瘍手術において視野障害の合併を1/4視野に抑えることは重要な目標と考えられる．

　実際に，術中の視野温存を目的とする場合，1/4視野欠損に抑えることが多い．術中の検査法として，1/4単位の視野に絵が位置するような4分割絵画課題が有用である 図9-14 ．

右下視野の温存の場合 　　　　　　　　　　右上視野の温存の場合

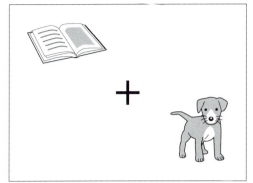
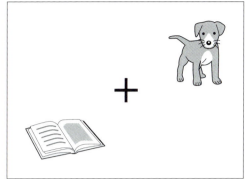

図9-14 4分割絵画課題の方法
対象視野の対角線上に示す図はコントロール課題として使用する．

　温存対象の視野を支配する視放線を電気刺激すると，前述の視野症状により絵の呼称が困難となる．多くの場合，呼称障害の前に閃光や霧視の視覚的症状が強く出るようである．しかし，呼称障害のみの場合は，本症状が言語関連症状もしくは視空間認知障害による症状ではないことを他の言語課題や視空間認知課題を用いて鑑別する必要がある．逆に，側頭葉深部における言語機能モニタリング中に呼称障害が生じた場合，視放線刺激による視野異常によって誤答となった可能性についても考慮する必要がある．

III 視野障害，視空間認知障害，視覚失認の違いと検出法

　目の前にある物体が見えている時，光情報として網膜に伝えられ，その信号は視路を経由して後頭葉の視覚野に到達する．しかし，その物体が何であるのかの認識は，視覚野ならびに視覚連合野から始まる次のネットワークに依存する．大脳の背側を経由し頭頂葉へ向かう背側皮質視覚路は視覚対象が空間のどこにあるのか（where）を理解するのに関わり，後頭葉から側頭葉底部へ向かう腹側皮質視覚路はものの色や形の認識（what）に関わると考えられている[4]．さらには，その物体が持つ意味，名称についてはさらに高次の脳機能が関与する．

　覚醒下手術中の視覚評価における重要な点は，電気刺激による誘発症状が純粋な視路の症状であるかどうか，他に背側路である上縦束（主に上縦束Ⅱ）の離断症状である視空間認知障害や内側後頭頭頂ネットワークにおける視覚運動失調かどうか，さらには腹側路では下縦束の離断症状である物品あるいは文字の認識障害あるいは下前頭後頭束の離断症状による意味理解の障害などの可能性がないかどうかを鑑別することである[5]．具体的に，頭頂葉近傍では視空間認知障害を考慮し線分二等分検査による追加評価を行い，側頭葉では非言語性意味理解課題や音読課題を併用するとよい．電気刺激部位において機能解剖学的に想定される誘発症状を常に考慮し，複数のタスクを適宜使用した機能評価を行うことが重要である（視空間認知課題については9章-6「覚醒下手術のタスク：高次脳機能」の項，非言語性意味理解課題や音読課題については9章-4「覚醒下手術のタスク：言語」の項を参照いただきたい）．

おわりに

　覚醒下手術における視覚評価は患者さんの主観的訴えから判断することが多く，患者さんの意識状態に大きく影響される．運動や言語機能と異なり，絶対に温存が必要な機能ではないものの，うまく同定・温存することにより患者さんの術後QOL推時に貢献しうる．腫瘍の悪性度と浸潤範囲，機能予後と生命予後のバランス（onco-functional balance）を考慮した手術戦略が必要である．

文 献

1. Gras-Combe G, Moritz-Gasser S, Herbet G, et al. Intraoperative subcortical electrical mapping of optic radiations in awake surgery for glioma involving visual pathways. J Neurosurg. 2012; 117: 466-73.
2. Penfield W, Rasmussen T. The cerebral cortex of man: a clinical study of localization of function. New York: The Macmillan Company; 1950.
3. Rubino PA, Rhoton AL, Tong X, et al. Three-dimensional relationships of the optic radiation. Neurosurgery. 2005; 57 (4 Suppl): 219-27.
4. Ungerleider LG, Haxby JV. "What" and "where" in the human brain. Curr Opin Neurobiol. 1994; 4: 157-65.
5. Gil-Robles S, Carvallo A, Jimenez Mder M, et al. Double dissociation between visual recognition and picture naming: a study of the visual language connectivity using tractography and brain stimulation. Neurosurgery. 2013; 72: 678-86.

［木下雅史］

⟨6⟩ 高次脳機能

▶Introduction▶

　高次脳機能は，生まれながらに備わっている運動と感覚を超えた，成長に伴って次第に身についてくる高次の機能全てを指す．私たちの日常生活では常に複数の高次脳機能が働いている．したがって，何か一つでも障害されると，日常生活や社会生活に様々な影響を及ぼす．例えば，コミュニケーションには言語の理解が，物の操作には対象物の認知と空間認知，道具の使用方法の理解が必要である．また，聞いたことや見たことを頭に留め，利用するためには記憶や作業記憶，物事を計画性を持って首尾よく成し遂げるために遂行機能が働く．また，これらの機能には注意や意欲，感情などが大きな影響を与える．覚醒下手術においては，高次脳機能の中でも術中評価可能なものとそうでないもの，術中評価が有用な機能とそうでない機能がある．さらに機能温存の必要性は，患者さんの年齢や社会的背景といった個人的因子によっても異なる．本項では言語以外の高次脳機能のうち，術中評価が可能，かつ有用な機能（視空間認知，作業記憶，メンタライジング，意味記憶，注意機能）に絞って詳細を述べる．

I 皮質・白質線維と高次脳機能　図9-15

1 視空間認知機能

　視空間認知機能とは，我々を取り巻く左右の空間に対してほぼ均等に注意を向ける機能であり，この機能の障害の代表例は半側空間無視である．皮質レベルで，視空間認知には前頭，側頭，頭頂葉の複数の領域が関与し，それぞれ異なる役割を果たすことが知られている．頭頂葉，特に下頭頂小葉の縁上回付近の損傷では線分二等分検査に代表される知覚性の無視が生じる．側頭葉が損傷されると対象物中心の無視が生じ，複合語の読みや探索課題において症状が明らかになる．抹消検査などで明らかになる探索的要素の無視は中・下前頭回の損傷により生じる[1]．しかし，実際の臨床においては必ずしも病変と無視のタイプが一致しているとは限らない．特に前頭頭頂ネットワーク（上縦束ⅡとⅢ）は関連する白質線維の中でも最も重要な役割を果たしており[2]，損傷されると，あらゆるタイプの無視が同時に生じる場合が多い．また，上縦束Ⅱ，ⅠとⅡの境界の損傷により生じた視空間認知障害は，慢性期まで残存する可能性が高い[3]．さらに，視空間認知機能には，右下前頭後頭側や弓状束も補助的に関与する可能性が指摘されている[4]．

2 作業記憶

　作業記憶とは，必要な情報を一時的に保持しつつ並列して処理を行うための記憶であり，言語性と視覚性の作業記憶がある．作業記憶は，会話，読書，計算，また車の運転など，日常生活の中でしばしば使われている機能である．例えば，人との会話では，相手の話す言葉

Ch.9 ● 覚醒下手術のタスク

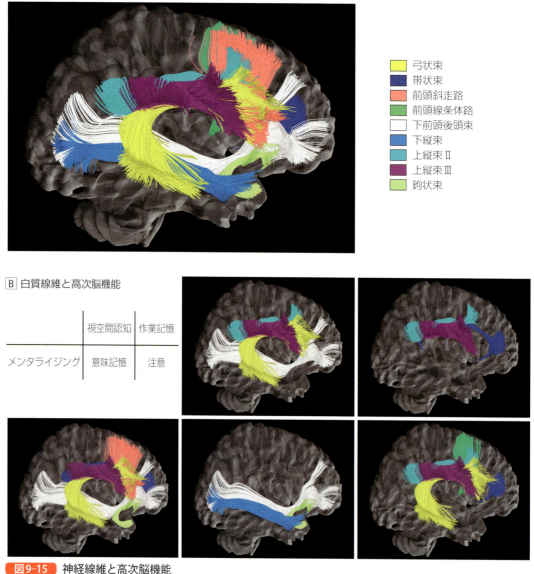

図9-15 神経線維と高次脳機能

を聞き取りながら，その内容を一定の時間覚えておかなければならない．また，多くの情報の中から必要な情報は頭に残し，不要な情報は忘れる，といった情報の取捨選択が必要である．そうでないと，相手の話す内容をストーリーとして理解することはできない．言語性作業記憶は左大脳半球が，空間性作業記憶は右大脳半球が主に関与するとされているが，明確な側性化があるわけではない．作業記憶には皮質レベルでは前頭前野背外側，補足運動野を含む前頭葉内側，帯状回，上頭頂小葉が関与する[5~7]．また，皮質下レベルでは上縦束や帯状束といった白質線維も重要な役割を果たしている[8]．

3 メンタライジング

　メンタライジングとは他者の心的状態や行動を表情，発言，振る舞いなどから理解する能力のことであり，表情，視線，動きから瞬時に予測する低次のメンタライジングと，様々な外的情報から認知的に予測する高次のメンタライジングに分けられる．例えば，話をしている相手の顔は笑って話しているが本心は別である場合，私たちはその事実に気付くことができる．これは，表情以外に，話をしている周囲の状況，相手の性格や社会的背景，声のトーン，微妙な言葉のニュアンスなどを総合的に判断することにより，「本心は別だ」と理解できる．これが高次のメンタライジングである．メンタライジングには，前頭葉内側，帯状回，前頭葉眼窩部，中前頭回，前頭頭頂接合部，上側頭回，側頭極，島，扁桃体など，左右の広範な皮質の関与が報告されている❾❿．また，関与する白質線維については，弓状束，帯状束，上縦束，下前頭後頭束，鉤状束，前頭斜走路など多く報告されているが，これらがどのように相互に関連し合いネットワークを形成するのかはわかっていない．

4 意味記憶

　意味記憶とは，言葉や音楽，地誌など，私たちが生きている世界に関する一般的な意味の記憶（知識）を指す．このうち，特に文字や音声といった言語を介さない記憶を非言語性意味記憶という．これには，両側の下頭頂小葉，中前頭回，紡錘上回，側頭極，前頭前野背外側と内側などが関与する⓫⓬．関与する白質線維は下前頭後頭束，下縦束，鉤状束とされているが，この内，中心的役割を果たすのは下前頭後頭束である⓭．

5 注意機能

　注意機能には様々な側面があり呼び方も様々だが，機敏に反応できる状態を維持すること（alerting），複数の情報の中から必要な方向に注意を向けること（orienting），いくつかの反応の中から要求されるものを選択し遂行すること（executive control）に分けられる．注意機能は，全ての高次脳機能を有効に働かせるために必要不可欠な機能である．古典的には右前頭葉の皮質・皮質下の広範なネットワークの関与が指摘されているが，必ずしも右大脳半球が優位とは限らない⓮⓯．また，どの注意の側面を検討するかにより，関与する領域も異なる．さらに，臨床的には注意機能と関連がある領域の損傷がないにもかかわらず，注意障害を認めることもある．注意機能に関与する白質線維としては帯状束や上縦束が指摘されているが，このうち帯状束は，全ての認知的活動の中心とされており，新しい課題や難しい課題など高度の注意を要する課題全般に関与する⓰．

II タスクの方法・出現する症状と判別方法

　高次脳機能は，他の課題に比べて偽陽性が生じやすい．つまり，実施した課題が誤りや無反応といった，一見すると陽性所見のような反応が出現したとしても，評価したいターゲットの機能以外の機能障害が原因で課題が行えなかった可能性がある．したがって，再現性を

Ch. 9 ● 覚醒下手術のタスク

表9-2 術中評価が可能な機能とその方法

主な関連領域	高次脳機能	方法の例
右前頭葉, 頭頂葉, 側頭葉	視空間認知	線分二等分検査
前頭葉, 頭頂葉	作業記憶	2-back 課題
右前頭葉, 頭頂葉, 側頭葉	メンタライジング・低次	表情識別検査
右前頭葉, 頭頂葉, 側頭葉	メンタライジング・高次	ToM テスト
前頭葉, 側頭葉	非言語性意味記憶	非言語性意味課題
前頭葉	注意	Strop 課題
左頭頂葉	計算	計算
左頭頂葉, 側頭葉	書字	書字
左頭頂葉	手指失認	自己の指の命名
左頭頂葉	左右失認	身体の左右同定課題
側頭葉	記憶	言語性/視覚性対連合課題
右側頭葉	相貌認知	有名人/家族の相貌認知
右側頭葉	地誌的見当識（街並み認知）	近所の風景の場所同定

十分に確認すること，そして他の機能障害の可能性を除外することが重要である．術中評価が技術的に可能な機能とその方法について，表9-2 にまとめた．これらの中から，病変部位や半球，腫瘍の悪性度，術前の機能，職業を含む社会的背景と術後の生活など全てを総合的，かつ慎重に検討し，術中の機能評価として用いる課題を決定する．

1 視空間認知機能 図9-16 動画9-19

線分二等分検査が有用である．A4 サイズの用紙に 20 cm の線分を提示し，ちょうど真ん中に印をつけるよう指示する．用紙の提示は刺激が始まってからになるよう，術者とタイミングを合わせる．原則，6.5 mm 以上の右偏位を陽性とする．なお，偏位を認めた場合は少なくとも 3 回の刺激中 2 回以上陽性所見を認めることを確認する．また，本課題においては，姿勢や使用手が偏位量に影響を及ぼすため，初めに刺激のない条件下で正常にタスクが遂行できることを確認する．加えて，側頭葉や頭頂葉病変においては，視野障害，視覚運動失調との違いを区別する必要がある．前述したように，視空間認知機能は，その障害部位により異なるタイプの無視が生じるため，本来は，無視のタイプに応じた課題を使うべきだろ

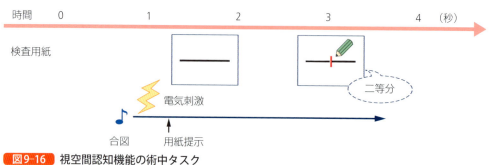

図9-16 視空間認知機能の術中タスク

う．しかし，筆者らは，線分二等分検査は電気刺激に感度が高く，リアルタイムで反応する課題であること，手術中という特殊な環境の中で再現性高く症状を誘発できる課題であることから，手術中においては全ての領域でこの課題を用いて評価している．

> **Tips** 線分二等分検査では，視空間認知障害以外に，視野障害や視覚運動失調でも偏位が生じる可能性がある．なお，視野障害は，慢性期になると患者さんは代償を働かせることを学習しているため，線分二等分検査では陽性所見を示さない場合が多い．しかし，急性期，つまり症状が出現してすぐは，代償を働かせることができず，線分二等分検査においても偏位するため，視空間認知障害と正確に区別することは容易ではない．線分二等分検査で偏位し，視野障害も疑われる場合，判別する方法として，まず，"よく見て"二等分するよう促す．視野障害の場合は，意識的によく見れば，偏位しない場合が多い．また，対座法による視野の評価を試みる（しかし，側臥位の場合，場所的な制限のため正確性は劣る）．さらに，視野障害のタスクである4分割絵画課題で全ての方向が見えるか否かを確認する．視覚運動失調が生じた場合も二等分位置は偏位する．しかし，この場合は，患者さんが「距離感がない」と自ら訴えることが多い．このような訴えがあったら，視覚運動失調を疑い，周辺視野（右手なら右視野，左手なら左視野）にペンなどを提示し，ずれがないかを確認する．なお，反対側視野（例：右手で左視野）でも視覚運動失調が出現することはあるが，頻度的には少なく，重度にならないと出現しない．したがって，体位が側臥位の場合，空間的な制約で術中評価は難しいが，手と同側の視野での症状の有無を確認した方がよい．

2 作業記憶　図9-17　動画9-20

2-back課題は言語性，空間性作業記憶の術中評価に有用である．2-back課題は，順に提示されるものを見て覚え，提示されているものが2つ前に提示されたものと同じか否かを回

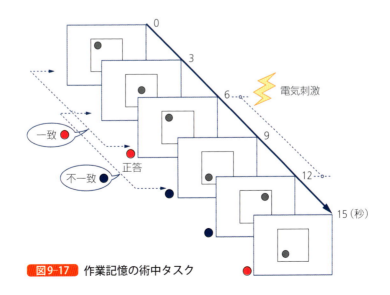

図9-17　作業記憶の術中タスク

答する課題である．術中評価は以下のように実施する：6枚を1セットとし，スライドを3秒ごとに順に提示する．患者さんはスライド2枚目から6枚目で回答する．電気刺激はスライド3枚目から4枚目に加えられる．したがって，陽性所見はスライド5，6枚目の誤りまたは無反応である．この課題においては注意機能低下，また，空間性作業記憶の場合には視空間認知障害による偽陽性の可能性を除外する必要がある．

> **Tips** N-back課題は，1-back，2-back，3-back…とNの数は様々なものが存在する．1-backは作業記憶というより，単なる近似記憶や集中力を反映するため，作業記憶の課題には適さない．理論的には，2-back以上であれば，作業記憶の課題として，Nの数はいくつでもよい．実際，健常者を対象としたfunctional MRI研究では3-back以上の課題もしばしば用いられている．これは，健常者にとっては2-back課題は容易であり，100％の正答率である場合も多いことから，天井効果を避けるためである．したがって，3-back以上になると，健常者でもできない人が現れ始める．評価においては病的な異常を検出する必要があるため，健常であってもできない可能性がある課題は不適切である．これら全てを考慮すると，臨床で用いる評価としては2-back課題が最も有用である．

3 メンタライジング

① 低次のメンタライジング 図9-18 動画9-21

1枚のスクリーンに顔と感情単語の選択肢を提示し，提示された顔の表情を答えてもらう．選択肢は2つ程度が望ましい．また，顔について，筆者らは顔全体ではなく目の部分のみを提示する方法を用いている．

② 高次のメンタライジング 図9-19 動画9-22

これについては，機能的MRIを用いた高次のメンタライジング研究の報告は多く，様々な方法が考えられるが，筆者らは典型的なメンタライジングの課題である「誤信念課題」を用

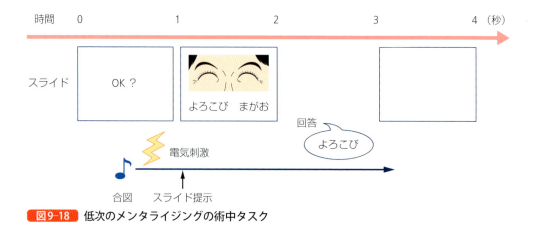

図9-18 低次のメンタライジングの術中タスク

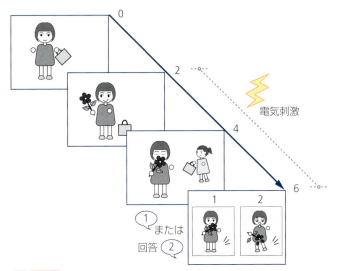

図9-19 高次のメンタライジングの術中タスク

いている❼. そのストーリーは,「ある物が, 主人公の知らない間に誰かの手によって他の場所に移される. 主人公が再び同じ場所を見ると, あるはずの物が見当たらずに驚く」というものである. 1セットは全4枚のスライドから構成され, 提示方法は以下の通りである: まず, 3枚のスライドが順に提示される. 次いで, 4枚目のスライドが提示されるが, これには2つの選択肢が描かれている. 患者さんは, 4枚目のスライドの話の展開として適切な絵を選択肢から選ぶ. 電気刺激は, 話が展開するスライド2枚目から3枚目にかけて与えられる. 陽性所見は, 誤り, または反応遅延である. この課題は, 注意機能や遂行機能の低下でも誤る可能性がある. したがって, 陽性所見を認めた場合は, 単純なストーリー課題ならばできることを確認するなど, 他の機能障害の影響を除外する必要がある.

4 非言語性意味記憶 図9-20 動画9-23

非言語性意味記憶の課題として, 欧米では Pyramid and Palms Tree Test がよく用いられている. これは, ターゲットの絵-Aと, 選択肢-B, Cを提示し, Aに意味的に関連が深いのはB, Cのどちらかを選択する課題である. この課題は欧米においては最も広く用いられ, 各国での標準値が報告されている. しかし, 絵の内容に文化的差異があり, 日本での使用にあたっては課題内容を十分吟味する必要がある. つまり, 日本人にとっては馴染みのない絵が多く, 健常者であっても誤る場合が多いため, 日本においては正確に異常を検出することができない. このため筆者はこの絵をそのまま日本で用いるのは適切ではないと考えている. 陽性所見は誤り, または反応遅延だが, 喚語困難や語性錯語による偽陽性を回避するため, 回答は指さしまたは番号で答えるなど, 言語を介さない方法を用いるとよい.

5 注意機能 図9-21 動画9-24

注意機能, 特に抑制機能を反映する課題として, Stroop 課題がある. Stroop 課題は, 「赤」

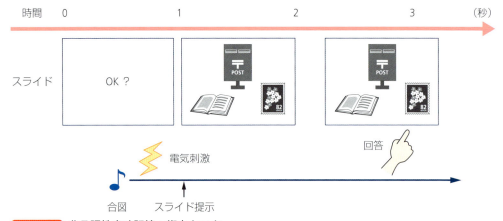

図9-20 非言語性意味記憶の術中タスク

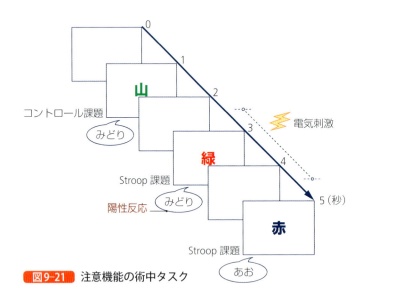

図9-21 注意機能の術中タスク

「黄」「緑」などの漢字が，漢字とは異なるインクの色で書かれている（例えば，「赤」を黄色のインク，「黄」を青のインク，など）．患者さんには，インクの色を答えてもらう．Stroop課題では，刺激から誘発されやすい反応を抑制し，適切な反応をする必要がある．つまり，通常は容易な文字を読むという反応を抑えて，色名を答えなければならない．術中の提示方法は，1スライドに1文字を順に一定ペースで提示し，患者さんにはスライドが切り替わったらすぐにインクの色を答えるように指示する（ゆっくり考えながら答えては意味がない）．陽性所見は，漢字を読む誤り，または反応遅延である．この課題では，語性錯語による誤りや喚語困難による反応遅延といった，言語障害による偽陽性の可能性を除外する必要がある．また，注意機能は特別の検査を用いなくても評価可能である．例えば，デュアルタスクを一定ペース（4秒/枚など）で持続して行うことで，注意（alerting）の維持をモニタリングできる．Stroop課題は，陽性所見の出現を容易に判断できる一方，かなりの集中力を要す

る課題であるため，持続モニタリングには適さない．デュアルタスクは陽性所見の発見にはタスク者の判断に寄るところが大きく，タスク者の経験が必要である一方，持続モニタリングとして使用できるため注意の維持を評価できる．したがって，これらの評価を必要に応じて使い分けると，注意機能の様々な側面をモニタリングできる．しかし，念頭におくべき点として，注意機能は上述してきた要素的な機能とは異なり，全ての高次の機能の基盤となる，幅広い側面に関わる機能である．そして，関連する皮質や神経線維ネットワークは広く，一般的にこのように複数の皮質や神経線維が関与する機能は1カ所が損傷されたとしても他部位による代償が可能である．したがって，この課題を用いる際には，どの場面で，何を目的として用いるかについて，慎重な検討が必要である．

6 その他

術中の評価が技術的に可能な機能としては，他にも Gerstmann 症候群（失算，失書，手指失認，左右失認），記憶，相貌認知，地誌的見当識（特に街並み失認）などが挙げられる 表9-3．

表9-3 術中評価が可能な高次脳機能と主な機能側性化

右大脳半球	左大脳半球
視空間認知	—
空間性作業記憶*	言語性作業記憶*
メンタライジング・低次*	（メンタライジング・低次）
メンタライジング・高次*	（メンタライジング・高次）
（非言語性意味記憶）	非言語性意味記憶*
注意*	（注意）
—	計算
—	書字
—	手指失認
—	左右失認
視覚性記憶*	言語性記憶*
相貌認知	—
地誌的見当識	—

*主に右/左に機能側性化があるとされている，または一側半球の重要性が指摘されているが，反対側大脳半球の関与も指摘されている．したがって，これらの機能については，明確な機能側性化が存在するとは限らない．
なお，ここでは術中評価が可能な機能についてのみ，列挙した．

III 術中の高次脳機能評価における偽陽性

これらの高次脳機能には，偽陽性，つまりターゲットとした機能以外の機能障害が原因で誤りを認める場合がある．表9-4 に偽陽性の可能性のある代表的な機能障害について列挙した．もし他の機能障害を疑う場合は，原則，疑われる機能の評価を行い（各々の評価方

表9-4　術中の高次脳機能検査と偽陽性を引き起こす可能性のある機能障害

評価したい機能	検査	偽陽性の可能性のある機能障害
視空間認知	線分二等分検査	視野障害，視覚運動失調，上肢の運動障害，深部感覚障害，注意障害
作業記憶	2-back 課題	注意障害，視野障害，視空間認知障害，意欲低下
メンタライジング・低次	感情識別課題	視野障害，視空間認知障害，意欲低下
メンタライジング・高次	誤信念課題	注意障害，遂行機能障害
非言語性意味記憶	非言語性意味記憶	視野障害，視空間認知障害，語性錯語
注意機能	Stroop 課題	動作開始の遅延（SMA 症状），処理速度低下

法は当該章を参照），問題がないことを確認する（判別方法の詳細は本項の「Tips」または12章「ピットフォールと対応策」を参照）．術中，瞬時に他の機能障害の可能性を否定するために，タスク者は，回答だけでなく，患者さんの答え方や反応を常によく観察していなければならない．また，実施しているタスクで起こりうるあらゆる症状とその原因を予測しておくことも重要である．

おわりに

　ここに列挙した高次脳機能は，ヒトに備わっている数多くの機能のうちの，ほんの一例にすぎない．全ての機能を温存することは到底不可能であり，腫瘍学的観点からすると，その意義はないであろう．したがって，何の機能を温存し，何の機能を犠牲にするかを患者さんごとに慎重かつ適格に判断する必要がある．選択にあたっては，機能が術中評価に適しているか，その機能が障害された場合の患者さんの生活に及ぼす影響と回復の見込み，機能温存が腫瘍の摘出率に及ぼす影響などを考慮する．術中，ある機能をモニタリングすることを選択した場合，これはすなわち，陽性所見の部位を温存することを意味している．私たちは常に，どの機能をモニタリングすることが患者さんにとって最大の利益となるかを多方面から考えなければならない．高次脳機能の術中モニタリングにおいては，高い精度で陽性所見を検出し，目的とした機能を確実にモニタリングできるようでありたい．

文 献

1. Verdon V, Schwartz S, Lovblad KO, et al. Neuroanatomy of hemispatial neglect and its functional components: a study using voxel-based lesion-symptom mapping. Brain. 2010; 133: 880-94.
2. Thiebaut de Schotten M, Tomaiuolo F, Aiello M, et al. Damage to white matter pathways in subacute and chronic spatial neglect: a group study and 2 single-case studies with complete virtual "in vivo" tractography dissection. Cereb Cortex. 2014; 24: 691-706.
3. Nakajima R, Kinoshita M, Miyashita K, et al. Damage of the right dorsal superior longitudinal fascicle by awake surgery for glioma causes persistent visuospatial dysfunction. Sci Rep. 2017; 7: 17158.
4. Urbanski M, Thiebaut de Schotten M, Rodrigo S, et al. Brain networks of spatial awareness: evidence from diffusion tensor imaging tractography. J Neurol Neurosurg Psychiatry. 2008; 79: 598-601.
5. Courtney SM, Petit L, Maisog JM, et al. An area specialized for spatial working memory in human

frontal cortex. Science. 1998; 279: 1347-51.
❻ Walter H, Bretschneider V, Gron G, et al. Evidence for quantitative domain dominance for verbal and spatial working memory in frontal and parietal cortex. Cortex. 2003; 39: 897-911.
❼ Owen AM, McMillan KM, Laird AR, et al. N-back working memory paradigm: a meta-analysis of normative functional neuroimaging studies. Hum Brain Mapp. 2005; 25: 46-59.
❽ Kinoshita M, Nakajima R, Shinohara H, et al. Chronic spatial working memory deficit associated with the superior longitudinal fasciculus: a study using voxel-based lesion-symptom mapping and intraoperative direct stimulation in right prefrontal glioma surgery. J Neurosurg. 2016; 125: 1024-32.
❾ Carrington SJ, Bailey AJ. Are there theory of mind regions in the brain? A review of the neuroimaging literature. Hum Brain Mapp. 2009; 30: 2313-35.
❿ Van Overwalle F. Social cognition and the brain: a meta-analysis. Hum Brain Mapp. 2009; 30: 829-58.
⓫ Price CJ. The anatomy of language: a review of 100 fMRI studies published in 2009. Ann N Y Acad Sci. 2010; 1191: 62-88.
⓬ Binder JR, Desai RH, Graves WW, et al. Where is the semantic system? A critical review and meta-analysis of 120 functional neuroimaging studies. Cereb Cortex. 2009; 19: 2767-96.
⓭ Moritz-Gasser S, Herbet G, Duffau H. Mapping the connectivity underlying multimodal (verbal and non-verbal) semantic processing: a brain electrostimulation study. Neuropsychologia. 2013; 51: 1814-22.
⓮ Sturm W, de Simone A, Krause BJ, et al. Functional anatomy of intrinsic alertness: evidence for a fronto-parietal-thalamic-brainstem network in the right hemisphere. Neuropsychologia. 1999; 37: 797-805.
⓯ Kim H. Involvement of the dorsal and ventral attention networks in oddball stimulus processing: a meta-analysis. Hum Brain Mapp. 2014; 35: 2265-84.
⓰ Tartaglia MC, Zhang Y, Racine C, et al. Executive dysfunction in frontotemporal dementia is related to abnormalities in frontal white matter tracts. J Neurol. 2012; 259: 1071-80.
⓱ 高宮千枝子, 松井三枝, 小林恒之, 他. 心の理論に関連した脳活動―脳機能画像研究―: 脳機能画像研究. 人間環境学研究. 2009; 7: 129-35.

[中嶋理帆]

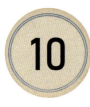

10 覚醒下手術の電気モニタリング

The Handbook of Awake Surgery

▶Introduction▶

　術中モニタリングの目的は，手術により障害される可能性がある脳機能局在を同定し，術中に機能の監視を行うことで保護し，術後後遺症を未然に防ぐことである．そのために，手術に応じたモニタリング手法を適切に選択し，正確に測定することで，初めて有益な検査となる．術中モニタリングは，様々な影響（ノイズ，麻酔，患者さんの体温，血圧，手術手技など）を受けるため，それらを十分に理解し適切に対応することが正しい判断へとつながる．偽陽性に惑わされ，必要以上に手術をやめたり，誤った情報を術者へ伝えたりしないための知識と技術が検査者に求められる．

　術中モニタリングが可能な脳機能は，運動（motor evoked potential: MEP），感覚（short latency somatosensory evoked potential: SSEP），視覚（visual evoked potential: VEP，視覚誘発電位），聴覚（auditory brainstem response: ABR，聴性脳幹反応）（cochlear nerve action potential: CNAP，蝸牛神経活動電位）などがあり，脳神経では第Ⅰ〜Ⅻ脳神経まですべてモニタリングが可能である．本項では，これら様々なモニタリングのうち，覚醒下手術に用いられる MEP，SSEP を中心に解説する．患者さんが手術に期待することは，病巣の治療だけではなく，術後後遺症をきたさない安全な手術である．その目的達成のために一助になれば幸いである．

I 術中モニタリングの基礎

1 誘発電位

　運動誘発電位，体性感覚誘発電位など，誘発電位という名称からもわかるように，術中モニタリングは基本的に誘発電位を記録する．誘発電位とは，刺激によって誘発された電位変動のことを意味する．したがって，刺激に対して一定の波形（潜時と振幅）を有している 図10-1 ．各種モニタリングでは，この潜時と振幅の変化をモニタリングし，評価するのが基本である．

2 記録方法

　基本的に，大きな波形は単一記録を行う．脳波より小さい波形は，脳波やノイズが混入するので，平均加算によりノイズを軽減する必要がある．

　　例　大きな波形：MEP（加算の必要なし）
　　　　小さな波形：SSEP（100 回程度）

3 電気刺激

　刺激の極性：神経を刺激する際，刺激電極の陰性直下で脱分極（伝導開始），陽性直下で過

Ch. 10 ● 覚醒下手術の電気モニタリング

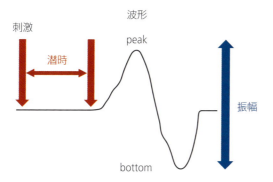

図10-1 誘発電位

潜時：刺激点から電位変動が始まる点まで
振幅：波形の一番上から下までの高さ

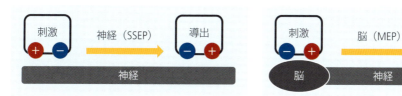

図10-2 電気刺激と導出の極性の考え方

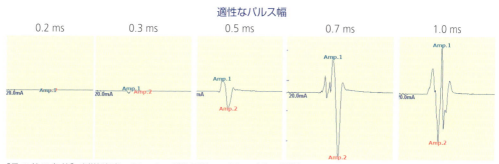

［その他の条件］刺激強度：20 mA，パルス数：5回，パルス間隔：2.0 ms

図10-3 パルス幅と誘発電位の関係

分極（伝導遮断）が起こる．よって，基本的には刺激を伝えたい方向に陰極を向けて刺激し，導出も刺激を受け取る方を陰極とする．ただし，例外として脳表を刺激する際は，陽極で刺激する 図10-2 ．錐体細胞は，大脳皮質に対して垂直方向に並び，末梢方向へ向かって神経が伸びるため，このように電気刺激を行うことにより，刺激閾値を低くでき，かつ得られる反応も大きい．

　刺激の強さ：電気刺激の条件を考える時，電気の強さのみを強くしがちである．しかし，神経を興奮させるには「電流の強さ」と「持続時間」の2つの因子が重要である．有髄神経で最も効率よく興奮を起こすための必要な持続時間（パルス幅）は 0.05〜0.3 msec であり，これを基に各種モニタリングで用いる刺激条件を設定する．臨床的には，0.5 msec ほどが適切である 図10-3 ．

刺激の方法：脳の運動野を刺激して，上肢や下肢から誘発筋電図を記録するMEPでは，一度に3~5発の矩形波パルスを短い間隔で与えるtrain刺激が用いられる．これは皮質球路の神経核や皮質脊髄路の脊髄前角細胞を刺激の加重により発火させるもので，全身麻酔下で安定した波形を記録するのに必須の方法である．train刺激のパルス数は，5連が一般的によく用いられる．刺激強度を上げても振幅の増加が得られない場合，むやみに強度を上げるのではなく，パルス数を6，7連と増やす方が効果的である．さらに導出が困難な症例においては，multi-train刺激を用いると有効な場合がある（p.127「経頭蓋電気刺激法」を参照）．

MEPには，経頭蓋刺激法と脳表直接刺激法がある．経頭蓋刺激法は，容易（頭にスクリュー電極を設置するだけ）で，複数経路（上下肢）の同時記録ができる利点を持つ．一方，刺激に伴い体動が生じ，測定ごとに術者の手を止めなければならず持続的な記録に向いていない欠点がある．脳表直接刺激法の場合，電極設置は術者の慣れが必要である．しかし体動がほとんどないため，手術操作を止めずに数十秒間隔で波形の変化を術者へ伝えることができる利点を持つ．一方，電極の設置場所として，解剖学的に手の運動野はアプローチしやすいが，足の運動野は大脳縦裂に位置するためアプローチが困難である．したがって，脳表直接刺激の場合は，下肢のモニタリングが困難である欠点がある．しかし，経頭蓋刺激法を組み合わせることで，下肢のモニタリングも行うことができる．また経頭蓋刺激の場合，手術が進むと髄液が抜けて脳の表面が落ち込み，頭皮上電極と脳の表面との距離が大きくなって，波形が低下することが起きやすい（偽陽性）が，一般的に脳表直接刺激法では，脳表の電極が剝がれたりずれたりしない限り安定して記録できるとされている．しかし，実際には脳表直接刺激法でも電極がずれることがあり，振幅が低下した場合，その他の原因とともに電極の再留置を術者に相談することも必要である．以上のことから，刺激電極の設置に経験を有するが，脳内の手術であれば可能な限り脳表直接刺激法を用い，必要に応じて経頭蓋刺激法を組み合わせて行うのがよい．一方，脊髄の手術では，経頭蓋刺激法が開頭を必要とせず有益である．

4 電極の設置と接触インピーダンス

皿電極を用いる場合，設置箇所の接触インピーダンスを十分に下げることが交流雑音をはじめとするノイズ対策となる．接触インピーダンスを下げる処置として，酒精綿を用いるのが簡便である．個々の電極のインピーダンスに差がある場合，ノイズの原因になるので，差が出ないよう心がける．一方，針電極では接触インピーダンスを考慮する必要はない．また，忘れがちではあるが，接地電極（ボディーアース）の接地抵抗も落とす必要がある．

> **Tips** ディスポーザブルの皿電極と針電極の使い分けに関して，針は医師による設置が必要であるが，皿電極であれば，臨床検査技師が設置可能であり，医師が手術の準備をしている間に，臨床検査技師がモニタリングの準備をすべてできる利点がある．

5 フィルターの設定

フィルターは目的の波形とノイズを分けるために用いられる．手術室は非常に多くの機器が整備されており多種多様なノイズを発生させているため，適切なフィルターの設定が重要である．

Low cut filter：ゆっくりとした成分に影響する．この値を上げると基線の動揺は抑えられるが，同時に持続の長い波形（周波数の低い波形）にも影響を与え，波形の歪みや振幅の低下をきたす．

High cut filter：周波数の高い波形に影響する．この値を上げると得られる波形に混入する細かいアーチファクトが増加するし，低くすると波形の頂点が鈍化する．

Hum filter：AC電源をとっていると交流雑音（東日本50 Hz，西日本60 Hz）が入るケースがある．このような交流雑音の除去にはHum filterが有効である．しかし，50〜60 Hzに近い成分を含む誘発電位にも影響を与えてしまうので注意が必要である．

6 麻酔，筋弛緩薬の影響

麻酔や筋弛緩薬は術中モニタリングに大きく影響を与えるので，手術前に必ず麻酔医と施行する麻酔方法について一緒に確認をする．全身麻酔は鎮静，鎮痛，筋弛緩（不動化）の3つから構成される．そのうち，鎮静，筋弛緩がMEPモニタリングに影響を及ぼす．鎮静は，吸入麻酔と静脈麻酔があるが，吸入麻酔薬であるセボフルレンは，シナプス抑制効果があり，少量でも誘発電位への影響が大きい（振幅低下）．そのため，MEPモニタリングは原則として静脈麻酔薬のプロポフォールで行う（SSEPも影響を受ける）．さらに，MEPは誘発筋電図を記録するので筋弛緩薬の影響も大きく受ける．したがって導入時以外は使用しない（7章「覚醒下手術の麻酔」を参照）．

7 モニタリングで使用する標的筋肉

上肢の筋肉でよく用いられるのは，短母指外転筋（abductor pollicis brevis：APB）と小指外転筋（abductor digiti minimi：ADM）である 図10-4A ．短母指外転筋は，第Ⅰ中手指関節と手根中手関節を掌側で結んだ直線上に位置する．小指外転筋は，第Ⅴ中手指関節と豆状骨の尺側を結んだ線上に位置する．

下肢の筋肉でよく用いられるのは，母趾外転筋（abductor hallucis：AH）と前脛骨筋（tibial anterior：TA）である 図10-4B ．母趾外転筋は，足底の内側側にあたる踵骨内側から母趾基節骨内側のほぼ中央部，舟状骨より1-2横指程度足底部方向に位置する．前脛骨筋は，脛骨外側顆部と脛骨骨幹近位部2/3から始まり，第Ⅰ楔状骨と第Ⅰ中足骨底まで位置する．筋腹は，脛骨粗面より4横指程度遠位部で，脛骨稜より1横指程度外側に確認できる．

Ch. 10 ● 覚醒下手術の電気モニタリング

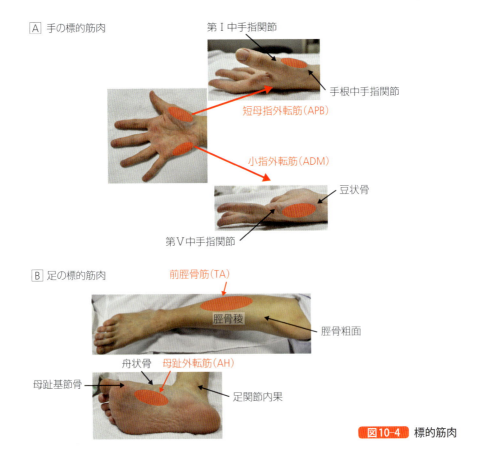

図10-4　標的筋肉

II 術中モニタリングに必要な機器，機材

1 電気刺激装置

　経頭蓋刺激用電気刺激装置には，定電圧型と定電流型がある．定電圧型は，矩形波パルス持続時間が 50 μsec に固定されており，この時間では脳を刺激するためには短いので，高い刺激電圧が必要である．一方，定電流型は，矩形波パルスの持続時間を 50 μsec から 1 msec の範囲で変更可能であり，至適刺激条件を得やすい特徴がある．筆者らの施設の術中モニタリング装置は定電流型であり，刺激電極 Box，導出電極 Box がそれぞれ分離固定できる 図10-5 ．

2 刺激電極

　経頭蓋，脳神経直接刺激：筆者らは，経頭蓋刺激 MEP にはディスポーザブルスクリュー電極を用いている 図10-6A ．スクリュー電極は，装着が簡単で外れにくく，電極が皮下に入るため刺激電極間抵抗が低く維持される．脳表直接刺激 MEP には，脳との接触面がプラチナ製のグリッド電極を用いる 図10-6B ．運動野が露出していれば，直接電極を設置する．また，運動野が露出していない場合は，開頭部分から運動野に向かって電極を滑り込ませ設

Ch.10 ● 覚醒下手術の電気モニタリング

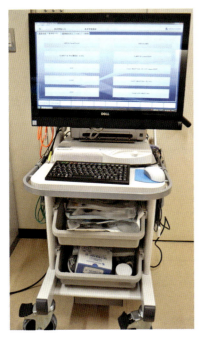

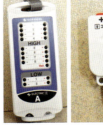

刺激電極Box

Co-MEP, SSEP　Tc-MEP
脳表マッピング

導出電極Box

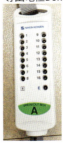

図10-5　術中モニタリング装置
日本光電工業社製　ニューロマスター MEE2016

A ディスポーザブル　　　C 双極刺激電極　　　　　　　D 導電性粘着剤付き
　 スクリュー電極　　　　　　（Bipolar Prob, 100 mm）　　　ディスポーザブル刺激電極
　 （経頭蓋刺激用 MEP 電極）　（脳表直接刺激用電極）　　　　（刺激電極）

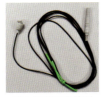
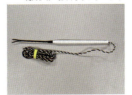

日本光電工業社製　　　　　　　Medtronic 社製　　　　　　　　日本光電工業社製

B グリッド電極（脳表直接刺激 MEP 陽極電極）（CCEP 用刺激電極）

脳表直接刺激 MEP 陽極電極セット

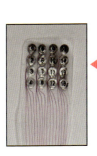

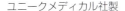

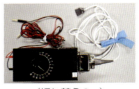
（切り替え Box）

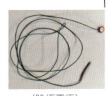
（陰極電極）

術中に
つなぐ

ユニークメディカル社製

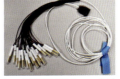
（16 極分離電極ケーブル）

CCEP 用刺激電極セット

図10-6
刺激電極の種類

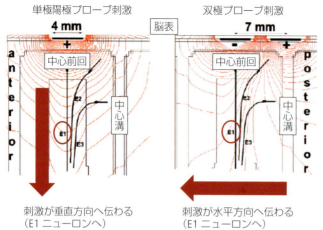

図10-7 単極,双極電気刺激による刺激(等電位線)の広がり方
(Manola L, et al. Clinical Neurophysiol. 2007; 118: 464-74 より改変)[7]

置する.また,皮質下刺激,脳表マッピングでは,双極刺激電極を用いている 図10-6C .この神経を直接刺激するプローブには,単極と双極刺激用プローブがある.両者の違いは,波形に混入する刺激アーチファクトの大きさと刺激の伝わりやすさである.双極刺激プローブの方がアーチファクトの混入が少なく,有用であると考えられている.脳内など刺激面積が少ない場合は,同心円状に電極が配置された双極刺激用プローブを用いるとよい.また,刺激の伝わりやすさでは,刺激が垂直方向に伝わる単極陽極プローブの方が錐体細胞の興奮を弱い電流で引き起こせるので秀でている.しかし,過度の刺激は深部構造の刺激につながり,注意が必要である.一方,双極刺激プローブでは,刺激が水平に伝わるため,浅く限局した領域の刺激に向いている 図10-7 .以上から筆者らは,双極刺激プローブを使用している.

上下肢 SSEP:筆者らは,導電性粘着剤付きディスポーザブル刺激電極(刺激電極)を使用している 図10-6D .粘着剤により外れにくく,長時間の記録でも乾燥の心配がない.また,皮膚との接触面が柔らかいので,神経を強く圧迫することにより発生する神経損傷の心配もない.

3 記録電極

筆者らは,主にディスポーザブル導電性粘着剤付き電極(皿電極)を使用している 図10-8A .粘着剤により外れにくく,長時間の記録でも乾燥の心配がない.針電極と異なり,皿電極は臨床検査技師が設置できるため,モニタリング準備時間の短縮にもなる.針電極は設置場所を選ばず,電極設置時に抵抗を落とす手間が省けることが利点である.脳表記録電極は,SEP を利用した中心溝の同定など,脳表から直接電位を記録する場合に用いる 図10-8B .

A 運動誘発電位測定用ディスポーザブル記録電極
・導電性粘着剤付き電極（皿電極）
・針電極

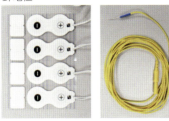

日本光電工業社製

C グリッド電極
（CCEP用記録電極）

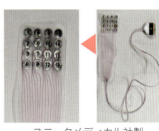

ユニークメディカル社製

B 脳表記録電極（ストリップ電極）
（中心溝同定用記録電極）

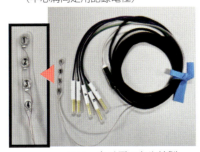

ユニークメディカル社製

D 接地電極（ボディアース）

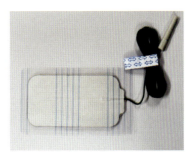

日本光電工業社製

図10-8 記録電極，接地電極の種類

III 術中モニタリングの実際

覚醒下手術では，通常以下の手順でモニタリングを行う．

Step 1. SEPにより中心溝を同定する．
Step 2. 覚醒後，脳の刺激強度を決定する．
Step 3. 脳皮質マッピングにより脳機能局在を同定する．
必要に応じて皮質下刺激により錐体路モニタリングを行う．
Step 4. 覚醒から全身麻酔に移行した後，MEPで錐体路モニタリングをする．
必要に応じてSSEPによる感覚神経路モニタリングも併用する．
Step 5. CCEPによる高次脳機能白質経路モニタリングを行う．
＊腫瘍の位置や，覚醒下手術が困難な患者さん，再手術による癒着でグリッド電極を運動野へ設置できないなどの場合，経頭蓋電気刺激を行う場合もある．

モニタリングの準備

①麻酔科医にプロポフォールと麻薬による麻酔を依頼する．また筋弛緩薬使用は，麻酔導入時だけとし，筋弛緩薬の作用が切れる時間を確認する．TOF（train of four）刺激などの筋弛緩モニタリングを行っていればこの指標も参考にする（MEPはこの時間以降にコントロールを測定し，モニタリングを開始する）（7章「覚醒下手術の麻酔」を参照）．また，

Ch.10 ● 覚醒下手術の電気モニタリング

表10-1 金沢大学附属病院における覚醒下手術におけるモニタリング機器の設定

		MEP			SEP		CCEP
		脳表マッピング電極	Co-MEP	Tc-MEP	上肢/下肢	中心溝同定	
表示感度		100 μV	50〜500 μV	50〜500 μV	0.5〜5 μV	20〜50 μV	50 μV
High cut filter		1,000〜1,500 Hz	1,000〜1,500 Hz	1,000〜1,500 Hz	500〜1,500 Hz	500〜1,500 Hz	1.5 KHz
Low cut filter		5〜50 Hz	5〜50 Hz	5〜50 Hz	5〜30HZ	5〜30HZ	0.5 Hz
解析時間		100 ms	100 ms	100 ms	50〜100 ms	50 ms	30 ms
加算回数		9,999	1	1	100〜500	100	20〜200
リジェクト			OFF	OFF	3.0 div	OFF	OFF
トリガ設定	トリガモード	Recurrent	Recurrent	Recurrent	Recurrent	Recurrent	Recurrent
	周波数波数	0.1 Hz（刺激周波数）	0.9 Hz	0.9 Hz	4.70 Hz	4.70 Hz	1〜2 Hz
	パルス幅	0.2 ms	0.2 ms	0.2〜0.5 ms	0.2 ms	0.2 ms	0.2〜0.5 ms
	パルス数	598	5	5	1	1	1
	パルス間隔(ISI)	16.7 ms	2.0 ms	2.0 ms	off	off	2 ms
電流設定	定電流	ON	ON	ON	ON	ON	ON
	定電圧	OFF	OFF	OFF	OFF	OFF	OFF
	リミット	30 mA	50 mA	250 mA	50 mA	50 mA	30 mA
	ステップ	0.1 mA	0.2 mA	1.0 mA	0.2〜0.5 mA	0.2 mA	0.1 mA
	極性	ポジティブ	ポジティブ	ポジティブ	ポジティブ	ポジティブ	ポジティブ
	モード	Biphasic	Monophasic	Biphasic/Monophasic	Monophasic	Monophasic	Monophasic
	オルタネート刺激	OFF	OFF	OFF	OFF	OFF	ON

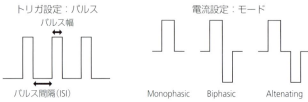

麻痺の有無を電子カルテから事前に調べておく．従手筋力テスト（Manual Muscle Test: MTT）が0〜2程度と麻痺が強い場合は，波形が得られない可能性がある．

②機器の準備をする．電気刺激装置，電動ベッドなど，使用する医療機器は全て専用の3P電源ケーブルを使用して等電位接地とする．3P電源ケーブルが使用できないなどの事情がある場合，別途アース線を使用して医療機器を医用接地端子に接続する．電源ケーブルをコンセントへつなぎ，電気刺激装置の電源を入れる．患者さんへのボディアースの装着を行う．電気メスと併用する場合，必ず対極板を臀部に貼り，反対側の手術操作の妨げにならない場所へボディアースを装着する．基本的には，刺激電極と記録電極の間に設置する．

③施行するモニタリングに応じた機器の設定を行う．参考までに筆者らの施設で使用している覚醒下手術におけるモニタリング機器の設定を 表10-1 に記載する．

1 Step 1. SEP により中心溝を同定する

SEP による中心溝の同定

[目的]
- 中心溝の位置を明らかにし，運動野と感覚野を判別する．
- この SEP により，運動野を推定し，術後の運動麻痺を回避する．

[適応]
- 運動野，中心溝近傍の脳腫瘍など

[使用する刺激電極および記録電極]
- 刺激電極：刺激電極 図10-6D
- 記録電極：ストリップ電極 図10-8B
- ボディアース 図10-8D

[記録手順]

① 病変側と反対側の正中神経の手関節部に刺激電極を貼る〔中枢側に（−）電極，末梢側に（＋）電極を貼る〕 図10-9 ．下肢刺激 SEP の場合，位相の逆転があまりみられないので基本的に用いない（P38 の位相逆転は明確でない）．患者さんへのボディアースの装着を行う（手首〜肩）．Fz に（＋）電極を刺す（基準電極） 図10-10 ．

② 開頭後，記録電極を設置する．解剖学的に中心溝と思われる箇所にシート電極を設置する．これが（−）電極となり，導出電極である 図10-10 ．

③ 刺激強度は 10〜20 mA ほどで行う．モニター波形の評価は，中心溝同定の場合，波形の位相が逆転する場所を見つける．一般的に手の運動野で評価する（N20 で評価する）．位相の逆転がみられた前方が運動野，後方が感覚野である 図10-11 ．腫瘍の影響などで運動野を視認しにくい場合，または位相の逆転がみられない場合は，導出電極すべてが運動野または感覚野に装着されていることが考えられる．術者へ報告し，位相の逆転がみられる電極の位置に変えてもらう．中心溝を SEP で同定し，同定した運動野にグリッド電極（後述）を設置する．

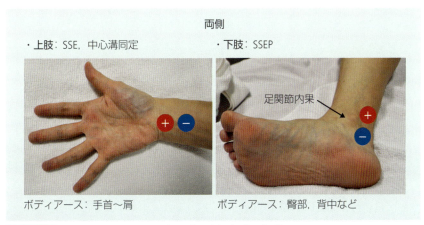

図10-9 上下肢 SSEP，SEP（中心溝同定）刺激電極位置

Ch. 10 ● 覚醒下手術の電気モニタリング

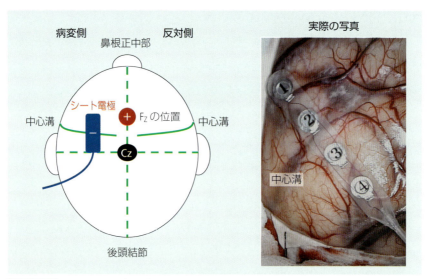

図10-10 SEPによる中心溝同定導出電極位置（上肢）

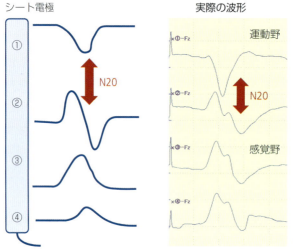

図10-11 SEPによる中心溝同定

2 Step 2. 覚醒後，脳の刺激強度を決定する

　腹側中心前回を刺激し，発語に関わる筋の運動領域における構音障害もしくは陰性運動野における発語停止が誘発される刺激強度を探す 図10-12A ．アナルトリーや発語の停止 (negative motor response) が出現するまでを目標とし，電流を 1.5 mA から上げて，最大 6 mA 程度とする．

　刺激が強すぎる場合は，痙攣や刺激後に脳が異常興奮する後発射 (after discharge) を誘発するため，刺激中の患者さんの四肢，脳波電極を装着している場合は脳波に注意を払い，痙攣・after discharge が起きたらすぐに冷水（生理食塩水）を脳表へかける（経験的に 10

Ch. 10 ● 覚醒下手術の電気モニタリング

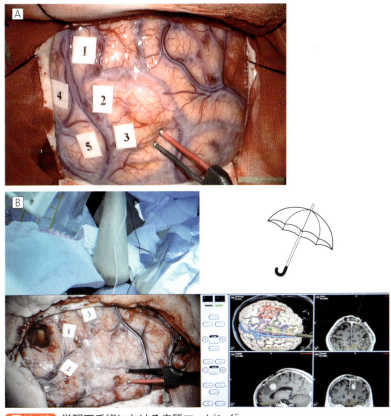

図10-12 覚醒下手術における皮質マッピング

mAを超えると痙攣やafter dischargeを高頻度に誘発する）．痙攣発作・after dischargeが消失するまで刺激を止め，冷水をかけ続ける 図10-13 ．その後，タスク者により，言語機能，高次脳機能，運動機能などのタスクを実施してもらう．

3 Step 3. 脳皮質マッピングにより脳機能局在を同定する．必要に応じて皮質下刺激（後述）により錐体路モニタリングを行う

脳皮質マッピング

［目的］
・覚醒下で，脳の様々な機能（言語野，運動野など）の同定を行う．

［適応となる症例］
・主に神経膠腫
・神経膠腫に対する手術は，腫瘍の摘出率が予後に影響するため，重要な脳機能の局在を脳皮質マッピング（覚醒下手術）により推定し，術後後遺症を回避しながら最大限の腫瘍摘出を目指す．

［使用する刺激電極］
・刺激電極：双極刺激電極 図10-6C

刺激強度の上げすぎによる after discharge 出現と冷水による消失

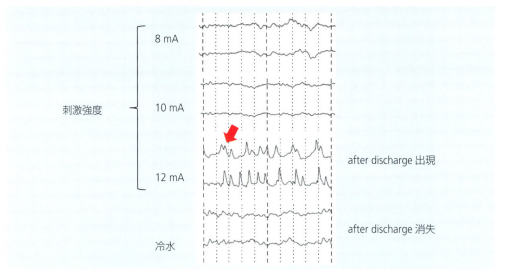

刺激から after discharge 出現までの経過

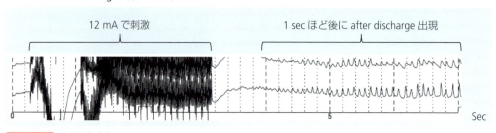

図10-13 刺激強度と after discharge の関係
術中脳波記録条件: TC 0.1，HI filter 60 Hz，Sensitivity 30 uV/mm

・ボディアース **図10-8D**

[記録手順]

① 覚醒不良な症例に対応できるように，脳表直接刺激法（cortex MEP: Co-MEP）（後述）の準備もしておく．

② エコーやナビゲーションシステムなどを用い，まず腫瘍の進展範囲に目印をつける．コントロールの評価を終えた後，各タスク中に双極電極で腫瘍を含め，脳表を網羅的に刺激する．各タスクが正常に実行できない箇所の脳表をマッピングする（言語野，感覚野，運動野など）（番号などを付けて目印とする） **図10-12B** **動画10-1** （詳細は8章「覚醒下手術の手術手技」を参照）．

③ 脳皮質マッピング後，病変の摘出を開始する．脳の機能を温存するために，必要なタスクを行いながら病変摘出を行う．そして，言語や運動に関する主要な白質線維を同定するため，皮質下刺激（後述）を併用しながら腫瘍摘出を進める．

Ch. 10 ● 覚醒下手術の電気モニタリング

4 Step 4. 覚醒から全身麻酔に移行した後，MEPで錐体路モニタリングをする．必要に応じてSSEPによる感覚神経路モニタリングも併用する

運動誘発電位
(1) 経頭蓋電気刺激法（transcranial MEP: Tc-MEP）

［目的］
　運動機能を術中に評価し，術後後遺症を回避する．

［適応となる症例］
・脳腫瘍患者のうち，開頭手術で運動野に直接グリット電極を留置できない患者さん（小児では記録できない可能性がある）．
・その他，脳動脈瘤，脊椎脊髄手術などでも用いられる．

［使用する刺激電極および記録電極］
・刺激電極：スクリュー電極　図10-6A
・記録電極：皿電極または針電極　図10-8A
・ボディアース　図10-8D

［記録手順］
①左右上下肢に電極を設置する．
　まず，刺激電極と記録電極の間の臀部や背中，肩などにボディアースを装着する．記録電

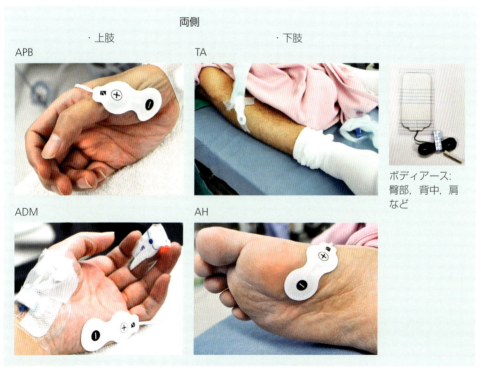

図10-14 Tc-MEP，Co-MEP，皮質下刺激共通記録電極位置
APB: 短母指外転筋，ADM: 小指外転筋，TA: 前脛骨筋，AH: 母趾外転筋

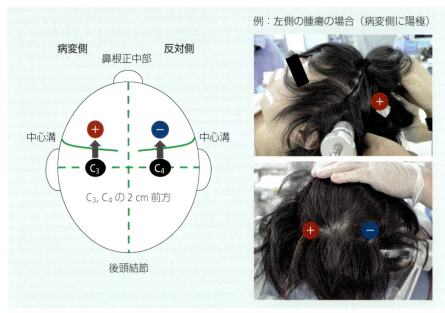

図10-15　Tc-MEP刺激電極位置（上下肢共通）

極の設置位置は，手術により変わるので，事前に術者と相談する．記録電極の装着部位は，belly-tendon法を用いる（筋腹に陰極，腱に陽極）．一般的に左右の上肢では標的筋肉の項で記載した短母指外転筋（APB）と小指外転筋（ADM），下肢では前脛骨筋（TA）と母趾外転筋（AH）に設置する場合が多い　図10-4　図10-14．例えば，右の脳腫瘍の場合，左上下肢で評価するが，その際に右上下肢もコントロールとして電極を設置すると麻酔深度や筋弛緩薬レベルの変化による偽陽性の判断に有用である（左のみで低下の場合，陽性）．筆者らはルーチンとして左右上下肢に電極を設置し，特殊な場合（脊髄脂肪腫の手術など）はこの4つの記録電極にプラスして腓腹筋（gastrocnemius: Gas）や肛門括約筋などを足す工夫をしている．

> **Tips**　電気刺激装置でfree-run機能を使用し，電極が正確に電気刺激装置の電極Boxに入っているか確認する．方法は，モニターを見ながら，記録電極を設置した箇所を触り，モニター上で変化があるか確認する．面倒ではあるが，このひと手間で，記録電極と電極Boxの誤った接続を回避できる．

②刺激電極（スクリュー電極）を装着する．上肢からの記録と下肢からの記録で刺激場所を正確には変える必要があるが，国際10-20法のC3，C4の位置より前方2 cmに装着すれば上下肢とも導出できる　図10-15．刺激極性は，病変側を陽極とする．参考までに，下肢記録で推奨されている刺激部位は上肢刺激位置より正中側へ2 cm移動させた場所である．

Ch. 10 ● 覚醒下手術の電気モニタリング

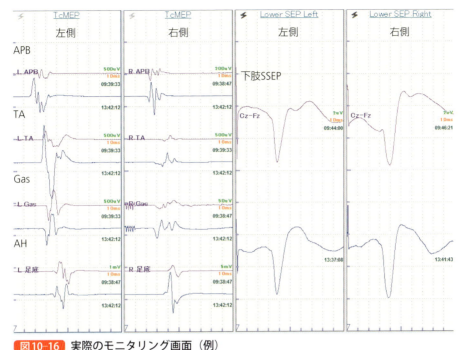

図10-16 実際のモニタリング画面（例）
紫：コントロール，青：現在の波形，APB：短母指外転筋，TA：前脛骨筋，Gas：腓腹筋，AH：母趾外転筋

③手術が開始され，筋弛緩薬の作用が切れる時間になってからコントロール波形を記録する 図10-16．刺激強度は150〜200 mA ほどで行う．刺激強度には，閾値上刺激と最大上刺激がある．脳の手術の場合，閾値上刺激を行う．閾値上刺激とは，波形が出現した刺激強度から20％ほど上げた強度にて行う刺激である．最大上刺激は波形が変化しなくなるまで刺激強度を上げる刺激法である．この方法では，脳表より深部の刺激になり，脳表の傷害を反映しにくくなる（偽陰性）ので，脳の手術では適さない．また，電流設定モードでMonophasicとBiphasicがあり，この設定も意識して使い分けることが重要である．Monophasicは一相刺激で，Biphasicは一相刺激の直後に二相目の刺激を逆位相で行う刺激方法である（ 表10-1 参照）．脳の手術では，病変側に陽極刺激電極を設置し，Monophasicで刺激する．例えば，右の腫瘍であれば，右に陽極刺激電極を設置し，右錐体路のみを刺激が通るように刺激強度を調節する（閾値刺激）．判別方法は，左上下肢のみ導出され，右上下肢が導出されない状態を適切な刺激強度とする．刺激が強すぎると，脳深部や頸椎まで刺激が達し，両側の上下肢が導出されてしまう（最大上刺激）．この状態では正確な評価はできず，偽陰性を招いてしまう 図10-17 ．脊髄や下行大動脈置換などの手術時には，左右の導出が可能で組織への侵襲が低いBiphasicが推奨される．

経頭蓋電気刺激法の場合，体動を伴うので主治医に確認し了解を得てから刺激する．コントロール波形は，開頭による頭蓋骨の抵抗値の変化，髄液の減少，麻酔薬の蓄積，体温の低下など様々な影響を受ける（偽陽性）ので，主要な手術操作ごとに記録することが重要である．手術前に術者と運動機能が障害されやすい操作を確認し，その操作前にも合図

Ch.10 ● 覚醒下手術の電気モニタリング

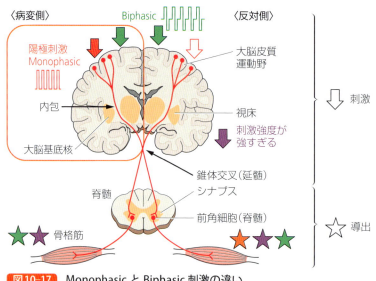

図10-17　MonophasicとBiphasic刺激の違い

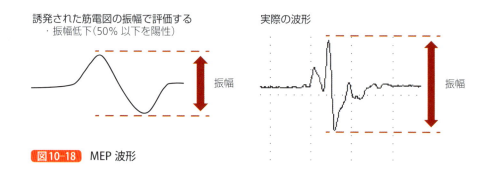

図10-18　MEP波形

をもらい，コントロールを測定し，操作中，操作後と比較するのがよい．術前に麻痺が生じている患者さんや小児の患者さんでは，通常の刺激では波形が導出できない可能性がある．このような場合は，刺激強度を最大の200 mAに固定し，パルス数を変える（5～7くらいまで上げて刺激する）．それでも導出不良の場合，multi-train刺激を利用する．この方法は，train刺激を一定間隔で複数回与える刺激方法である．いくつか報告があるが，間隔は200 msec（5 Hz）ほどで効果が高くなる印象がある．しかし，高頻度のtrain刺激を繰り返すことによる安全性の問題もあり，使用する際には術者と十分に相談する必要がある．

④モニター波形の評価は，コントロール値に比較して何％低下するかで判断する　図10-18．施設によって様々であるが，参考までに筆者らの施設では検討の結果アラームポイントを50％としている（詳細は12-4章「ピットフォールと対応策：4. 検者的視点」を参照）．

⑤アラームポイントに達した時の対応は，偽陽性を避けるため次の項目を確認してから術者へ報告する（必要以上に手術操作を止めないようにするのもモニタリングの重要なポイントである）．まず麻酔科医に対して，麻酔深度，麻酔方法に変化がないか（吸入麻酔になると波形は記録できなくなる），筋弛緩薬のレベル，血圧，体温を確認し，問題なければ記録

電極の設置状態も確認する．経頭蓋刺激の場合，刺激電極のずれや外れはほとんどないので確認を省略してもよいと考えられる．

⑥コントロール波形の取り直しや，運動野近傍での手術操作が行われた際には，波形の記録とともにコメントを残しておく．それにより，術中に異常が生じた際や，術後後遺症が残った場合に正確な対応ができる．

⑦記録終了時に最終的な波形を残し，術者とともに手術操作によるモニタリング所見（手術終了時にコントロール波形に対し，終了時の波形が低下していないか）を一緒に確認する．この作業により術後神経合併症が起こった際に，手術は可能な限り問題なく施行された証拠となる．

⑧麻酔科医に，モニタリングが終了した旨を伝え，静脈麻酔から吸入麻酔への変更，筋弛緩薬の投与など麻酔管理しやすい通常の麻酔に切り替えてもらう．

(2) 脳表直接刺激法（cortex MEP：Co-MEP）

［目的］
- 運動機能を術中に評価し，術後後遺症を回避する．Tc-MEPと異なる点は，刺激に伴う体動がほとんどないため，手術操作中でも持続して記録が可能であり，リアルタイムで神経損傷を評価できる点と，限局的な部分の運動機能も評価できる点である．

［適応となる症例］
- 脳腫瘍患者さん，脳血管手術などの開頭手術で運動野に直接グリット電極を留置できる患者さん（小児の患者さんでは記録できない可能性があり，Tc-MEPも準備しておく）

> **Tips** Co-MEPは限局的な部分の運動機能を評価するため，上肢をモニタリングしている際，下肢が評価できないことが多い．下肢の評価が必要な場合は，Co-MEPに加えTc-MEPを併称して用いると下肢の評価もできる．また，開頭範囲が広くTc-MEP用のスクリュー電極が設置できない症例では，大脳縦裂（下肢の支配領域をニューロナビゲーションで同定）にグリッド電極 図10-6B または，ストリップ電極 図10-8B を設置することで，Co-MEPでも下肢を評価できることもある．

［使用する刺激電極および記録電極］
- 刺激電極：グリッド電極 図10-6B
- 記録電極：皿電極または針電極 図10-8A
- ボディアース 図10-8D

［記録手順］
①はTc-MEPの項に準じる．通常は上肢でモニタリングする．追加が必要な作業は，脳表に乗せるグリッド電極に対する陰極電極を額に付ける．筆者らは，脳波測定用の皿電極とペーストを用い，額に固定している．針電極でもよい．この陰極のケーブルを切り替えBOXへつなぐ．

病変側

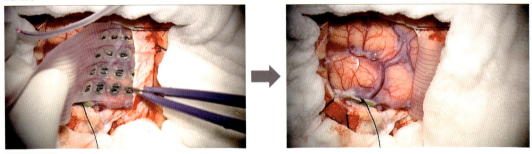

図10-19 Co-MEP 刺激電極位置（上肢）

②開頭後，SEPにより同定した中心溝から，手の運動野にグリッド電極を設置する 図10-19 動画10-2 ．大脳皮質の機能局在の関係から，足より手の方が電極の設置がしやすいので，通常は手の運動野に設置する．また，手の運動野を視認できる場合は，SEPによる中心溝同定を省いてもよい．

③筋弛緩薬の作用が切れる時間になってからコントロール波形を記録する．筆者らは，グリッド電極につないだ切り替えBoxにより，16極グリッド電極の陽極電極から最適な陽極を選択できるようなシステムを用いている（通常は，至適脳表刺激位置を脳表の電極を動かしながら探すため，時間と手間がかかる）．刺激強度30 mAまでとし，閾値上刺激20％ほどで刺激する．コントロール波形は，開頭による頭蓋骨の抵抗値の変化，髄液の減少，麻酔薬の蓄積，体温の低下など様々な影響を受ける（偽陽性）ので，主要な手術操作ごとに記録することが重要である．手術前に術者から運動機能が障害されやすい操作を教えてもらい，その操作前にも合図をもらい，コントロールを測定し，操作中，操作後と比較するのがよい．Tc-MEPとCo-MEPの違いは，「術中モニタリングの基礎」の「電気刺激」の項を参照．

④〜⑧はTc-MEPの項に準じる．

（3）皮質下刺激
［目的］
・錐体路を直接刺激することで，錐体路の障害を回避する．
［適応となる症例］
・錐体路近傍の脳腫瘍患者さんや髄内血管性病変を伴う患者さんなど
［使用する刺激電極および記録電極］
・刺激電極：双極刺激電極 図10-6C ，または単極刺激電極
・記録電極：皿電極または針電極 図10-8A
・ボディアース 図10-8D
［記録手順］
①〜③までCo-MEPの項に準ずる．

病変側

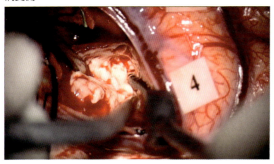

図10-20 皮質下刺激刺激電極位置（上下肢）

④Co-MEP が記録できているのを確認する．ニューロナビゲーションなどにより，錐体路近傍に近づいてきたら術者から皮質下刺激 MEP の指示をもらう．

⑤双極刺激電極を術者へ渡す．Co-MEP と異なり，神経線維の刺激になるので，陰極刺激を行う 図10-2．刺激強度は 30 mA までとする．30 mA から始めて，波形が得られれば刺激強度を下げ，至適刺激強度を求める．波形が得られなければ，錐体路までは遠いと判断し，術者へ伝える 図10-20．錐体路線維の刺激閾値は 1.8 mA 程度であり，錐体路線維から 5 mm 離れると閾値は 5 mA に，10 mm 離れると 10 mA になると報告されている．注意点は，皮質下刺激 MEP を行っている最中にも，Co-MEP で反応に変化がないか確認する．両者とも波形に変化がないことが術後後遺症の回避に重要である．

⑥皮質下刺激 MEP で反応が得られた場合，錐体路近傍と判断し術者に報告する（腫瘍摘出の終了の目安となる）．

体性感覚誘発電位

(1) 上肢 SSEP

［目的］
- 上肢の末梢神経から脊髄，脳幹，視床，皮質までの感覚神経路（主に後索を通る深部知覚系）の機能を術中に評価し，術後後遺症を回避する．

［適応］
- 中大脳動脈の血流不全をきたす可能性のある脳腫瘍摘出術（上肢領域は主に中大脳動脈から栄血されているため）．

［使用する刺激電極および記録電極］
- 刺激電極：刺激電極 図10-6D
- 記録電極：針電極 図10-8A
- ボディーアース 図10-8D

［記録手順］
①薬物の影響を受けにくく，SEP のみ測定する場合，全身麻酔下で記録可能である（吸入麻酔の場合は抑制がかかるので，プロポフォール麻酔がよい）．しかし，脳腫瘍のモニタリン

Ch. 10 ● 覚醒下手術の電気モニタリング

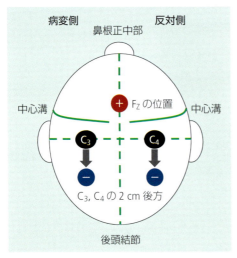

図10-21 SSEP導出電極位置（上肢）

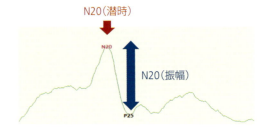

図10-22 上肢SEP波形

グは通常MEPが主体なので，SEPを併用する場合もMEPに準じた麻酔法を施行してもらう（詳細に関しては7章「覚醒下手術の麻酔」を参照）．手術前に，患者さんの麻痺の有無を確認する．

②患者さんへボディーアースの装着を行う（上肢SSEPは手首〜肩あたり）．左右の正中神経の手関節部位に刺激電極を貼る〔中枢側に（−）電極，末梢側に（＋）電極を貼る〕図10-9．左右貼る理由は，病変と同側がコントロールとなるためである．また常に左右貼ることで偽陽性の判断に有用である．

③記録電極（針電極）を装着する．両側のShagass点（C3, C4の2 cm後方）に（−）電極を刺し，Fzに（＋）電極を刺す 図10-21 ．

④薬物の影響を受けにくいので，手術が始まる前に，波形を記録し，設置に問題がないか確認する．刺激強度は10〜20 mAほどで行う．SEPの電位は極めて低いので，加算平均法を用いて記録する．加算回数は，ノイズの混入が軽減され，潜時ならびに振幅を確認できれば十分である（500〜2,000回）．

⑤モニター波形の評価は，SEPの場合，潜時の延長ならびに振幅の低下で判断する（上肢SEPの場合，N20で評価する）図10-22 ．振幅の低下は50％以下でアラームポイントとする．

潜時に関しては，どれだけ延長すればアラームポイントとするかは難しいが，SEPは再現性が高いため，少しの延長でも術者へ報告する．
⑥アラームポイントに達した時の対応は，偽陽性を避けるため次の項目を確認してから術者へ報告する．SEPの場合，影響を受けるのは体温の低下が主である．よって，麻酔科医に相談し，体温低下がなく波形の変化が認められれば，速やかに術者へ報告する．
⑦ノイズがひどく，コントロール波形を取り直した場合，波形の記録とともにコメントを残しておく．また，ノイズの混入が多くてもACフィルター（ハムフィルター）は波形に影響するので使用してはいけない．
⑧記録終了時に最終的な波形を残し，術者とともに手術操作によるモニタリング所見（手術終了時にコントロール波形に対し，終了時の波形が低下していないか）を一緒に確認する．

(2) 下肢SSEP

[目的]
・下肢の末梢神経から脊髄，脳幹，視床，皮質までの感覚神経路（主に後索を通る深部知覚系）の機能を術中に評価し，術後後遺症を回避する．

[適応]
・前大脳動脈の血流不全をきたす可能性のある脳腫瘍摘出術（下肢領域は主に前大脳動脈から共血されているため）

[使用する刺激電極および記録電極]
・刺激電極：刺激電極　図10-6D
・記録電極：針電極　図10-8A
・ボディアース　図10-8D

[記録手順]
①上肢SSEPの項に準じる．

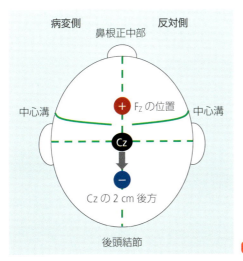

図10-23　SSEP導出電極位置（下肢）

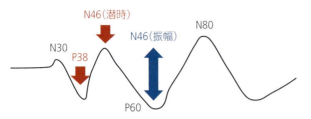
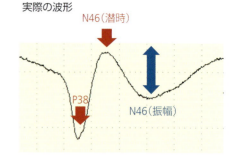

図10-24　下肢SEP波形

②患者さんへボディーアースの装着を行う（下肢SSEPは足首〜臀部あたり）．左右の後脛骨神経に刺激電極を貼る〔中枢側に（−）電極，末梢側に（＋）電極を貼る〕 図10-9 ．左右に貼る理由は，病変と同側がコントロールとなるためである．また常に左右に貼ることで偽陽性の判断に有用である．

③記録電極（針電極）を装着する．
　Czの2 cm後方CPzに（−）電極を刺し，Fzに（＋）電極を刺す 図10-23 ．

④薬物の影響を受けにくいので，手術が始まる前に，波形を確認し，設置に問題がないか確認する．刺激強度は10〜30 mAほどで行う．SEPの電位は極めて低いので，加算平均法を用いて記録する．加算回数は，ノイズの混入が軽減され，潜時を確認できれば十分である（500〜2,000回）．

⑤モニター波形の評価は，SEPの場合，潜時の延長（下肢SEPの場合，大脳皮質感覚野を表すP38-N46波形で評価）ならびに振幅の低下で判断する．振幅の低下は50％以下でアラームポイントとする 図10-24 ．潜時に関しては，どれだけ延長すればアラームポイントとするかは難しいが，SEPは再現性が高いため，少しの延長でも術者へ報告する．

⑥〜⑧は上肢SSEPの項に準じる．

5　Step 5．CCEPによる高次脳機能白質経路モニタリングを行う
皮質-皮質間誘発電位（cortico-cortical evoked potential: CCEP）
［目的］
- 高次脳機能の白質経路（前方言語野と後方言語野を結ぶ言語ネットワーク）を評価し，白質経路障害（言語ネットワーク損傷）を回避する．
- 脳機能・てんかんに関わる脳内ネットワーク検索などにも応用できる．

［適応となる症例］
- 白質経路近傍の腫瘍摘出手術など

［使用する刺激電極および記録電極］
- 刺激電極：グリッド電極 図10-6B
- 記録電極：グリッド電極 図10-8C
- ボディーアース 図10-8D

［記録手順］

①術前，MRI，MEG，トラクトグラフィなどの結果を取り込んだ手術用ナビゲーションシステムで白質線維路を描出する．この画像を参考に，覚醒下で脳皮質マッピングを行い皮質機能領域の同定を行う．

②刺激電極，導出電極としてグリッド電極をそれぞれ使用する．刺激用グリッド電極は，16極すべて分離している電極ケーブルに接続する 図10-6B ．刺激用グリッド電極は一般的に前頭葉に設置し，導出用グリッド電極は側頭葉近傍に設置する．刺激電極は，1～16極のうち，①で同定した前頭葉白質線維近傍の最適な2極を選択する（例：2と3，7と8など．電極ケーブルがすべて独立しているので，自由に選択し最適な刺激点を探す）．導出電極は，筆者らはノイズ対策のためグリッド電極の1を基準電極（よく用いられているのは耳朶である），2～16極のうち選択した2極を陽極，陰極としている（グリッド電極由来のアースは接続しない）．ボディアースは額に貼る．額は狭く，その他のモニターなども付けるため，アース線を切らないように最小限に切断し付けるとよい．

> **Tips** 導出電極は，耳朶を基準にする方がCCEPの振幅が高く，理論的には判別しやすいが，ノイズが混入し判別困難な場合が多々ある．このノイズ対策として，筆者らは，振幅は低くなるが導出電極であるグリッド電極の1を基準電極とし，その他の15極を導出電極としている．

③10 mA～15 mA（57 μC/cm^2/phase*以下）ほどで刺激し，CCEPが導出されるか確認する．この時，刺激用グリッド電極の2極の組み合わせはいくつか試し，最もCCEP波形がきれいに記録できる組み合わせにする．

④CCEP波形は多様で，一峰性波形や二峰性波形の報告がある．一峰性，二峰性の臨床的意義については不明である．CCEP波形の確認は，再現性をとることと，刺激をoffにして加算し波形が消失することで行っている．二峰性の波形であれば早期の10～50 msにピークがくるN1とその後の50～300 msにピークが来るN2の成分に分かれる．加算は100回程度行う．

⑤導出された波形を術者と確認し，CCEPが問題なく記録できていること，刺激部位と導出部位から，手術用ナビゲーションシステムならび脳皮質マッピングにより推定した皮質機能領域と矛盾しないことを確認する 動画10-3 ．

⑥アラームポイントについては，明確な指標が定義されていない．振幅が20～40％低下，もしくは波形消失で一過性の言語障害が術後出現したと報告されている．今後，症例を重ね検討していく必要がある．

---

*1phase当たりの表面電荷密度算出式：（刺激強度 mA×パルス幅 ms）/脳表電極表面積 mm^2

おわりに

　覚醒下手術において使用可能な電気生理モニタリングとその方法について一通り述べた．術中にモニタリングできないトラブルが生じた場合，速やかに原因究明と対応策をとる必要がある．単純なミスが原因でモニタリングできない最悪の状態は回避しなくてはいけない．失敗の経験を次に活かせるように独自にトラブルシューティングを各施設で作り上げていってほしい．

文 献

❶ 児玉南海雄．「超」入門脳神経外科術中モニタリング．大阪: メディカ出版; 2011.
❷ 川口昌彦，中瀬裕之．術中モニタリングバイブル．東京: 羊土社; 2014.
❸ 正門由久，高橋 修．神経伝導検査ポケットマニュアル．東京: 医歯薬出版; 2013.
❹ 栢森良二，訳．筋電図のための解剖ガイド．新潟: 西村書店; 1997.
❺ 板倉 毅．脳外科領域における運動誘発電位モニタリングの刺激法と記録法の工夫．臨床神経生理学．2017; 45: 18-23.
❻ 江夏 怜，三國信啓．CCEP の刺激・記録条件のレビュー．臨床神経生理学．2017; 45: 87-90.
❼ Manola L, Holsheimer J, Veltink P, et al. Anodal vs cathodal stimulation of motor cortex: a modeling study. Clinical Neurophysiol. 2007; 118: 464-74.

［中出祐介］

11 症例提示

〈1〉 運動領域

Case 1

痙攣発症の右前頭葉 diffuse astrocytoma, IDH-mutation の再発症例. 運動野から右前頭葉先端部, 基底核へ広範に進展する再発病変に対してテモゾロミドによる化学療法が施行されたが増大をきたした 図11-1 . 今回, 診断確定, 可及的摘出による生命予後延長, 運動機能ならびに右前頭葉高次脳機能の温存を目的に覚醒下手術を施行した.

- 40代男性, 右利き, 術前 KPS 90%
- 高次脳機能検査: 処理速度低下, 軽度記名力低下

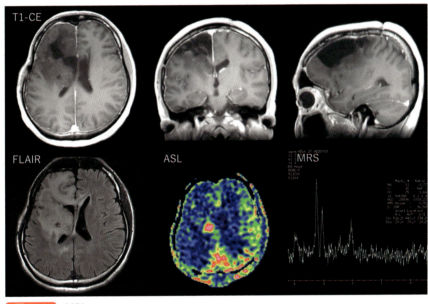

図11-1　MRI

I 考え方

　本症例では Grade Ⅲへの悪性転化が示唆される. 錐体路近傍に高悪性度領域が疑われ, できるだけ後方へ摘出することが推奨される. 内側ではすでに帯状回, 補足運動野は切除されていることから, 中心前回運動野の機能同定と錐体路の温存に集中すればよい. また, 腫瘍は基底核から前頭葉の広範囲に浸潤するものの, 右下前頭回への浸潤は部分的であった. 術前の高次脳機能検査では高次のメンタライジングは保たれていること, トラクトグラフィに

Ch. 11 ● 症例提示

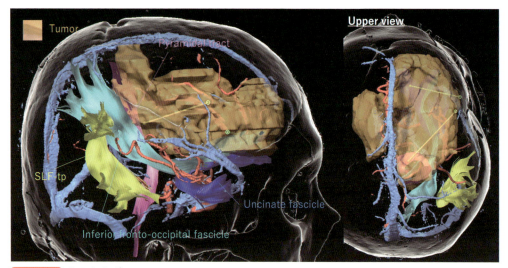

図11-2 トラクトグラフィ

て下前頭後頭束（IFOF）ならびに鉤状束（UF）の走行が確認できることから，下前頭回，特に前頭眼窩野と弁蓋部の腹側前頭葉の機能確認を行った上での可及的摘出が望まれる 図11-2 ．以上を考慮すれば，最大限の摘出と社会復帰が期待できると考えた．

II 工夫点 図11-3 ～ 図11-5

運動機能の評価：上下肢から手掌の運動領域を確認するために，運動野の皮質刺激と錐体路の皮質下刺激を行う．皮質下では全身麻酔下でのプローブ電極を用いたMEPを指標とする．

メンタライジングの評価：低次のメンタライジング（感情識別）の評価を行い，機能が確認されるようであれば温存させる．

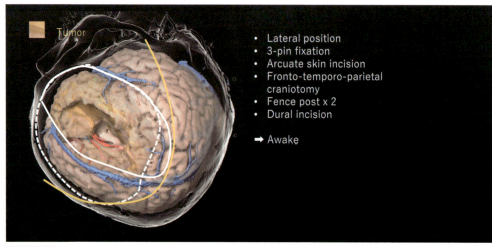

図11-3 手術計画①

1 ● 運動領域

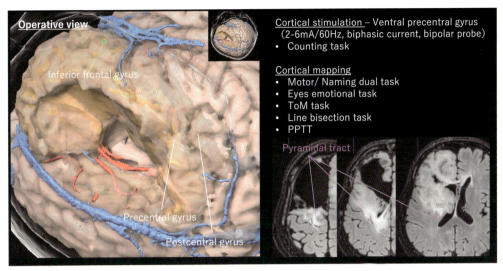

図11-4　手術計画②

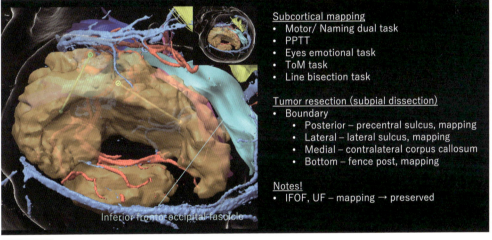

図11-5　手術計画③

　万が一，覚醒困難であった場合を考慮し，事前に最低限の摘出範囲を想定した摘出境界の指標となるフェンスポストを留置しておく．

III　注意点

　運動機能のうち一次運動野ならびに錐体路の機能温存を目的とすることから，刺激症状は筋の不随意運動を確認する．筋収縮のない運動の停止は錐体路症状ではなく運動野ならびに補足運動野から尾状核や被殻へ向かう運動制御に関わるネットワーク離断に伴う症状であることに注意する．

IV 手術ビデオ 動画11-1 と手術手順

①左下側臥位，3点固定，右側頭部水平位．

②前回手術時の弓状皮切を利用．右前頭頭頂開頭．

③硬膜切開前に腫瘍後方と下方の境界指標となるフェンスポストを2本留置．

④覚醒，ラリンジアルマスク抜管．右上肢の運動障害を認めたが，離握手と肘屈伸運動は可能な状態．

⑤3 mA/60 Hzの双極電流，双極電気刺激プローブにて皮質マッピングを開始．

⑥中心前回後方部において顔面から上肢の不随意運動，発語停止（アナルトリー）を認めた．他，運動，言語，低次のメンタライジング課題では有意な異常所見なし．線分二等分検査ではコントロール状態で右方偏位を呈した．

⑦運動呼称課題を行いながら中心前溝より前方の前頭葉皮質に皮質凝固を行った後，2本のフェンスポスト沿いに深部へ侵入．後方のフェンスポスト沿いに側脳室へ到達した．腫瘍は柔らかく水分に富み，5-ALA蛍光陰性．術中病理検査にて再発と診断された．側脳室壁は若干の蛍光を示した．

⑧次に前方のフェンスポストより底部の皮質下マッピングを行ったが，非言語性意味理解課題（PPTT），言語課題ともに陽性所見を認めず摘出可能と判断した．

⑨さらに中心前回前方部の皮質凝固を行い，電気刺激と吸引管による腫瘍切除を繰り返し後方へ摘出を拡大．深部白質において，顔面，上肢の不随意運動，上肢の運動停止を認め，摘出限界と判断した．

⑩覚醒最終状態において，手指，肘関節，下肢の自発運動が可能であることを確認し全身麻酔へ切り替えた．

⑪後方摘出限界から前方（弁蓋部を含む）の前頭葉外側部を大きく切除した後，短母指内転筋のMEPモニタリングを開始．側脳室へ突出する腫瘍塊を摘出し，単極プローブ（10 mA）にて白質の手指運動誘発領域を確認した．

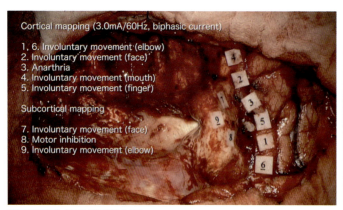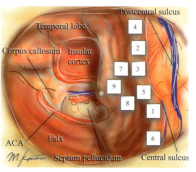

図11-6 摘出後写真と図

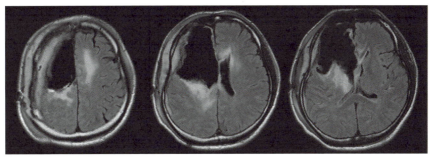

図11-7 術後MRI（FLAIR）

⑫次に前大脳動脈の走行を確認し右前頭葉内側ならびに脳梁を大きく切除．前頭葉底部内側領域は腫瘍浸潤がないこと，トラクトグラフィにて神経線維が描出されることから温存させた．

⑬島回を軟膜越しに確認し前方上方部を切除．基底核上方部の切除も追加し摘出終了．MEPの波形は低下なく保たれた．

⑭止血を確認し硬膜縫合，チタンプレート3個にて骨弁固定．型どおり閉創，手術終了．

⑮最終病理検査にて anaplastic astrocytoma，IDH-mutation と診断．

摘出後写真と図: 図11-6
術後 MRI: 図11-7

Ch. 11 ● 症例提示

Case 2

下肢優位の左片麻痺にて発症した右前頭葉転移性脳腫瘍の症例．乳癌の既往から前医にて転移性脳腫瘍の診断にて定位放射線手術が施行されたが，6カ月後に再増大をきたしたため当科紹介．MRIにて右前頭葉内側，中心前回深部に位置するリング状造影病変を認め，周囲に強い白質浮腫を伴った 図11-8 ．再発もしくは放射線壊死の疑いにて，診断確定ならびに症状改善を目的に覚醒下手術を計画した．

- 40代女性，右利き，術前KPS 70%
- 神経学的所見：左不全片麻痺（上肢MMT 4/5，下肢MMT 2/5）
- 高次脳機能検査：異常なし

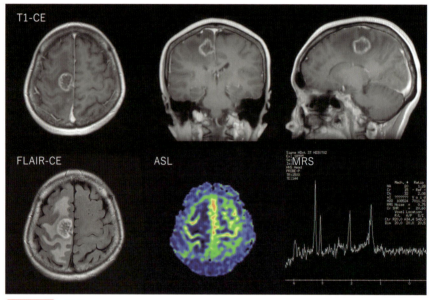

図11-8　MRI

I 考え方　図11-9 〜 図11-11

　運動領域の脳実質内腫瘍である．手術アプローチとして大脳間裂経由が一般的であるが，腫瘍の大部分は大脳皮質に覆われていることから摘出中に下肢の運動支配皮質が損傷される危険性がある．さらに後方には圧排された錐体路がトラクトグラフィにて確認できる．ファンクショナルMRIでは下肢運動に伴うBOLD信号が内側皮質の広範囲に認められており，術後の運動機能回復を期待した場合はできるだけ皮質損傷を回避したい．そこで，皮質マッピングにより安全な領域を見極めることにより得られる前方外側からの経皮質アプローチを選択した．また，右前頭葉高次脳機能の障害を最小限に抑えるため，高次脳機能タスクを併用する方針とした．放射線壊死あるいは転移性脳腫瘍再発が疑われるが，運動領域側を損傷しない無理のない切除に留め，再発であれば放射線手術の追加が望ましい．

1 ● 運動領域

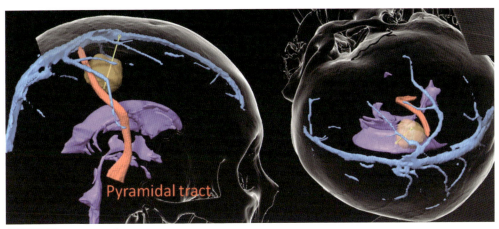

図11-9　トラクトグラフィ

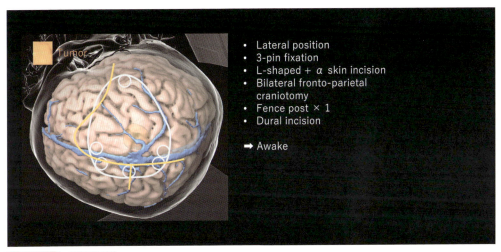

図11-10　手術計画①

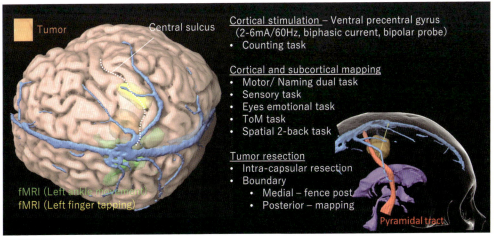

図11-11　手術計画②

II 工夫点

　フェンスポスト：内側の運動野損傷を回避するため，病変内側から深部境界の指標となるフェンスポストを留置しておく．これは病変へのアプローチ中にディスオリエンテーションに陥るのを防ぐことにも役立つ．

　運動機能の評価：運動前野には運動の調節に関わるネットワークが存在するため，上下肢の運動タスクを行いながら安全なアプローチルートを決定する．

　高次脳機能の評価：正常な皮質を犠牲にする経皮質アプローチを選択する際はできるだけ脳機能障害を最小限に抑える必要があり，視空間認知，高次のメンタライジング（theory of mind）の術中評価タスクとして，それぞれ線分二等分検査，低次のメンタライジング（感情識別）と高次のメンタライジングの課題を行う．

III 注意点

　補足運動野から線条体へ向かう前頭線条体路（fronto-striatal tract: FST）は運動の調整機能に関与する．一般的なDTIトラクトグラフィでは描出困難であり，術中の皮質下電気刺激マッピングにて同定する必要がある．運動領域における直接電気刺激により痙攣発作が誘発されやすいため，過度な刺激強度や4秒を超える連続刺激，同じ部位の繰り返す刺激は控える．

IV 手術ビデオ 動画11-2 と手術手順

① 左下側臥位，3点固定，右側頭部水平位．
② 弓状皮切に線状切開を加え，正中を越える前頭頭頂開頭を施行．
③ ナビゲーションガイド下に腫瘍造影病変内側～深部の境界の目安としてフェンスポストを1本留置．
④ 覚醒後，硬膜切開を施行．脳の緊張は強くない．脳表に異常はみられない．
⑤ 3.0 mA/60 Hz，双極電流，双極プローブを用いて皮質刺激を開始．中心前回腹側部においてアナルトリー，内側に向かって手指，肘，手指から肘の筋収縮が誘発された．また中前頭回後方において高次のメンタライジング課題陽性，中心前回内側前方において下肢の運動停止を認めた．
⑥ 病変直上は左上下肢の運動関連領野に囲まれており，中心前溝より前方の中前頭回後方部からアプローチした．
⑦ 運動と呼称のデュアルタスクを行いながら，皮質凝固後に中心溝側の軟膜を残すように深部へ侵入．途中で中心前回が手前側に隆起する部位において直接電気刺激を行い，症状誘発がないことを確認．同部位に皮質切開を加えて病変へアプローチした．
⑧ 病変は黄色に変色しグリオーシスを伴った．術中病理検査では腫瘍細胞が認められず放射線壊死と診断された．病変内には変性した血管による索状物が多く存在した．

1 ● 運動領域

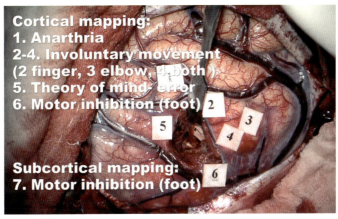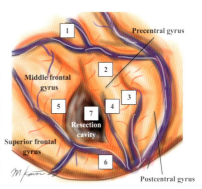

図11-12 摘出後写真と図

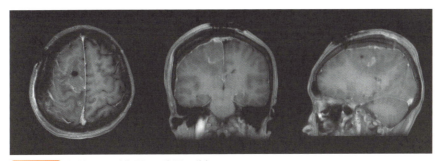

図11-13 術後 MRI（造影 T1 強調画像）

⑨病変をくり抜くようにして SONOPET による摘出を追加．内側底部にフェンスポストを確認し摘出の目安として役立った．後方深部において下肢の運動停止を認め，補足運動野からの前頭線条体路（fronto-striatal tract: FST）の走行部位と考え，摘出限界と判断．全身麻酔へ切り替えた．

⑩止血を確認後，硬膜縫合，チタンプレート3個にて骨弁固定，型どおり閉創し手術終了とした．

⑪最終病理検査にて腺癌細胞（乳癌）が確認され転移性脳腫瘍の再発と診断．

摘出後写真と図: 図11-12
術後 MRI: 図11-13

［木下雅史］

〈2〉補足運動野領域

Case

右前頭葉退形成乏突起膠腫の再発症例．6年前の初発時に前医にて部分摘出が行われ，テモゾロミド放射線化学療法ならびに48コースの維持化学療法が施行された．今回，右前頭葉のFLAIR高信号病変の拡大に加えて，右中前頭回ならびに脳梁に2カ所の造影病変の出現を認めた 図11-14 ．診断確定，生命予後の延長，運動機能ならびに感情，視空間認知，運動の機能温存と拡大摘出を目的に覚醒下手術を施行した．

- 60代男性，右利き，術前KPS 100%
- 高次脳機能検査：注意機能低下，流暢性低下，作業記憶低下

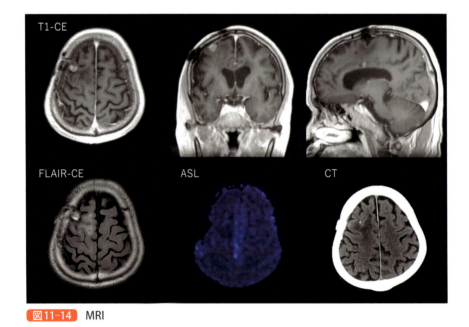

図11-14　MRI

I 考え方

　　右補足運動野を主座とする再発悪性神経膠腫である．放射線治療後であり，術後の補足運動野症候群は回復に時間を要することが予想される．高次脳機能検査では部分的な低下が指摘されているものの，日常生活ではこれまで通りの生活が可能な状態である．本症例では，補足運動野の機能をできるだけ温存した状態で，造影病変を含むFLAIR高信号領域の可及的摘出が望ましいと考えた．

II 工夫点　図11-15 〜 図11-18

　運動機能の評価：覚醒下にて運動機能の評価を行い，補足運動野に関連する運動調整に関わる領域を温存させる．補足運動野病変の摘出終盤には自発性の障害が生じることから運動機能の評価が困難となる．そこで，脳梁と側脳室に沿って後方に進展するFLAIR高信号深部領域に関して，全身麻酔下でのMEPモニタリング下での摘出を行う．

　視空間認知機能の評価：右中前頭回後方には視空間認知に関わるネットワークが存在する．線分二等分検査を行い，機能が確認されるようであれば温存させる．

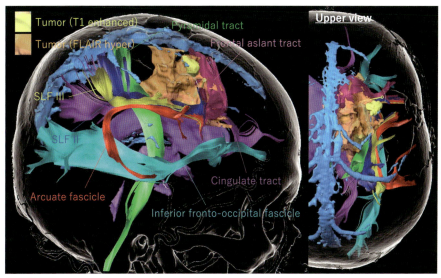

図11-15　トラクトグラフィ

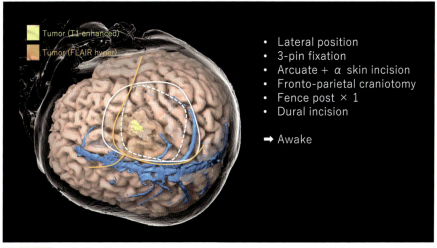

図11-16　手術計画①

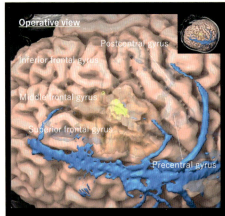

図11-17 手術計画②

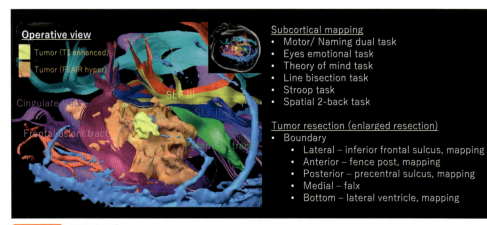

図11-18 手術計画③

III 注意点

　補足運動野が関わる陰性運動ネットワークは，直接電気刺激により運動調節の一過性障害が症状としてみられる．例えば，刺激中の突然の運動の停止が誘発されることが多いが，規則的な上肢の屈伸運動のスピードが突然速くなり乱れるような症状（acceleration）も運動調節障害の一つである．陰性運動ネットワークは補足運動野から線条体を連絡するFST以外に，前頭頭頂葉間のネットワークも関与するといわれているが不明な点が多い．補足運動野近傍の摘出中に生じる運動障害は経時的に増悪する．術中の回復は難しく，予定の部位までの切除には迅速な操作が望まれる．

IV 手術ビデオ 動画11-3 と手術手順

①左下側臥位，3点固定，右側頭部水平位．

②前回の開頭を拡大した前頭頭頂開頭を施行.
③ナビゲーションガイド下に病変の前外側境界ならびに深部造影病変の指標となるフェンスポストを1本挿入.
④覚醒抜管後に硬膜切開を行う.
⑤覚醒状態は良好であり,高次のメンタライジング課題以外の全ての高次脳機能タスクの遂行は可能であった.
⑥4.0 mA/60 Hz,双極電流,双極電気刺激プローブを用いた皮質マッピングを開始.中心前回において構音障害(dysarthria),手関節背屈の不随意運動,さらに腹側部では発語停止の所見を認めた.また下前頭回後方部において線分二等分課題にて陽性所見を得た.中・

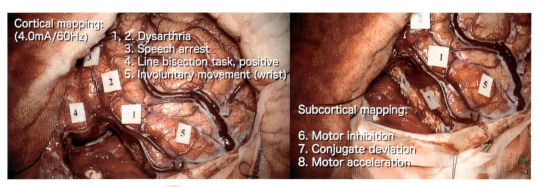

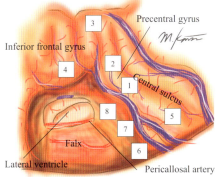

図11-19 摘出後写真と図

上前頭回には再現性のある誘発症状を認めなかった.
⑦中前頭回皮質の造影病変は5-ALA蛍光陽性を示し膠のような硬い性状を示した.術中病理検査では悪性神経膠腫(grade Ⅲ)の診断であった.
⑧軟膜下に中前頭回ならびに上前頭回の境界を作成する.後方は中心前溝,外側は下前頭溝とした.後方内側部処置では補足運動野に入らないよう腫瘍内へ侵入し,まず腫瘍外側を切除し術野を確保する.
⑨次に正中側へ向かい,大脳間裂へ侵入.内側から帯状回の刺激を行う.Stroop課題において誘発症状なく切除可能と判断した.
⑩脳梁内の造影病変を確認後,側脳室前角へ到達.

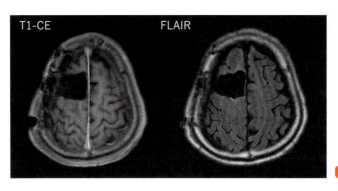

図11-20 術後 MRI

⑪後方の摘出に移る．運動タスクを行いながら迅速に SONOPET による摘出と直接電気刺激を繰り返し，摘出を拡大していく．摘出腔後方において，上肢運動の停止，上肢運動の加速を認め，運動調節に関わる症状と判断し温存させる．また眼球の左方偏位が誘発され，前頭眼野と判断し温存させた．

⑫全身麻酔へ切り替える．MEP モニタリングを行いながら切除を追加．脳梁，帯状回病変を切除し，反対側の側脳室を開放する．

⑬5-ALA 蛍光下に残存病変がないことを確認し切除を終了．

⑭硬膜縫合．チタンプレート 3 個にて骨弁固定，型通り閉創を行い手術終了．

摘出後写真と図: 図11-19
術後 MRI: 図11-20

［木下雅史］

⟨3⟩ 感覚領域

Case

左上肢の単純部分発作にて発症した右中心後回局在腫瘍の症例．MRIにてリング状造影効果を示す2つの病変以外に右前頭側頭葉に広がるFLAIR高信号病変を認め，術前精査にて腫瘍性疾患が最も疑われた 図11-21 ．診断確定，生命予後延長，運動・感覚機能の温存を目的に覚醒下手術を施行した．

- 60代男性，左利き，術前KPS 100%
- 高次脳機能検査：注意機能低下，流暢性低下

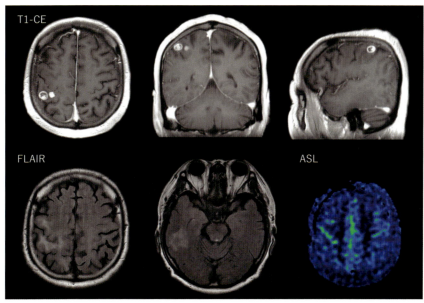

図11-21　MRI

I 考え方

　　上肢支配の体性感覚野を主座とする膠芽腫である．左利きの症例であり，優位半球の可能性がある右前頭〜頭頂葉に広がるFLAIR高信号病変の切除は部分摘出に留まることが予想される．そのためFLAIR領域の可及的摘出は外科治療の意味をなさないと考える．本症例では，診断確定および可能であれば造影領域の拡大摘出が望まれる．

II 工夫点　図11-22 〜 図11-24

　　刺激強度の決定：本症例では発語関連領域が開頭範囲外であることを考慮し，体性感覚野

Ch. 11 ● 症例提示

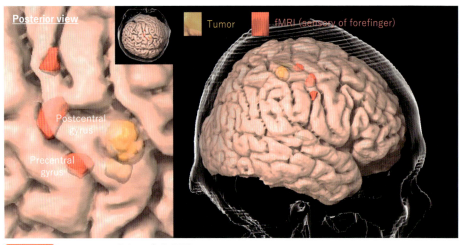

図11-22 3D-ファンクショナル MRI

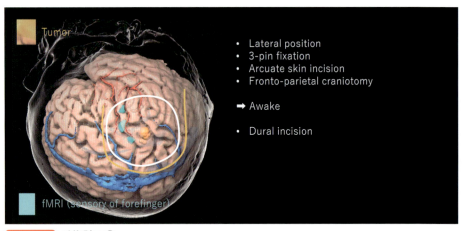

図11-23 手術計画①

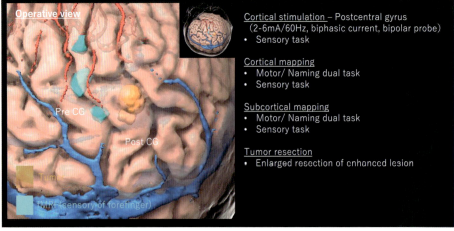

図11-24 手術計画②

での刺激強度決定を行う.

　感覚機能の評価：覚醒下に体性感覚皮質において直接電気刺激を加えると，支配領域に一致して異常感覚を自覚する．また深部感覚路の損傷は運動障害に直結するため，位置覚の機能評価も行う．それぞれ造影病変直上の皮質においてマッピングし，病変への安全なアプローチルートを決定する．

　運動機能の評価：2 カ所の造影病変のうち深部病変では近傍に錐体路が走行する．随意運動のみならず陰性運動や深部感覚ネットワークに囲まれた領域であることに留意しながら摘出を行う．

III 注意点

　病変の皮質局在からは左上肢の運動・感覚支配領域であることが予想される．Penfield の脳地図を振り返ると，手指の体性感覚支配領域は，運動支配領域に比べて広範に外側へ分布し，中心溝を挟んで対にならないことに注意したい．運動系タスクと異なり感覚タスクは他覚的評価が困難であり，患者さんの覚醒状態にも左右される．肘関節と手関節の屈伸運動を繰り返すことにより，運動機能を評価しながら自覚症状を確認する．運動タスク中に深部感覚の障害が生じた場合，規則正しい屈伸運動が拙劣になることがあるため，わずかな運動の変化に留意する必要がある．

IV 手術ビデオ 動画11-4 と手術手順

①左下側臥位，3 点固定，右前頭頭頂開頭．
②覚醒後，硬膜切開．
③肉眼上，皮質には明らかな異常を指摘できない．ナビゲーション，エコーにて腫瘍局在を確認．
④2 mA/60 Hz，双極電流，双極プローブにて皮質マッピングを開始．0.5 mA ずつ刺激強度を上げていくと，中心後回において異常感覚が誘発された 4.5 mA を刺激電流値に設定．
⑤中心後回前方部において，外側から右上肢第 2，3，5 指の異常感覚が誘発された．中心前回において，外側から手指ならびに手関節，肘関節の運動障害が出現．中心後回において深部感覚（運動覚）の評価を行ったが，腫瘍直上の皮質には陽性所見は得られないことを確認．
⑥病変直上の皮質に凝固切開を行い病変に到達．腫瘍は黄色，やや血性を示した．術中病理検査にて high-grade glioma の診断を得たため可及的摘出に移る．
⑦生検鉗子にて十分な組織採取を行った後，SONOPET を用いて正常白質が露出するまで中心部から外側方向へ摘出を拡大．
⑧次にエコーを用いて深部の小病変を確認後，白質に切開を加えると 2 つ目の病変に到達．5-ALA 蛍光は陰性〜軽度陽性．SONOPET を用いて切除した．

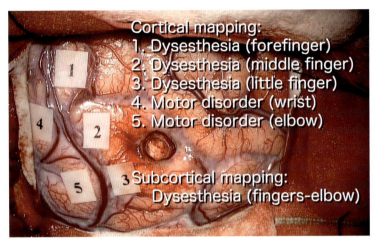

図11-25 手術写真（摘出後）

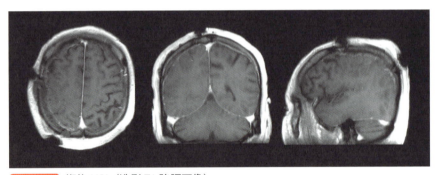

図11-26 術後 MRI（造影 T1 強調画像）

⑨正常な白質が露出した段階から，さらに摘出腔全周において手指から前腕にかけた感覚異常が誘発されるまで SONOPET による摘出拡大を追加．切除限界と判断．
⑩全身麻酔へ切り替えた後，硬膜縫合，チタンプレート3個にて骨弁固定，型通り閉創し手術終了．

摘出後写真: 図 11-25
術後 MRI: 図 11-26

［木下雅史］

〈4〉言語領域

Case 1

痙攣発症の右前頭葉を主座とする神経膠腫再発の症例．前医にて右前頭葉造影病変の摘出が行われ，gemistcytic astrocytoma，IDH-mutationと診断された．放射線治療ならびに維持化学療法が行われたものの，脳梁を介して進展する左前頭葉残存病変の増大と強い浮腫性変化を認めた　図11-27　．高次脳機能検査では多幸的な性格変化が指摘された．診断確定，生命予後の延長，言語ならびに左前頭葉の高次脳機能温存を目的に覚醒下腫瘍摘出術を施行した．
- 30代女性，右利き，術前KPS 90%
- 高次脳機能検査：性格変化（脱抑制）

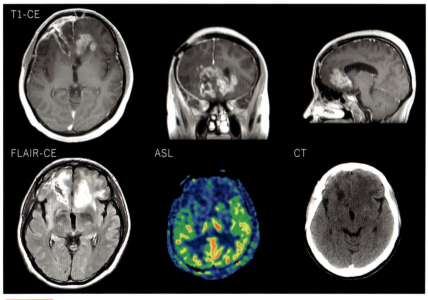

図11-27　MRI

I 考え方

　脳梁を介して両側前頭葉へ進展する神経膠腫である．すでに右前頭葉病変の摘出がなされた状態での対側病変に対する手術であり，通常の左前頭葉手術と比較して難度が上がる．ブローカ言語中枢を主とする言語機能の温存に加えて，優位半球帯状回の機能温存が患者さんの機能予後に影響する．造影病変を含む広範なFLAIR高信号病変の最大限の摘出が望まれる．

II 工夫点 図11-28 〜 図11-31

　言語機能の評価：左前頭葉の言語機能において，中心前回腹側部が関わる発語，下前頭回のブローカ中枢が関わる構文の理解と表出，中前頭回後方に局在する Exner's area に局在する書字機能が重要である．深部白質では弓状束，上縦束，下前頭後頭束の機能温存が必要である．本症例では下前頭回側の切除限界を同定するために，ブローカ中枢の機能に注目した呼称課題，構文課題を使用し，下前頭後頭束の評価として非言語性意味理解課題（PPTT）を用いる．

　高次脳機能の評価：両側前頭葉に浸潤するいわゆるバタフライ型神経膠腫では帯状回の切除の可否が問われる．近年では帯状回の機能を術中に評価することにより，術後のアパシーや無言症の合併を回避できることがわかっている．本症例では両側の帯状回が切除される可能性が高く，機能評価・温存の判断は極めて重要である．評価方法として，Stroop 課題が有

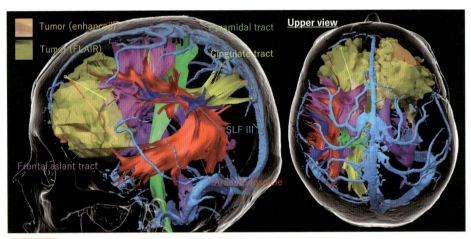

図11-28　トラクトグラフィ

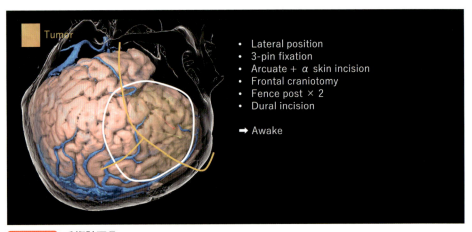

図11-29　手術計画①

4 ● 言語領域

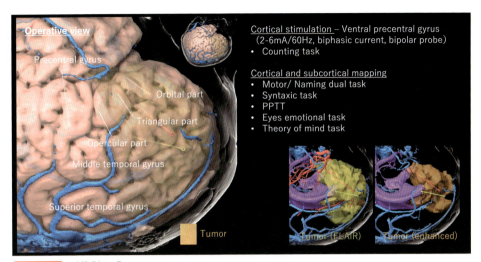

図11-30 手術計画②

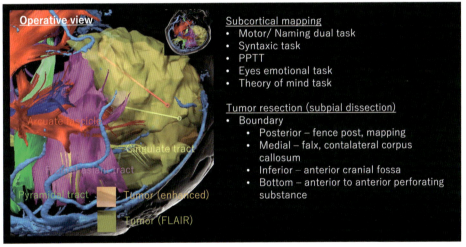

図11-31 手術計画③

用である．

　運動機能の評価：病変は前有孔質に進展しており，切除においては，本領域を貫通する穿通枝動脈の損傷は避けなくてはいけない．腫瘍の後方は補足運動野前方にあたり，術中に運動機能障害が生じる可能性がある．前有孔質領域はMEPモニタリングを併用し全身麻酔下での摘出が望ましい．

III 注意点

　両側前頭葉手術という点が最も気をつけるべき点と考える．言語，高次脳機能ともに今回の術側での障害は後遺症に直結する．本症例の術前トラクトグラフィでは，言語関連神経ト

Ch.11 ● 症例提示

ラクトは左側優位であるが，帯状束は左側より右側の方が前方部分へ大きく描出された．術前の高次機能検査では性格変化以外に異常を指摘されなかったことから，左前部帯状回が機能していない可能性は考えられる．術中の直接電気刺激による評価を行い，切除の可否を判断するのが賢明であろう．

Ⅳ 手術ビデオ 動画11-5 と手術手順

① 右下側臥位，3点固定，左側頭部水平位．
② 弓状皮切，後・前方へ線状皮切を追加．左前頭開頭の内側縁は前回の開頭縁までに留める．
③ 硬膜切開前にナビゲーションガイド下に造影病変の外側と後方の指標となるフェンスポストを2本留置．
④ 覚醒，抜管後に硬膜切開．
⑤ 3.5 mA/60 Hz，双極電流，双極プローブにて皮質マッピングを開始．中心前回腹側部においてアナルトリーの所見，下前頭回三角部において音韻性錯語が誘発された．
⑥ 低次・高次のメンタライジング課題にて異常なし．摘出想定範囲である上・中前頭回は切除可能であると判断し，皮質凝固を行い脳溝とフェンスポストを頼りに切除境界を作成．

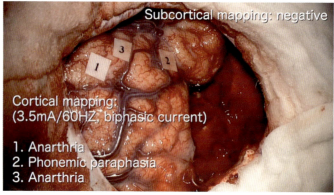

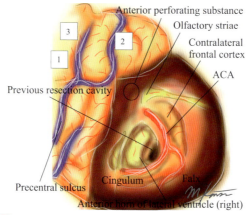

図11-32 摘出後写真と図

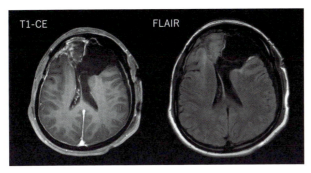
図11-33 術後MRI

⑦フェンスポスト沿いに深部へ侵入．硬い異常な白質を認め，5-ALA 蛍光陽性を示す病変を確認．術中病理検査ではグリオーシスを伴った low-grade glioma の診断を得た．
⑧病変の外側を大きく切除した後，帯状溝の軟膜越しに帯状回を露出．Stroop 課題にて電気刺激中に誤答を認めたものの自己修正は可能な状態．腫瘍の浸潤を考慮し，切除と刺激を繰り返しながら前部帯状回を摘出したものの，タスク遂行可能な状態が保たれた．
⑨深部ならびに底部の腫瘍切除境界を作成．後方から連絡する神経ネットワークが全て遮断された段階で全身麻酔へ切り替える．
⑩前頭葉内側，先端部，底部を軟膜下に丁寧に剝離．軟膜越しに前大脳動脈，嗅神経，反対側の帯状回と直回を確認．後方底部は嗅条が露出するまで切除するが，後方深部の摘出の際には前有孔質の穿通枝動脈を考慮し MEP モニタリングを併用する．
⑪脳梁膝部は腫瘍の性状を示した．前大脳動脈に留意しながら対側へ切除を拡大．右側脳室ならびに尾状核頭部と被殻の断面，さらに前回の摘出腔を観察し腫瘍摘出を終了とした．
⑫止血を確認後，硬膜縫合，チタンプレートにて骨弁固定，型通り閉創，手術終了．

摘出後写真と図: 図11-32
術後 MRI: 図11-33

Ch.11 ● 症例提示

Case 2

二次性全般発作にて発症した左側頭葉 GBM, IDH-wildtype の再発症例. 4 年前に初回の摘出術, 1 年前に後頭葉再発に対して 2 回目の摘出を行った. テモゾロミド再チャレンジを行い, 10 コース時点において側頭葉に局所再発が指摘された 図11-34 . 診断確定, 拡大摘出ならびに言語機能温存を目的に 3 回目の覚醒下手術を施行した.

- 40 代女性, 右利き, 術前 KPS 90%
- 神経学的検査: 右下 1/4 視野欠損
- 高次脳機能検査: 異常なし

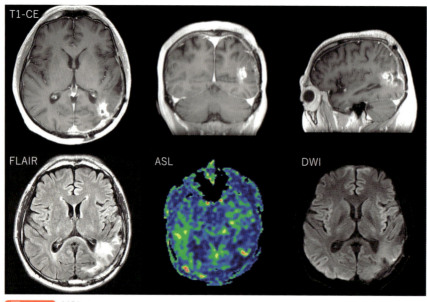

図11-34 MRI

I 考え方

　優位半球側頭葉膠芽腫の再発症例である. 言語機能障害は指摘されないが, 2 回目の術後から右下 1/4 視野欠損を認めている. 病変は皮質では縁状回から角回に至り, 白質では弓状束, 下前頭後頭束, 深部では視放線近傍まで浸潤している. 本症例では言語機能の温存は必須と考え, 膠芽腫の性質を考慮すると右側の残存視野を犠牲にした拡大摘出が望ましい. 側頭頭頂葉の言語関連領域の同定と温存に集中した覚醒下手術を計画した.

II 工夫点 図11-35 ～ 図11-38

　刺激強度の設定: 6 mA 以下の直接電気刺激によって神経脱落症状が誘発されない場合,

その領域は切除可能と判断してもよい．前回の後頭葉病変に対する手術では 6 mA/60 Hz の双極電流ならびに双極プローブにより皮質・皮質下ともに negative mapping で終えていることから，今回も陽性所見が得られない可能性がある．偽陰性による誤った切除を回避するべく，腫瘍前方の弓状束後方ならびに病変後方部境界の指標としてフェンスポスト1本づつ留置しておく．

　言語機能の評価：言語関連神経線維束である弓状束ならびに上縦束（SLF-tp）において音韻性錯語あるいは喚語困難が誘発され，下前頭後頭束では語性錯語が誘発されることを考えながら前方深部の電気刺激による神経線維束の探索と切除限界の同定を行う．前方の弓状束，下方の下縦束と下前頭後頭束，上方の頭頂葉機能野，内側の側脳室三角部を同定後，全身麻酔下での切除とする．

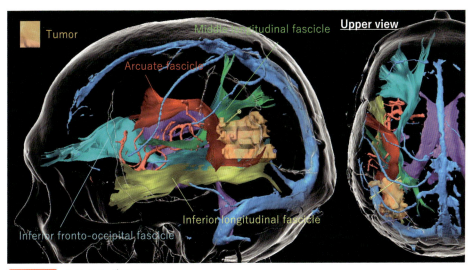

図11-35　トラクトグラフィ

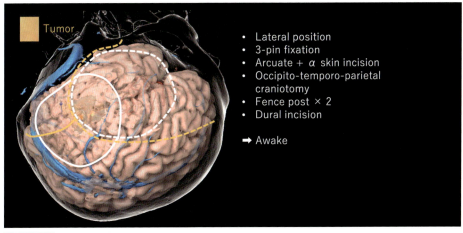

図11-36　手術計画①

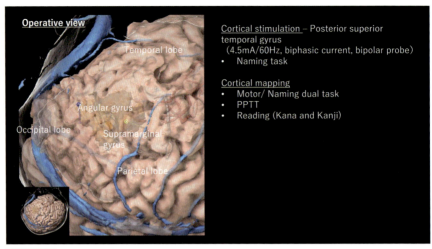

図11-37　手術計画②

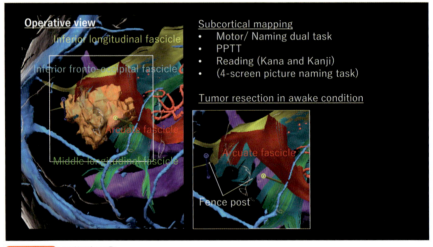

図11-38　手術計画③

III　注意点

　視放線の電気刺激により患者さんは視野異常を自覚する．術中の言語機能マッピングの際には，仮に生じた呼称障害が視野異常に伴って生じた症状なのか，あるいは言語関連ネットワークの離断症状によって生じたものなのかを見極める必要がある．また，視路近傍のマッピング時には患者さんに視野異常の有無を念入りに確認することや，他の言語タスクによる再確認が大切である．側頭葉深部白質の電気刺激により錯語が観察されるが，具体的に失名辞，音韻性錯語，語性錯語について鑑別することにより，各症状の原因となる神経トラクトを同定することができるとともに，続いて行われる切除境界の同定に有用な情報となる．
　側頭頭頂葉境界部（temporo-parietal junction: TPJ）は，縁上回や角回の皮質だけではな

く，弓状束や上縦束，下前頭後頭束が交わる言語機能ネットワークにおいて極めて重要な領域として認識される．本領域の損傷は非可逆的言語機能障害を残す可能性が高い．術前のトラクトグラフィは直接電気刺激を行うにあたっておおよその解剖学的把握に重要な手がかりとなる．

　本症例では切除範囲が頭頂葉皮質にかかる可能性があることから，下頭頂小葉の局在機能を考慮した術中タスクも適用するとよい．

IV 手術ビデオ 動画11-6 と手術手順

①右下側臥位，3点固定，左側頭部水平位．
②前回の皮切と前回の開頭を一部利用した左側頭後頭頭頂開頭を行う．
③硬膜切開前にナビゲーションガイド下にフェンスポストを2本留置．硬膜と脳との癒着は強いことが予想されるため，覚醒前に剝離操作を行う．
④覚醒抜管．前回の手術時に用いた6.0 mA/60 Hz，双極電流，双極プローブの条件下にて皮質マッピングを開始．デュアルタスク，非言語性意味理解課題（PPTT），音読課題，計算課題ともに誘発症状は得られなかった．
⑤腫瘍直上の皮質凝固を行った後，フェンスポスト沿いに深部へ侵入．前方のフェンスポスト先端部において側脳室三角部へ到達．
⑥次に弓状束近傍の摘出限界を同定するために，摘出と電気刺激を繰り返して深部前方へ切除を拡大した．
⑦前方深部白質において弓状束の走行と一致した領域に喚語困難や語性錯語が誘発されたため同部位を温存させた．本領域は術前に計画したフェンスポスト位置よりさらに前方に位置した．これらの部位では音読課題，復唱課題においても陽性所見を示した．
⑧さらに上下後方部の摘出境界を作成した後に全身麻酔へ切り替えた．

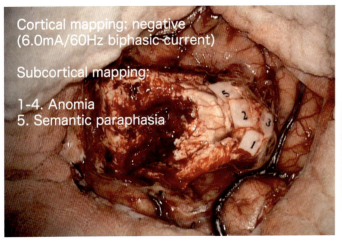
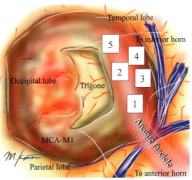

図11-39　摘出後写真と図

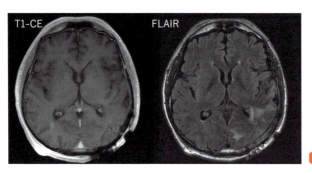
図11-40 術後MRI

⑨深部は側脳室三角部が開放されるまで摘出を追加し，5-ALA蛍光陽性所見を指標に摘出を拡大．

⑩最終的に温存した弓状束近傍と側脳室壁近傍に5-ALA蛍光陽性が残存したため，マッピング陽性領域を除いた摘出腔内にBCNU留置剤8枚を留置した．

⑪止血を確認．チタンプレートにて骨弁固定，型通り閉創，手術終了．

摘出後写真と図: 図11-39
術後MRI: 図11-40

［木下雅史］

⟨5⟩ 視覚領域

Case

頭痛を契機に見つかった右後頭葉腫瘍の症例 図11-41．悪性血液疾患の既往から診断確定目的に生検術を先行．膠芽腫（IDH-wildtype）の診断を得てからの摘出手術を計画した．視放線外側に位置する病変であり，術前に腫瘍増大に伴い視野障害が進行した．視野の維持・温存，可及的摘出による生命予後の延長を目的に覚醒下手術を施行した．

- 70代男性，右利き，術前 KPS 90％
- 神経学的検査：左下1/4視野の部分欠損
- 高次脳機能検査：異常なし

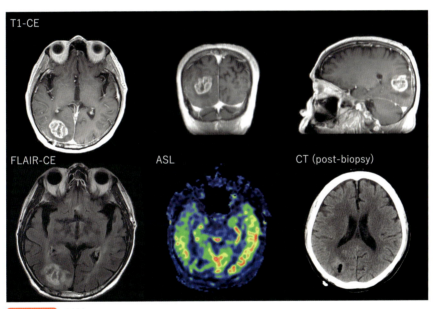

図11-41 MRI

I 考え方

視覚野近傍に位置する膠芽腫である．一般的には全身麻酔下に左半側の視野を犠牲にして摘出する症例である．病変は後頭葉楔部を主座とすること，視野障害が一部しか認めないことから，造影病変の全摘出を行ったとしても1/4視野を温存できる可能性が高い．そこで，左造影病変の全摘出後に左上1/4視野を同定・温存しながらFLAIR領域を含む拡大摘出が望めると考えた．

II 工夫点

　視機能の評価：後頭葉皮質の直接電気刺激により視野異常を呈することがあるが，頻度は多くない印象を受ける．また高齢症例では良好な覚醒状態が得られない可能性がある．全身麻酔下でも最低限の造影病変の全摘出が得られるよう，腫瘍境界にフェンスポストを留置しておく．皮質下での視放線のマッピングはその後からでもよい．同定・温存する視野を意識した4分割絵画課題が有用である．

　視空間認知機能の評価：病変は頭頂葉近傍に位置する．視機能は視覚以外に下頭頂小葉が携わる視空間認知も関与する．頭頂葉側の切除境界を作成するまで，線分二等分検査を用いて視空間認知を評価する．

III 注意点　図11-42 〜 図11-45

　視野の評価は患者さんの主観的訴えから判断する必要があるため，覚醒状態が不良の場合は偽陰性となる可能性が高い．特に後頭葉皮質では視覚異常が誘発されにくいため注意が必要である．Penfieldらは後頭葉先端部に近づくにつれ，直接電気刺激による誘発症状が様々な色を伴うことを複数の症例において報告しており，部位に応じて視覚症状が異なることも重要な知見の一つである．

　線分二等分検査は視空間認知障害を検知するのに簡便で有用な検査である．しかし，視野障害の急性期においては本テストにおいて陽性を示すことが多い．術中の線分二等分検査の異常所見が視空間認知障害によるものか，視放線の症状なのか，あるいは注意障害などの他の症状に伴うものなのか，慎重な判断を要する．

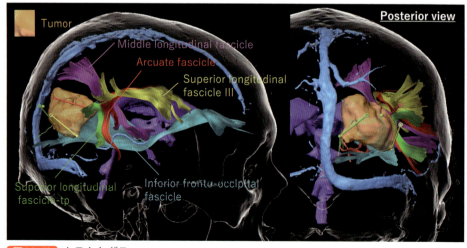

図11-42　トラクトグラフィ

5 ● 視覚領域

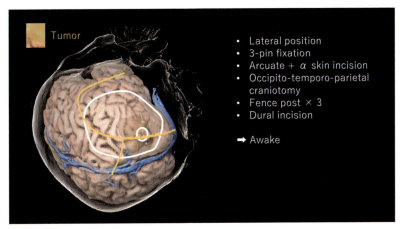

図11-43　手術計画①

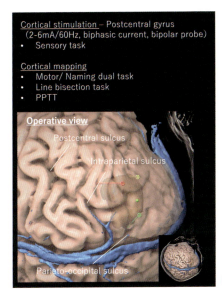

図11-44　手術計画②

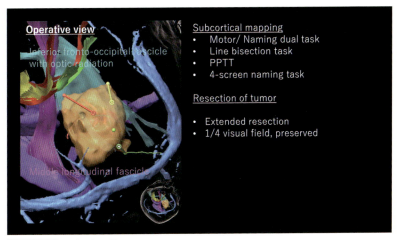

図11-45　手術計画③

Ch. 11 ● 症例提示

IV 手術ビデオ 動画11-7 と手術手順

①左下側臥位，3点固定，右側頭部水平位．

②生検術の線状皮切を利用した弧状の皮膚切開．右後頭頭頂側頭開頭．

③ナビゲーションガイド下に硬膜切開前に腫瘍造影病変周囲にフェンスポストを3本留置．

④抜管覚醒後に硬膜切開．覚醒良好でタスク遂行良好．

⑤皮質マッピング（5.0 mA/60 Hz，双極電流，双極プローブ）にて上頭頂小葉において運動ならび発語の遂行困難が誘発された．他の領域では，呼称課題，線分二等分検査，視覚運動失調課題ともに異常なし．

⑥フェンスポストを境界として皮質凝固，切開を置き，それぞれの先端部まで白質内へ到達．前方内側は脳溝を境界として腫瘍を大きな塊として摘出．

⑦この時点で線分二等分検査において右方偏位が出現．深部後方白質刺激において左上1/4視野に閃光が誘発され，舌状回を通る視放線の走行部と判断し温存させた．最終的に4分割絵画課題は良好だが，線分二等分課題では右方偏位の状態．覚醒終了とし全身麻酔へ切り替えた．

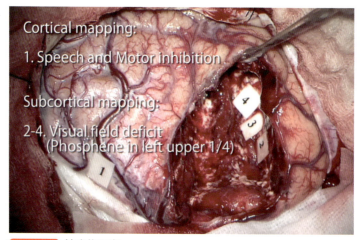

図11-46 摘出後写真

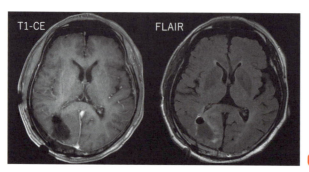

図11-47 術後MRI

⑧5-ALA 蛍光ガイド下に病変の拡大摘出を施行．鳥距溝の走行を確認し温存．
⑨側脳室三角部領域において脳室内へ到達．深部前方の側脳室近傍において 5-ALA 蛍光領域を残存させた．
⑩止血を確認して摘出終了．側脳室開放部の閉鎖処置を行い閉頭処置へ移行．硬膜縫合，チタンプレート 4 個にて骨弁固定．型通り閉創，手術終了．

摘出後写真: 図11-46
術後 MRI: 図11-47

［木下雅史］

Ch. 11 ● 症例提示

⟨6⟩ 高次脳機能

Case 1

9年前に発症した右前頭葉から島回，側頭葉へ進展する乏突起膠腫の悪性転化の両利き症例．初回の術前にワダテストにて右優位半球が確認されている．部分摘出，化学療法，放射線治療が施行されたが，右上～中前頭回深部に新規造影病変の出現を認めた 図11-48 ．ファンクショナルMRIでは左半球への言語機能シフトが期待できた．診断確定，生命予後の延長，繰り返す痙攣発作の抑制，運動ならびに高次脳機能温存を目的に覚醒下腫瘍摘出術を施行した．

- 70代男性，両利き，術前 KPS 80%
- 単純部分発作
- 高次脳機能検査：軽度の運動性失語，語想起低下，注意機能低下，作業記憶低下，失算

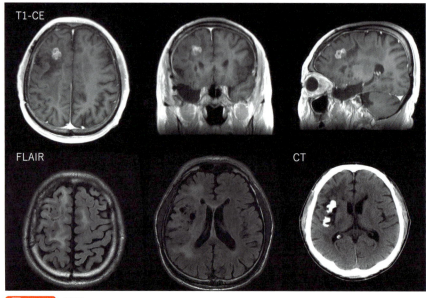

図11-48 MRI

I 考え方

　優位半球が示唆されている右前頭葉乏突起膠腫の再発症例である．悪性転化を疑う造影病変に加えて右大脳広範にわたるFLAIR高信号領域を認め，FLAIR病変の90％を超える切除は不可能と考える．高悪性度病変の摘出に加えて脳機能温存下での可及的な拡大摘出が望まれるが，乏突起膠腫の比較的薬物治療の効果が高い性質と高齢である点を考慮すると高悪性病変の摘出に留めてもよいかもしれない．

　本症例では右優位半球と診断されたことから言語機能だけに注目すればよい，という考え

は正しいだろうか．ファンクショナルMRIの結果から大脳左半球への言語機能領域の移動が否定できないだけではなく，非右利きの人の脳機能ネットワークについては不明な点が多く，感情や視空間認知など本来は右側において重要な役割を果たす高次脳機能の評価も重要であると考える．ただし，高悪性度領域の摘出は最低限の条件である．さらなる拡大切除に際して，高次脳機能の評価と温存が高齢症例における術後のQOL維持に貢献すると考えた．

II 工夫点　図11-49 〜 図11-53

テーマ：高齢者，右前頭葉，両利き，言語機能，高次脳機能

言語機能の評価：右優位半球の可能性を考慮して言語機能評価を行うが，高齢症例であり

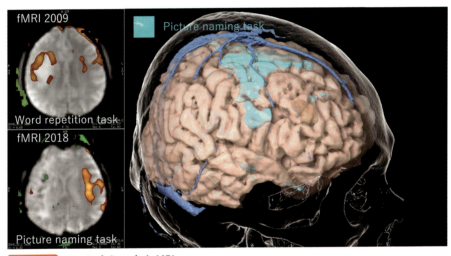

図11-49　ファンクショナル MRI

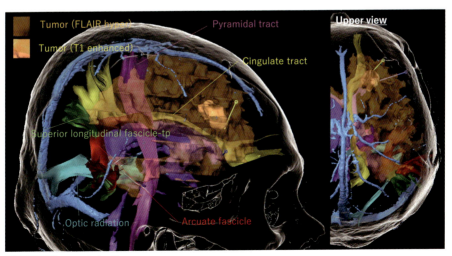

図11-50　トラクトグラフィ

Ch. 11 ● 症例提示

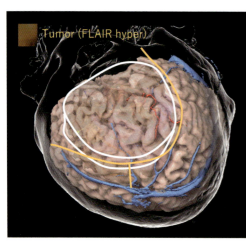

図11-51 手術計画①

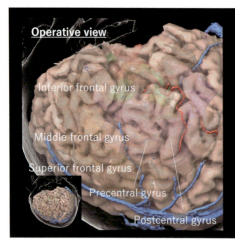

図11-52 手術計画②

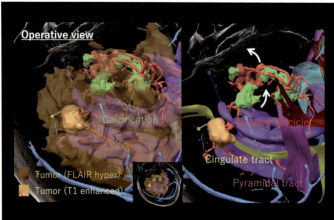

図11-53 手術計画③

術中に覚醒不良となる可能性を考慮し，比較的容易に回答できる呼称課題，非言語性意味理解課題（PPTT）のみを使用する．

　視空間認知機能の評価：線分二等分課題は簡便かつ感度の高い評価法であり，特に中前頭回後方部において念入りに検査を行う．

　感情認知機能の評価：右前頭葉が関わるメンタライジングのうち，低次のメンタライジング課題を用いる．高次のメンタライジング課題は，高齢が影響する術中の覚醒度，要する時間を考慮し行わない．

III 注意点

　高齢症例であり，覚醒が不十分となる可能性を十分考慮した手術戦略が必要である．高悪性度を疑う造影病変の全摘出を全身麻酔下でも行えるように，ニューロナビゲーションやフェンスポストの留置は用意しておく．右前頭葉腫瘍では，高次脳機能のうち，感情認知，視空間認知は前頭葉外後方や下前頭回皮質において電気刺激の陽性所見が得られることが多く，後方の摘出限界を決めるにあたり重要な要素となる．

IV 手術ビデオ 動画11-8 と手術手順

① 左下側臥位，3点固定，右側頭部水平位．前回の弓状皮切に線状切開を追加．
② 前回の前頭側頭開頭に内側へ拡大した開頭を行う．
③ ナビゲーションガイド下にフェンスポストを2本留置し病変前方の指標とする．
④ 硬膜切開，覚醒抜管．
⑤ 4.0 mA/60 Hz，双極電流，双極プローブにて皮質マッピングを開始．
⑥ 中心前回にて構音障害，左手の不随意運動が誘発された．上前頭回後方部において低次のメンタライジング課題にて陽性所見を得た．呼称課題において再現性のある陽性所見は得られなかったが，下前頭回弁蓋部において音韻障害が誘発される傾向があった．線分二等分検査は陰性．
⑦ 皮質凝固を行い，外側溝，中心前溝を境界として，前頭葉上前頭溝深部に位置する造影病変を拡大摘出させた．5-ALA蛍光陽性，広範囲に膠様に硬い性状を示し，一部において石灰化を呈した．術中病理検査にて退形成乏突起膠腫の診断．
⑧ 次に後方の摘出拡大を行い，デュアルタスクにて補足運動野症状の誘発を確認しながら深部白質を切除し，側脳室を大きく開放した．基底核外側に空洞形成を認め，被殻の指標となった．
⑨ 上前頭回後方皮質下において低次のメンタライジング課題にて陽性を示した領域を温存させた．補足運動野近傍の白質領域では，再現性はないものの運動のリズムが崩れる所見を何度も確認した．
⑩ 全身麻酔へ切り替えた後，MEP電極を留置．石灰化を含む島回病変の前方部，前回の側頭

Ch.11 ● 症例提示

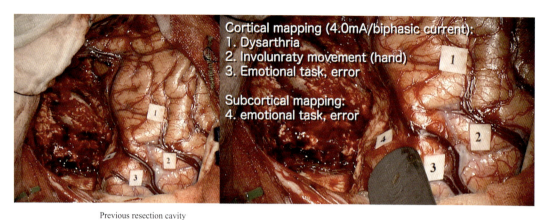

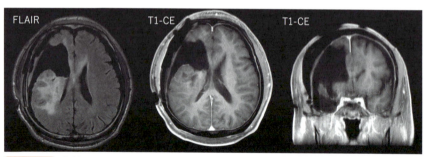

図11-54　摘出後写真と図

図11-55　術後MRI

　葉摘出腔内の石灰化病変を摘出．中大脳動脈のM1からM2の走行を確認した．
⑪前頭葉内側部を切除し帯状回は温存させた状態で摘出終了．最終的に下前頭回弁蓋部より前方を切除した状態で5-ALA陽性領域は全摘出された．
⑫止血を確認後，硬膜縫合，チタンプレート3個にて骨弁固定．型通り閉創，手術終了．

　摘出後写真と図：図11-54
　術後MRI：図11-55

6 ● 高次脳機能

Case 2

約20年前に発症した傍矢状洞部髄膜腫の再発に対して，1年前に摘出術を施行し異型性髄膜腫と診断された．その後の経過において局所再発を認めたためガンマナイフ手術を施行．脳浮腫を伴う腫瘍増大を認めたため，3回目の摘出術を施行した 図11-56 ．今回，最終手術後から3カ月の経過にて摘出腔周囲に急速に増大する再発病変を確認．診断確定，症状出現の予防ならびに拡大摘出を目的に開頭摘出術を計画．左帯状回切除の可否を判断するため，覚醒下手術を選択した．

- 60代女性，右利き，術前 KPS 70%
- 単純部分発作
- 高次脳機能検査：語想起低下

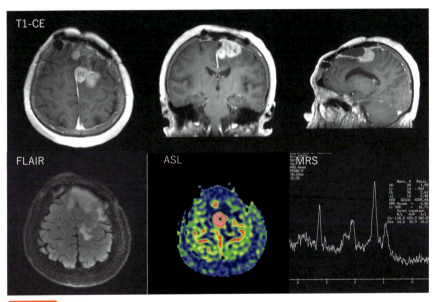

図11-56 MRI

I 考え方

再発を繰り返す前頭葉傍矢状洞部の悪性髄膜腫である．腫瘍の増大スピードから退形成髄膜腫相応の性質が疑われた．局所再発だが硬膜との連続性はなく，脳に浸潤する残存病変からの再発と考えられる．これまでの切除では再発を止めることは困難であり，周囲正常脳を含む拡大摘出が望まれる．しかし，優位半球病変であり，腫瘍深部に位置する帯状回の機能の有無が術後の高次脳機能の温存に大きく影響する．それなら，術中に直接電気刺激を行い，切除の可否を判断した上での拡大摘出が望ましいと考えた．

II 工夫点 図11-57 ～ 図11-60

テーマ：左前頭葉，帯状回，運動機能，高次脳機能

言語機能の評価：本症例において関係する言語機能領域として補足運動野が挙げられる．これまでの手術において大部分が摘出されているものの，術後の発動性低下に伴う言語障害が生じる可能性は高い．術中はデュアルタスクにより作業記憶と合わせて評価を行う．

高次脳機能の評価：評価対象となる帯状回には前頭頭頂葉を連絡する帯状束が走行する．優位半球帯状束の切断は術後の遂行機能や抑制機能の障害に伴う社会生活能力の低下に大きく影響する．Stroop 課題は帯状束の評価タスクとして有用であり，電気刺激時のタスク遂行困難があれば切除を控える．また本領域では近時記憶課題も準備しておきたい．

運動機能：病変の局在から補足運動野症状としての運動開始障害は必発と考えるが，一過

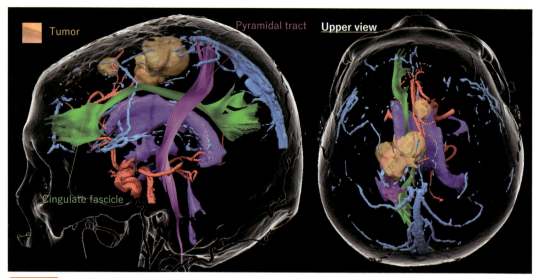

図11-57 トラクトグラフィ

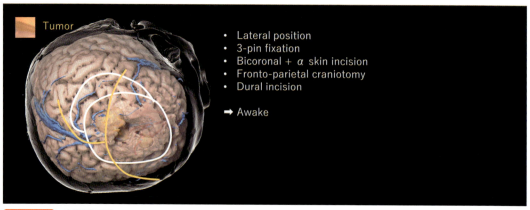

図11-58 手術計画①

6 ● 高次脳機能

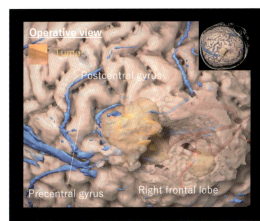

図11-59 手術計画②

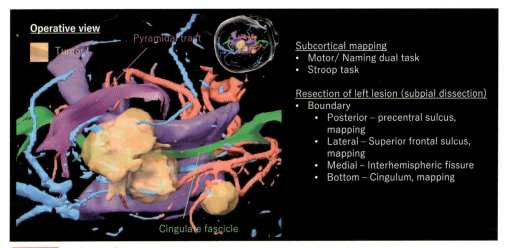

図11-60 手術計画③

性に経過する神経症状である．本症例では腫瘍細胞の残存を最小限とするために運動機能のうち錐体路のみを評価対象とし，覚醒下ではデュアルタスク，全身麻下ではMEPでの評価を行う．

III 注意点

　中心前回腹側部まで開頭範囲は至らないため，刺激強度の決定には一次運動野における不随意運動の誘発を参考とする．本症例において，覚醒状態でしか評価できない機能は帯状回の遂行機能，言語機能である．帯状束の切除の可否を判断すれば，その後の錐体路の同定と後方外側の切除範囲の決定はMEPを指標とすればよい．

Ⅳ 手術ビデオと 動画11-9 手術手順

①右下側臥位，3点固定，左側頭部水平位．

②前回の両側冠状皮切に後方線状切開を追加．前回の両側前頭開頭を後外側へ拡大．

③人工硬膜を除去し腫瘍と前回の摘出腔を確認．

④まず左前頭葉病変の摘出に移る．大脳間裂を同定し深部へ侵入．腫瘍内を貫通する左前大脳動脈の分枝を確認．貫通動脈を損傷しないよう病変の部分切除を行い，深部の帯状回刺激が行えるよう整えた後に覚醒へ移行する．

⑤3.5 mA/60 Hz，双極電流，双極プローブにて皮質マッピングを開始．中心前回において顔面，手関節，肘関節の不随意運動を確認．他皮質マッピングでは異常なし．

⑥帯状回の同定と機能の確認のため，Stroop 課題ならびに近時記憶課題を行った．Stroop 課題において再現性のある陽性所見を認めたため，左帯状回は切除困難と判断．陽性所見が得られた領域を温存する拡大摘出の方針とした．

⑦全身麻酔へ切り替えた後，上肢の MEP モニタリングを開始．左前頭葉病変の後方部にて中心前溝より前方の軟膜下剝離を行い，腫瘍と後方正常脳の境界を確認．腫瘍の部分摘出を行った後に下肢の MEP モニタリングを開始．

⑧腫瘍に巻き込まれた貫通動脈の近位部をテンポラリー血管クリップにて遮断．ICG 血管造

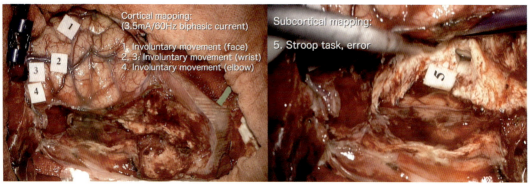

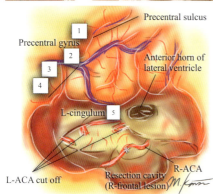

図11-61 摘出後写真と図

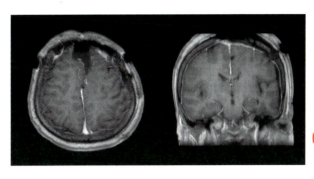

図11-62 術後MRI
（造影T1強調画像）

影を行うと後方から逆行性に灌流する血流を確認．さらに末梢部での遮断を行ったが下肢MEPにて波形に変化なく，本動脈は切断可能と判断した．
⑨ヘモクリップにて血流遮断の後，腫瘍ごと摘出．大脳鎌を走行する下矢状静脈洞を残した状態で切除．
⑩腫瘍周囲白質の拡大摘出を追加し摘出終了．左側脳室は一部のみ解放され閉鎖処置を施した．
⑪止血を確認後，硬膜欠損部を人工硬膜にて補修．チタンプレートにて骨弁固定，型通り閉創，手術終了．術中，終始，上下肢ともにMEP波形は保たれた．

摘出後写真と図: 図11-61
術後MRI: 図11-62

［木下雅史］

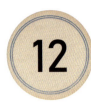

The Handbook of Awake Surgery

12 ピットフォールと対応策

〈1〉麻酔科的視点

> ▶Introduction▶
> 覚醒下手術を安全に行うにあたって麻酔科的視点から，術中に起こりうる合併症とその対応策について述べる．麻酔管理においては，側臥位での導入，さらに術中に頭頸部が固定された状態での覚醒，抜管，再挿管を行わなければならない特殊な全身麻酔管理となるため，気道管理，循環管理について十分に注意する必要がある．本項では，気道管理に的を絞って換気困難，再挿管時の対応についてその経緯を含めて述べる．

I 合併症の種類と対処法

術中タスク中の主な合併症には，疼痛，悪心・嘔吐，痙攣が起こりうる．それぞれに対して予防的に，また随時適切に対処する．いかなる予防，治療にもコントロール不能となった場合には，覚醒下手術は中止とし全身麻酔管理下手術とする．

1 疼痛

局所麻酔可能な部位（皮切部，3点固定部位）の痛みは，局所麻酔薬（ロピバカイン，リドカイン）を皮下注射する．尿道バルーンの違和感，疼痛部位の不明な頭痛，身体の苦痛の場合は，アセトアミノフェンを 15 mg/kg 静脈内投与する．非ステロイド性抗炎症薬は，アミノレブリン酸未使用など使用適応に注意勧告や禁忌事項がなければ使用可能である．鎮痛薬の選択で注意することは，術中タスクが可能な意識レベルを維持できるものを選択することが大切である．そのため原則，麻薬は意識レベルの変化や低下，呼吸状態の低下，悪心，嘔吐が起こりうるため使用しないが，コントロール不良の疼痛に関しては術者と相談の上投与する．術中タスク中もデクスメデトミジン❶を投与する施設もあり，疼痛コントロール不良の場合，疼痛管理の選択肢の一つとして使用の可否を検討してもよさそうである．

2 悪心，嘔吐

第一選択としてメトクロプラミド 10 mg を静脈内投与する．その後も改善されない場合，意識レベルに影響がある可能性があるため，術者と相談の上プロクロルペラジン 5 mg を追加することもある．デクスメデトミジンも選択枝として候補に挙げられるが，意識変容の可能性があり投与の可否は術者と相談の上決定する．

3 痙攣[2][3]

術野での電気刺激が原因であれば，術操作を中止し刺激部位を冷水で冷やす．収まらない場合は，本来ベンゾジアゼピン系薬剤が第一選択であるが，術中タスクにおける意識レベルが保てない危惧から，まずは抗痙攣薬（ホスフェニトインナトリウム：ホストイン® 静注，15～18 mg/kg）を静脈内投与する．痙攣コントロールに難渋する場合は，プロポフォール[4]もしくはミダゾラムを必要量静脈内投与する．

II 換気困難

初回の導入後：マスク換気が困難となる場合は少ないが，舌根沈下が解除できない場合の換気困難には口腔エアウェイを挿入し対応する．LMA がうまくフィットしない場合には，頭頸部の角度（左右へのねじれ，前後屈）が正中位であるか確認し必要であれば調整する．声門閉鎖，気管攣縮であれば筋弛緩薬の静脈内投与を行う．

再導入後：マスク換気困難であれば，声門上器具による気道確保を行う．換気困難が解除されないのであれば，気管支ファイバーにて気管挿管を行う．

いずれにしても換気困難が解除されないのであれば，仰臥位に戻し日本麻酔科学会の気道管理アルゴリズムに沿って気道管理を行う．

III 再導入時における気道確保確立までの経緯

現在再導入時の確保は，声門上器具 i-gel と気管支ファイバースコープによる挿管で気道管理を行っている．

覚醒下手術の麻酔に関して，本手術を開始した当初の気道確保は，LMA クラシック™またはプロシール™[5]でフィットする方で気道確保した．その後，胃内空気の膨満により覚醒時胃部不快をなくす目的で胃管が入れられる LMA プロシール™がファーストチョイスとなった．タスク終了後の再導入では，通常の頭上部から喉頭展開ができないことから，尾側からも挿管可能とするビデオ喉頭鏡エアウェイスコープ AWS®（AWS-S100L，日本光電工業株式会社）[6] 図12-1 を用いて気管挿管していた．側臥位でなおかつ尾側からの頭頸部へのアプローチであること，口腔内の浮腫で喉頭展開もままならないことから，気管挿管に難渋することが多かった．繰り返す挿管操作で口腔内の浮腫が強くなり換気困難に陥らないか不安を抱えながら挿管を行っていたが，AWS® で無理なら最終的には気管支ファイバーで挿管していた．AWS® の液晶画面は 180 度回転できるため尾側からの挿管操作にも対応できるのだが，画面が反転しないので上下が逆に映し出されるため，挿管操作が見た目と逆になることも挿管が難しくなる原因となっていた．また本体にブレードを付けると全体の長さが出るために 図12-2A ，口腔内に入れる際本体が胸部に干渉して入れにくいということもあり，その際はブレードを先に入れてから本体を装着することもあった．その後ビデオ喉頭鏡にマックグラス（McGRATH™MAC，コヴィディエン ジャパン株式会社）が誕生し，そのコンパクトな

Ch. 12 ● ピットフォールと対応策

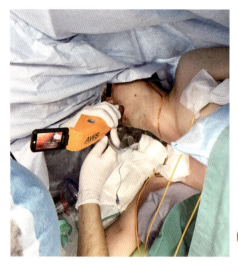

図12-1 エアウェイスコープ（AWS®）を用いた再導入時の側臥位挿管

Ⓐ エアウェイスコープ（AWS®-S100L，日本光電工業株式会社）　Ⓑ マックグラス（McGRATH™MAC，コヴィディエン ジャパン株式会社）

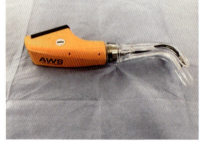 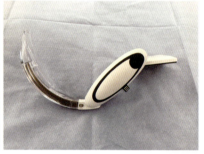

Ⓒ air-Q™（Mercury Medical）　Ⓓ インターサージカル i-gel®（日本メディカルネクスト）

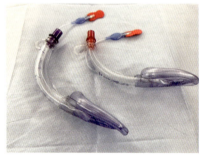 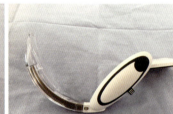

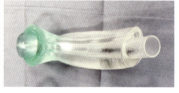

図12-2 使用器具

本体のため挿入に手間取ることもなくなった 図12-2B ．液晶画面はあまり動かせないので顔の側方からのアプローチとなるが，少しのスペースを作れば額の側方から可能であることがわかり採用されるようになった．しかしそれでもなお，側臥位で頭部正中固定と口腔内の浮腫から喉頭展開は難しかった．マスク換気が困難に陥るリスクを回避するために，再導入時はまず声門上器具で気道確保してから挿管すればより安全であろうと考えた．初めの導入

時に使用していた声門上器具を再度使用して挿管すれば効率的であるので，ラリンジアルマスクから挿管できるair-Q™（Mercury Medical）が採用された 図12-2C ．再導入時は，air-Q™，気管支ファイバー挿管で行われるようになった．air-Q™は胃管が入れられないため，現在は胃管が入れられるi-gel®（日本メディカルネクスト）を採用している 図12-2D ．また気管挿管に際しても，air-Q™は形状が曲がっているので，気管支ファイバースコープを通していくと出口から上に（腹側）向かうように出ていくので，気管内に挿入する際ダウンをかけて入れる必要があり，挿管チューブの挿入もチューブがたわむことから少し難しかったが，i-gelの方は形がより真っ直ぐなため，気管支ファイバースコープが気管によりストレートに入っていくので挿管が容易である．

挿管チューブは，初めはスリップジョイントが外れるチューブを採用していたので，挿管後声門上器具を抜去していたが，気管チューブが抜ける可能性から声門上器具は留置したままとし，覚醒時同時抜去するようになった．挿管チューブに関しては，声門上器具を使用する前はMallinckrodt社製のスパイラル気管チューブ（Mallinckrodt気管チューブ，コヴィディエン ジャパン株式会社）を使用していた．声門上器具を使うようになってからは，スリップジョイントが外れるノーマル気管チューブに変えた．声門上器具を留置するようになってからは，チューブ先端が細く，かつ正中位にデザインされているため，声門などの狭い空間を通過する際にも，引っかからず，そのままの角度で挿管が可能であることからパーカー気管チューブ（Parker気管チューブ，日本メディカルネクスト株式会社）を使うようになった．

以上の経緯より，現在筆者らの施設では，i-gelと気管支ファイバースコープによる挿管（パーカー気管チューブ）で気道管理を行っている．今後は，この方法で一律ではなく，再導入後～手術終了までの時間が短時間であれば，気管挿管なしの声門上器具のみで管理する選択肢もあってもよいとの考えもあり，状況により気道管理の方法を検討している．

IV 再挿管に難渋する場合

声門へのアプローチが通常と異なる上，口腔内の浮腫で視野の確保に難渋する可能性が高い．声門上器具で気道確保できているのであれば，気管内挿管にこだわらない．声門上器具で気道確保ができてないのであれば，気管支ファイバー挿管，ビデオ喉頭鏡（McGRATH™-MAC，エアウェイスコープAWS®-S100L） 図12-2 にて挿管を試みる．

おわりに

患者さんは，手術のメリットを十分に理解して手術に臨むが，疼痛，悪心/嘔吐，痙攣をはじめ，頭部の固定，自由に動かせない体位，いくつものテストの反復など，様々なストレスにより術中タスクが完遂できないことがある．しかしながら，薬剤投与でストレスコントロールできることにも限界がある．最終的には麻酔科医，術者，タスク者，看護師などによる声かけといった献身的なケアが功を奏することもあるため，患者さんとともに最後まであ

きらめない気持ちを持つことが覚醒下手術を成功させる秘訣である．

文 献

❶ Bekker AY, Kaufman B, Samir H, et al. The use of dexmedetomidine infusion for awake craniotomy. Anesth Analg. 2001; 92: 1251-3.
❷ Skucas AP, Artru AA. Anesthetic complications of awake craniotomies for epilepsy surgery. Anesth Analg. 2006; 102: 882-7.
❸ Conte V, Baratta P, Tomaselli P, et al. Awake neurosurgery: an update. Minerva Anestesiol. 2008; 74: 289-92.
❹ Herrick IA, Craen RA, Gelb AW, et al. Propofol sedation during awake craniotomy for seizures: patient-controlled administration versus neurolept analgesia. Anesth Analg. 1997; 84: 1285-91.
❺ Tongier WK, Joshi GP, Landers DF, et al. Use of the laryngeal mask airway during awake craniotomy for tumor resection. J Clin Anesth. 2000; 12: 592-4.
❻ 鈴木昭広, 寺尾 基, 相沢 圭, 他. 対面坐位におけるエアウェイスコープ, エアトラックの使用経験―気管支ファイバー挿管の代用としての可能性―. 臨床麻酔. 2008; 32: 1327-30.

［松久大希］

⟨2⟩ 脳神経外科的視点

▶Introduction▶

　覚醒下手術中に起こりうる合併症 表12-1 を理解し，予防対策により未然に防ぐことが最善である．もし，覚醒中に合併症が発生したとしても瞬時に対応することで，患者さんの不安は取り除かれ覚醒下手術の続行が可能になる．術中に起こりうる寒気，悪心，疼痛，痙攣，精神的不安，脳圧亢進，新たな神経症状の出現，意欲低下には落ち着いて対応したい．また，血圧上昇による腫瘍内出血など不測の事態が発生することもあるが，医療者自身がパニックに陥らずに冷静沈着に対応する．

表12-1 合併症の予防と対策

合併症	予防	対策
寒気	全身麻酔時の低体温を回避	酸素投与，加温，メペリジン静脈注射
悪心	デキサメタゾン静注	メトクロプラミド静脈注射
疼痛	十分な局所麻酔	局所麻酔の追加，血管や硬膜への刺激を最小限とするアセトアミノフェン静脈注射，非ステロイド性抗炎症薬の坐剤，デクスメデトミジン持続投与
痙攣	抗痙攣剤の術前内服 運動領域の過度の電気刺激を控える	冷水 ホスフェニトインやレベチラセタム点滴
精神的不安	症例の選択 信頼関係の構築	落ち着かせる デクスメデトミジンやプロポフォールの持続投与
脳圧亢進	十分な換気 血圧管理 少な目の輸液量	呼吸を促す 血圧を下げる
新たな神経症状の出現	術前の説明	術中の説明により落ち着かせる
意欲低下	手術の有用性の説明 患者さん本人の意欲の重要性を説明	励ます
血圧上昇による腫瘍内出血	血圧上昇の回避	全身麻酔に移行し対処

I 寒気

　覚醒後早期に寒気を訴えて不随意の振戦であるシバリング（shivering）を認める場合がある 動画12-1 ．これは全身麻酔後にしばしば認められる症状である．シバリングが生じると，酸素消費量の増加に加え，交感神経の緊張から脳圧が上昇する．また，筋肉が収縮し創部の痛みが増強するなど好ましくない状況が発生する．これは全身麻酔中に体温があまり低下しないようにすることで予防できる．シバリングを認めた場合は酸素投与を行い，ブランケットや加温装置で加温し経過を観察する．シバリングが身体全体に及び，治まらない場合はメペリジン 0.5 mg/kg 静注あるいは硫酸マグネシウム 30 mg/kg 緩徐静注を行う．

II 悪心

　悪心は覚醒時に頻繁に認める症状である．覚醒直後は吐き気を訴えることは少ないが，電気刺激，摘出操作により悪心が誘発されることがある．また，摘出中に脳室が開放された際に生じる頭蓋内圧の急激な変化によって生じることもある．さらに，体性感覚野に対する電気刺激の際，体幹部や内臓感覚の症状として認めることがある．筆者らの施設では予防措置として覚醒前に制吐作用のあるデキサメタゾンを投与している．悪心が強い場合にはメトクロプラミド10 mg静注する．悪心は不安や疲労感といった精神状態によって左右されることが多く，鎮静を目的としたプロポフォールの低量持続投与も有効である．悪心に留まらず実際に嘔吐した際には，嘔吐物による窒息を防止する必要があるため，患者さんに飲み込まずに口の外に出すよう指示する．この際，嘔吐物をすぐに受け取ることができるよう，膿盆は常に近くに準備しておく 動画12-2 ．

III 疼痛

　術中の疼痛は，手術前の念入りな局所麻酔により予防する．硬膜からの痛みを予防するために，中硬膜動脈周囲を走行する三叉神経に対して，動脈近位部両サイドの外膜内膜間にキシロカインを局所注射する．疼痛を訴える場合は，どこが痛いのかを患者さんに具体的に聞いて対応する．皮切部や側頭筋の痛みは疼痛部位に局所麻酔を行う．追加投与時には局所麻酔薬の極量に注意が必要である．硬膜内操作時に強い疼痛を訴える場合がある．強い疼痛は主幹動脈周囲に触れる時や，脳の牽引時に硬膜へ刺激が加わる時に認める場合が多い．痛みの原因となる手術操作を早期に突き止め，その操作を可能な限り行わないように努める．疼痛コントロールが困難な場合，アセトアミノフェンの点滴投与や非ステロイド性抗炎症薬の坐剤を使用する 動画12-3 ．デクスメデトミジンの持続投与も有効であるが，鎮静が深くなると覚醒の維持が難しくなるため注意が必要である．

IV 痙攣

　覚醒下手術中の痙攣発作は，大発作は5％以内，小発作は10％程度に生じると報告されている[1～3]．筆者らの施設では予防として，痙攣の既往がなくても術前から抗痙攣薬投与を開始し，術中には有効血中濃度範囲内に入っているようにしている．術中には特に運動領域の過度の電気刺激は控える．同一部位の連続刺激や4秒以上の刺激は痙攣発作を誘発するリスクが高い[4]．発作を認めた場合は速やかに脳に冷リンゲル液もしくは冷人工髄液をかけ，痙攣が治まるまで続ける 動画12-4 ．痙攣が生じた場合，迅速に対応できるよう冷水は常に準備しておく．小発作を見逃さずに，迅速に対応することにより，大発作に移行する前にくい止めることができる 動画12-5 ．もちろん，筋痙攣が完全に止まるまでは次の電気刺激を控える．痙攣の動きが大きいと，頭部を三点固定している場合は頭部の動きにより裂傷が生じ

る恐れがある．また，身体の大きな動きにより手術台から身体が落ちてしまう可能性もあるため，痙攣に対しては医療者全員で対応する．痙攣が頻回の場合には，ホスフェニトインやレベチラセタム点滴製剤の投与を行うこともある．それでも発作を認める場合は，刺激強度の再検討や全身麻酔への移行を検討する．全身麻酔への移行に躊躇してはならない．

V 精神的不安

最大の予防は，症例の選択にある．不安神経症，パニック障害など精神科的疾患がある場合は適応を慎重に判断する．できれば外来診察時から患者さんにはタスク者に会ってもらい，時間をかけて信頼関係を構築する．入院以後もタスク者と密にコミュニケーションを取り，精神状態の安定化を図る．患者さんの精神状態に関するタスク者からの情報は，覚醒下手術の可否の重要な判断材料になる．術前日の手術室でのシミュレーションは，手術対位をとった状態で術中タスクの練習を行う．これは患者さんの安心感を得るために有用と考え，必ず行っている．覚醒中に不安を訴えたり不穏になった場合は，まずはタスク者が会話をすることで落ち着かせる 動画12-6 ．術者からの声掛けも有用である．不穏が強い場合は，デクスメデトミジンやプロポフォールの使用が有効である．ただし，十分な覚醒や呼吸状態が得られない場合があり投与量に注意する．パニックに陥り，改善の見込みがなければ全身麻酔に移行する．

VI 脳圧亢進

覚醒時の換気が不十分で血中の二酸化炭素濃度が高くなると，脳圧が上がり，脳が膨隆してくる場合がある 動画12-7 ．予防対策として覚醒時には換気を十分にし，抜管前に血中CO_2分圧を低めにする．また，輸液量は多くならないように留意する．膨隆する様子があれば呼吸を促し，血圧を下げる．

VII 新たな神経症状の出現

覚醒中に運動障害や言語障害が出現し始めると，患者さんは当然不安になる．そこで，出現した症状は想定範囲内であることを患者さんに口頭で説明し，できないタスクを繰り返し行うことは可能な限り避ける．また，補足運動野の摘出による麻痺が想定される場合など[5]，手術中に新たな症状を認める可能性が高い場合は，あらかじめ手術前に症状が出現することを説明しておく．もし，術者が想定していない神経症状を認めた場合は，解剖学的オリエンテーションを再確認し，血管を閉塞させてないか，脳内出血をきたしていないかなど原因の検索を進める．

VIII 意欲低下

覚醒中に，疲労から意欲低下に陥り，時に覚醒レベルの低下を引き起こす場合がある．意欲低下や覚醒レベルの低下によるパフォーマンスの低下は，正確な機能評価の妨げとなる[6]．意欲低下をきたした場合でも，機能評価のために何とか覚醒状態を維持してもらいたい場合は，タスク者と術者で励ますことで意欲を維持させる．あと何分など時間の設定を説明すると意欲が維持しやすい 動画12-8 ．なお，前頭葉病変では術前からすでに意欲低下を認めることがあり，術中のパフォーマンスにも影響を及ぼすため，術前に意欲低下が疑われる症例はその程度を確認しておく必要がある．

IX 血圧上昇による腫瘍内出血

覚醒時に，血圧が上昇したことで腫瘍内に出血をきたし，脳が急激に膨隆した経験がある 動画12-9 ．予防としては，覚醒後の血圧上昇を避ける．また速やかに全身麻酔に移行し，対処する．

おわりに

上記に掲げた合併症以外にも想定されない合併症が起こる可能性はあり，常に安全第一の手術を心がける．通常の対応で改善を認めない場合は，覚醒下手術に拘泥せず，中止の判断を的確に行い，速やかに全身麻酔に切り替える．また，グリオーマ症例では臨床経過中に複数回の覚醒下手術が必要になる場合がある．1回目の手術時に合併症に対する対応不足により印象が悪いと，2回目の手術時に同意が得られないことがある．患者さんは覚醒状態時の記憶が残っているため，覚醒下手術に悪い印象を持たれることのないよう心がける．

> **Tips** 覚醒中に患者さんが何らかの症状を訴えた時には，訴えをよく聞きその原因を除去する．次の対応は薬物の使用である．患者さんの訴えが改善されないまま手術が続行されれば患者さんの不安は増長するため，術者は焦らず患者さんの訴えが改善するまで粘り強く待つ姿勢が必要となる．

文献

[1] Conte V, Baratta P, Tomaselli P, et al. Awake neurosurgery: an update. Minerva Anestesiol. 2008; 74: 289-92.
[2] Dziedzic T, Bernstein M. Awake craniotomy for brain tumor: indications, technique and benefits. Expert Rev Neurother. 2014; 14: 1405-15.
[3] Hervey-Jumper SL, Li J, Lau D, et al. Awake craniotomy to maximize glioma resection: methods and technical nuances over a 27-year period. J Neurosurg. 2015; 123: 325-39.
[4] Kayama T. The guidelines for awake craniotomy guidelines committee of the Japan awake surgery

conference. Neurologia medico-chirurgica. 2012; 52: 119-41.
❺ Nakajima R, Nakada M, Miyashita K, et al. Intraoperative motor symptoms during brain tumor resection in the supplementary motor area (SMA) without positive mapping during awake surgery. Neurologia Med Chir (Tokyo). 2015; 55: 442-50.
❻ Itoi C, Hiromitsu K, Saito S, et al. Predicting sleepiness during an awake craniotomy. Clin Neurol Neurosurg. 2015; 139: 307-10.

［中田光俊］

⟨3⟩ タスク者的視点

▶Introduction▶

　覚醒下手術では，術中の機能評価が摘出限界を決定する要となるため，機能評価における陽性/陰性の判断は極めて重要である．しかし，各種の機能検査は，通常実施する機能検査と全く異なる環境や提示方法で実施すること，また，通常の機能検査と陽性/陰性の判断基準が異なるため，判定が困難である場合も少なくない．タスク者の視点からのピットフォールは"見逃し"，"偽陽性（不必要な陽性判定）"，そして"偽陰性（陽性所見を認めなかったにもかかわらず，実際は陽性である場合）"である．なお，筆者らの施設では最終的に偽陰性と判断した経験がない，つまり，詳細に振り返ると全ての場合，何らかのサインが術中に出現していた．そこで本項では，見逃しと偽陽性を中心にタスク判定におけるピットフォールと，それを回避する方法について述べる．

I タスク判定に難渋する場合

　術中評価において，誰もがまず難渋するのは，覚醒不良，疲労，眠気によるパフォーマンスの低下や誤りか，本当にそのタスクができなかったのかの判定だろう．これは，常にタスク者が，ターゲットとしている機能評価以外の影響を除外できるよう注意しておく必要がある．覚醒レベルについては，現在の覚醒状態や，覚醒レベルの低下につながるようなバイタルの変化がないかについて，麻酔科医とよく連携をとる．疲労は，覚醒時間が長くなれば避けられないが，最も評価が必要な部位で疲労のために評価困難となることがないよう，患者さんの状態をよく観察し，患者さんの体力やモチベーションに応じて，適宜，術者に確認した上で持続モニタリングの課題を一時休憩する．また，課題等はできる限り手際よく行い，無駄な時間を作らないようにすることも必要である．眠気は，単調な課題を行い続けていると起こるのは当然なので，同一の課題が連続する場合は途中でたまに気分転換を挟む（例えば，濡れたガーゼで口を拭く，下肢や腰部など自分で動かせない部位の徐圧をする，少し他の話をする，など）．時間が長くなってくると，これらの問題が生じることを予測して常に対策をとっていれば，肝心の時に判定が困難になるリスクを低くすることができる．

　どのタスクもターゲットとした機能以外のことが原因で課題の誤りや遂行困難が生じることがある．上述した覚醒不良，疲労，眠気もその一つだが，例えば，高次脳機能の課題では注意障害や遂行機能障害も影響を及ぼす．様々な障害が同時に出現してくると，タスク判定に難渋するが，タスク者は何が原因で誤りが生じているかを見極める必要がある．なぜなら，真にターゲットとした機能の障害が原因で課題ができなかったのであれば陽性所見と判断し，その部位は温存する必要がある．一方，ターゲットとした機能以外のことが原因でできないのであれば，陽性とは判断しない．以下に，誘発された症状が確かにターゲットとした機能かを判別するための4つのポイントを挙げる．

① シンプルなタスク

できる限りターゲットとした機能のみを反映するシンプルなタスクを用いることが重要である．様々な機能を反映するようなタスクは，スクリーニングとしてはよいかもしれないが，仮にその課題ができなかった時，なぜできなかったのかという理由が判別しにくい．つまり，温存するべき機能の障害が原因だったのか，それとも，温存する必要のない機能（回復が十分見込める機能，onco-functional balance を考えたとき温存する必要性が低いと判断された機能など）か，瞬時に判断できない．一方，シンプルなタスクを用いれば，正確な判断を容易に行うことができる．そうはいっても，ターゲットとした機能"のみ"を反映するような課題の作成は困難である場合が多い．

② 事前にあらゆる反応を予測

その課題がどのような機能障害を反映する可能性があるか，各々の機能障害の場合は実際にどのような症状が出現するか，タスク者が事前に予測しておく必要がある．

③ 誤りの原因の見極め

他の症状の影響を除外するために，別の検査を行い，その機能が確かに保たれていることを確認する．例えば，2つの選択肢から答える課題を行っている時，常に右側の選択肢しか答えていないことに気がつけば，視野障害，または半側空間無視が生じていないかを確認する．まず，視野障害は対座法（マニュアル通りの方法では行えないが）で確認し，問題がなければ，線分二等分検査などを用いて半側空間無視が生じていないかを確認する．

④ 患者さん自身からみた誤りの理由

なぜできなかったのかを患者さん本人に聞いてみることが有用なこともある．課題そのものがわからなかったのであれば「難しかった」「よくわからなかった」と言うかもしれないが，もし視野障害であれば「左の方がぼやけている」などと言うかもしれない．ただ，これらを駆使しても，判定が困難な場合がある．この場合は，正確に判別できない理由をそのまま術者に伝えるのがよい．

II タスクの種類とピットフォール

全ての課題に共通する，タスク実施時の"見逃し"が起こりやすい原因の一つは刺激と課題提示のタイミングのずれである．原則，電気刺激を開始してから課題を提示し，回答が終わってから刺激をやめる．これは当然のことなのだが，後でビデオを見直すと，予想に反してタイミングがあっていないことがある．わずかであっても，タイミングがずれていると（例えば，課題が提示されてから刺激されていると），ほとんど意味のない電気刺激となってしまう．これに関しては，術後に記録を振り返り，もし問題があれば，術者とタスク者でタイミングを確実に合わせる工夫をする必要がある．この他，それぞれのタスクに特有のピットフォールが考えられる．よく起こりうるものについて，以下に挙げる．

1 視空間認知

　視空間認知の評価には線分二等分検査が有用であるが，電気刺激と患者さんの回答のずれが起こりやすい課題である．確実に刺激が開始されてから，患者さんに二等分してもらう必要がある．電気刺激と患者さんが線を引くタイミングがほぼ同時だとすると，電気刺激が開始された時点で患者さんは線を引こうとする位置にすでに上肢を定位していることになり，電気刺激の意味がなくなってしまう 動画12-10 ．逆に，刺激時間が長くなりすぎることが懸念されるようであれば，thinking time（考えてから線を引き終えるまで）が確実に電気刺激されているように，タスク者の合図と刺激開始，刺激継続時間のタイミングを合わせる．

　線分二等分検査は他の要因により二等分位置の偏位を認めることが多い課題でもある 図12-3 ．例えば，視野障害や上肢の運動障害が挙げられる．視野障害について，半盲（1/4盲が線分二等分検査に影響を与えることはない）と半側空間無視の違いを術中の環境で判別することは難しい．視野障害は，本人がその症状を自覚できれば徐々に代償が可能になってくるが，症状が急に生じた場合の多くは，代償ができないからである．区別する方法としては，よく見るよう患者さんに指示した上で二等分させ，改善がみられれば視野障害，やはり大きく偏位していれば半側空間無視と判断できる．また，すでに症状が出現している場合は，左側に十分注意するよう促した上で対座法を用いて，左視野が見えなければ視野障害，左側が見えれば半側空間無視と判断できる．しかし，いずれの方法を用いても症状が急

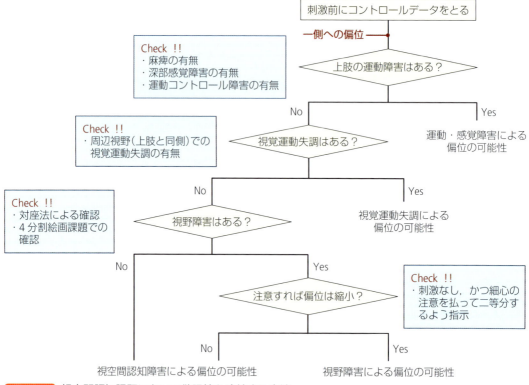

図12-3 視空間認知課題において偽陽性を除外する方法

に出現した場合，確実に判別することは困難である．上肢の運動障害，例えば軽度の麻痺，運動コントロールの障害，深部感覚障害，視覚運動失調などが生じている場合も偽陽性が生じる可能性があるので注意する．上述したように，もし，視空間認知障害以外の原因による偏位が疑われる場合は，疑わしい機能の評価を行い，他の機能障害の可能性を除外していく 図12-3 ．

さらに，線分二等分検査は，使用手を含む様々な要因が結果に影響を及ぼすことがわかっている[1]．また，本検査は通常は机上，かつ利き手（多くの場合右手）で行う検査である．健常成人22名（22.0±1.3歳，20〜27歳）を対象とした自験例では，机上・右手で行った場合の中心からの偏位量は−1.51±2.82（−6〜6）mm（マイナスは左への偏位，プラスは右への偏位）であったが，左側臥位・左手で実施した際の偏位量は−0.52±3.97（−11〜8）mmであった．これより，術中の体位で行うと，ばらつきが大きくなり，健常者であっても偏位量が異常値を示すこともあることがわかる．また，仰臥位で行ったとしても，上肢の安定性の問題から，結果のばらつきが大きく，机上検査と同じ結果が得られない場合も多い．体位や使用手による変化は，正常であっても個人差が大きい．したがって，偽陽性を防ぐために，電気刺激前に必ずコントロールデータをとり，ベースラインを確認する必要がある．

2 感覚・視野

感覚や視野は，自覚症状を陽性/陰性の判定基準とするタスクである．このような評価は，タスク者の立場からすると判定は容易だが，患者さん自身にタスクの意味を理解できていないと"見逃し"が起こる可能性がある．例えば，「これくらいなら大丈夫と思った」「これなら我慢できる」「前もこんなことはあった（痙攣時）」など言い，何らかの異常を感じているにもかかわらず，報告しないことがある．これを防ぐため，術中は必ず何らかの症状が生じること，これをすぐに報告してもらうことが大切であること，自分では関係がないと思っても感じた異常は全て報告して欲しいことを伝えておく．また，患者さんが他の刺激を異常感覚として報告する場合，"不必要な陽性判定"をしてしまう可能性がある．例えば，患者さんはフットポンプの定期的な加圧を下肢の異常感覚として報告する場合がある 動画12-11 ．事前に予測される不必要な感覚刺激は可能な限り除いておくのが望ましい．

3 錐体路症状と補足運動野症状

タスク者と患者さんの先入観を除くため，原則，評価はブラインド（タスク者と患者さんに電気刺激の有無を伝えない）で実施する．したがって，陰性運動ネットワークへの電気刺激で誘発される運動停止や運動の加速，また，錐体路や運動野への刺激で誘発される筋収縮やdystonic movement（不随意運動）は，細心の注意を払って観察していなければサインを見逃す恐れがある．"見逃し"をなくすためには，タスク者の練習と経験も必要である．また原則，刺激のタイミングはブラインドであるにしても注意して観察すべき区間（術者が電気刺激しようとしている時）を術者に教えてもらい，その区間を特に重点的に観察することも有用である．

特に評価が困難となるのが補足運動野 (supplementary motor area: SMA) 周囲の手術であり，様々な術中のSMA症状が出現する．SMAを含む陰性運動ネットワークへの電気刺激で誘発される典型的な症状は運動停止である．しかし，SMA周囲に手術操作が及んでいる場合には，電気刺激とは無関係に動作速度の低下，動作開始の遅

表12-2　SMA症状と錐体路症状の比較

SMA症状	錐体路症状
動作速度の低下	筋収縮
動作開始の遅延	dystonic movement
デュアルタスク遂行困難	
協調運動障害	
運動停止*	

*運動停止以外の症状は，SMA近傍の手術操作時，電気刺激と無関係に出現する．

延，デュアルタスク遂行困難，協調運動障害などが出現し続けている（症状のビデオは9章-2「覚醒下手術のタスク: 運動」を参照）．これらの症状が術中生じている場合は，術後，高い確率でSMA症候群が生じる[2]．しかし，SMA症候群は時間とともに必ず回復するので[3]，これらの術中のSMA症状が出現すること自体は大きな問題ではない．重要なのは，SMA（陰性運動ネットワーク）由来の症状と錐体路症状を見分けることである　表12-2　．特に，SMAおよびその皮質下の後方領域を摘出する際には注意が必要である．細心の注意を払って観察すれば両者を区別することは可能であるが，容易ではない．筆者の経験では，電気刺激のタイミングが運動の開始と一緒になると判別は非常に困難になるため，運動の途中で電気刺激されるようにタイミングを調整すると，判別しやすい．また，SMAの症状が出現するとデュアルタスク（9章-2「覚醒下手術のタスク: 運動」を参照）は困難となり，2つのことが同時に行えないためにしばしば止まったり，動作が円滑でなくなったりする．この場合は，言語タスクをやめさせ，運動タスクのみとするなど，シングルタスクにする．いずれにせよ，SMA症状の中から錐体路症状を区別することが最も重要であるため，起こりうる症状を予測しつつ，細心の注意を払った観察をすること，またビデオなどを用いて自身の評価を振り返ることも必要だろう．

全身麻酔に切り替えた後は，運動誘発電位（MEP）を持続モニタリングとして使用する．MEPは全身麻酔下で錐体路の機能を経時的にモニタリングすることができる（詳細は10章「覚醒下手術の電気モニタリング」を参照）．また，MEPは錐体路の損傷により低下するが，SMAを含む陰性運動ネットワークの損傷では低下しない．したがって，全身麻酔に切り替える時点で，術中のSMA症候群と思われる症状により十分な自動運動を確認できなかったとしても，MEPでコントロール波形の振幅比で50％以上を確認できれば，術後麻痺が生じたとしても，それは一過性の麻痺，つまりSMA症候群である可能性が高いと予測できる．

おわりに

覚醒下手術における"見逃し"と"不必要な陽性判定（偽陽性）"は，手術中はほとんど気がつかない．術後，ビデオ記録を見直し時や，術後評価において意図した機能が温存できていないなど，後で明らかになることが多い．ピットフォールを回避するためには，術前に行うタスクの準備と症状の予測，術中のチーム内の連携と詳細な観察，そして術後の振り返りが不可欠である．一方，これらの工程を行い続けることで，タスク者の立場で起こるピット

フォールの多くは回避することができるため，地道に症例数を重ねて研鑽していきたい．

> **Tips** 筆者の施設では，視野・感覚評価を除き，原則，ブラインドでの評価（刺激のタイミングはタスク者および患者さんに知らせない）を行っている．これは，タスク者と患者さんに先入観を与えず客観的に評価するのに有用な方法である一方，見逃しの原因となるリスクもある．このため，もし評価に自信がない場合は，刺激のタイミングを患者さんにはわからない方法でタスク者に知らせてもらうことができるかもしれない．なお，自身の評価の振り返りを怠らないことが最も重要なことは言うまでもない．

文 献

1. Jewell G, McCourt ME. Pseudoneglect: a review and meta-analysis of performance factors in line bisection tasks. Neuropsychologia. 2000; 38: 93-110.
2. Nakajima R, Nakada M, Miyashita K, et al. Intraoperative motor symptoms during brain tumor resection in the supplementary motor area (SMA) without positive mapping during awake surgery. Neurol Med Chir (Tokyo). 2015; 55 (5): 442-50.
3. Nakajima R, Kinoshita M, Yahata T, et al. Recovery time from supplementary motor area syndrome depends on postoperative 1 week paralysis and damage of the cingulum. J Neurosurg. In press.

［中嶋理帆］

〈4〉検査者的視点

▶Introduction▶

　覚醒下手術における電気モニタリング検査者の役割は，脳皮質マッピング時の刺激強度のコントロール，全身麻酔移行後の運動機能を中心とした各種神経機能の監視（モニタリング）である．これらのモニタリングは確かな手技に裏打ちされた高い精度で行うことで初めて術者の支援となり，術後神経合併症の回避が可能となる．しかし，実際のモニタリングに際しては，様々な要因により評価に苦慮する場合が多く存在する．筆者らの施設では覚醒下手術に際し，覚醒不良の場合や覚醒下での手技終了後に錐体路近傍の追加切除を行う場合に備え MEP モニタリングをいつでも施行できるよう準備している．脳手術において施行される主な MEP モニタリングは経頭蓋刺激 MEP，脳表刺激 MEP，皮質下刺激 MEP であり，それらの施行方法については第10章「覚醒下手術の電気モニタリング」を参照とする．本項では筆者らの評価方法や経験した事例，実施している対策などについて紹介し，同様の状況に遭遇した時の参考となれば幸いである．

I 電気刺激の注意点

　筆者らの施設における覚醒下手術での脳皮質マッピング時の双極刺激強度は，2～6 mA である．刺激強度が強すぎると痙攣発作が誘発されるため，刺激強度の変更は，術者と相談しながら適切なタイミングにて行う．発語停止，喚語困難などの陽性所見が再現性よく認められる刺激強度は，患者さんにより多様である．6 mA を超える高強度での刺激を行わなければならない場合，覚醒前に術中皮質脳波を測定し，双極刺激による後発射（after discharge）が誘発される刺激強度を確認する．後発射が誘発されない刺激強度内で覚醒下皮質マッピングを行う．

II 術中モニタリング検査の陽性判定

　術中脳機能モニタリングは，手術中に各種神経の機能状態を監視し，不可逆な損傷が加わる前に術者に伝える（アラーム）ことで，術後神経合併症の回避を目的としている．保護すべき神経機能に対し，様々な神経モニタリングが施行されているが，本項では運動誘発電位の陽性判定の評価法について述べる．なお，術中モニタリングにおける陽性（true positive）とは，対象とする神経組織が損傷（一過性あるいは永続的）され，モニタリング波形に有意な変化（低下）が生じたことをいう．一方，神経機能に異常がないにもかかわらず波形が変化（低下）したものを偽陽性（false positive），神経組織が損傷し生理学的な異常が生じているにもかかわらずモニタリング波形に変化を認めないものを偽陰性（false negative）という．

1 経頭蓋刺激 MEP および脳表刺激 MEP の評価方法

筆者らの施設における経頭蓋刺激ならびに脳表刺激 MEP の術者に警告を発するアラームポイントは，"コントロール波形の振幅比で 50％以下となった場合"としている．

① アラームポイント

アラームポイントは，自施設におけるモニタリング終了時の振幅と術後麻痺の結果の後ろ向き検証より，術後麻痺回避を目的とした場合は 50％が最適であるという結果が得られたことによる（対象: 73 例，感度: 100％，特異度: 95％）．現在のところ，脳手術における経頭蓋刺激 MEP および脳表刺激 MEP での統一された評価基準はないが，一般的にはコントロール波形の振幅と比較し 50％以下をアラームポイントとしているものが多い[1][2]．

> **Tips** 手術中に術者が集中している緊迫した局面で静寂な状態であっても，モニタリングが異常をきたした時は，声を上げることに躊躇してはならない．また，手術全体の中でモニタリングが極めて重要な時間帯なのか，あるいは持続モニタリングが何分おきに妥当なのか情報を得るために，術者とのコミュニケーションが重要であろう．もちろん手術前に該当手術全体の流れ，モニタリングの必要性について知っておく必要があることはいうまでもない．

② コントロールの設定

コントロール波形を記録するタイミングは，経頭蓋刺激 MEP では開頭前，脳表刺激 MEP では硬膜切開後にシート電極設置した際に測定する．錐体路近傍の腫瘍切除前や電極位置などの測定条件を変更した場合など，術者とコミュニケーションをとりながら手術の進捗に合わせて適宜再設定をすることが重要である．

③ 測定のタイミング

経頭蓋刺激 MEP の場合，電気刺激による体動があるため，測定を行う際は術者への声かけを必ず行うか，または術者からの指示に従い測定を行う．

脳表直接刺激 MEP は体動が少なく持続的な測定が可能であるため，顕微鏡操作中は 3〜5 分間隔で測定を行い，錐体路近傍の操作では 1 分間隔で測定を行っている．

以上の点を踏まえ，コントロールの設定，測定のタイミング，アラームポイントといったモニタリングの評価などは，各施設において執刀する脳神経外科医とよく相談，検討する必要がある．

2 皮質下刺激 MEP の評価方法

皮質下刺激 MEP は単極刺激電極や双極刺激電極を用いて皮質下を刺激して MEP を測定し，皮質下での錐体路傷害の回避を目的としている．これまでの報告では 2 mA の皮質下刺激で MEP が導出された場合，手術を中断すべきとされている[3]．

- 筆者らは脳表直接刺激 MEP の刺激強度を指標とし，術者の指示下で徐々に刺激強度を下

げていき，錐体路との距離を判断している．
- 錐体路と刺激閾値と関係については，錐体路から約 5 mm 離れると閾値は 5 mA に，約 10 mm 離れると 10 mA になるとされている[4]．

重要なポイントとして，皮質下刺激 MEP は刺激点から脳表までの遠位部での傷害については検知できないため，脳表刺激 MEP の併用が必要なことである．

III MEP でどれだけ落ちると不可逆的なのか

MEP 波形の振幅がコントロール比でどの程度低下すると，不可逆的な術後神経障害が残るかに関しては，統一された臨床指標がないのが現状である．その理由の一つとして，コントロール波形が 1 mV を超えるような振幅を有する場合と，50 μV 以下の小さな振幅の場合では，同一の低下率であってもその意味合いは大きく異なるからである．参考までに，筆者らが用いている指標を以下に示す．

1 経頭蓋刺激 MEP について

経頭蓋刺激 MEP は特異度が高いため，波形が検出されない場合には錐体路に障害が起きている可能性が高く，不可逆な麻痺を認める症例が多い．

- 脳手術における経頭蓋刺激 MEP では，刺激強度が強すぎると術中傷害部位を迂回して深部に電極が流れることで，モニタリング上，偽陰性をきたす場合がある．その場合，すでに不可逆な傷害を生じているにもかかわらず，MEP 波形は変化しない．これが脊椎手術と比較し，脳手術のモニタリングの判定が困難となる理由である．偽陰性を防ぐため，脳手術での刺激強度は目的とする導出部位（脳病変と対側の上下肢）のみで MEP 波形が得られる程度（閾値上刺激）とする必要がある．
- 筆者らは 100 mA から刺激を開始し，左右両側にて波形が得られている場合には 10 mA ずつ下げていき，目的とする筋のみから MEP 波形が得られた強度にてモニタリングを行っている．一方，100 mA で MEP 波形得られない場合は，同様に 10 mA ずつ強度を上げて（最大 200 mA）至適強度の設定を行っている．

2 脳表刺激 MEP について

脳表直接刺激 MEP モニタリングにおいては，振幅がコントロール比で 70％以上低下した場合，不可逆的なものを含む徒手筋力テスト（manual muscle test: MMT）低下が起こる可能性が高いと考えられる．

- これは筆者らの施設での脳表直接刺激 MEP モニタリングにおける終了時の振幅と，術後麻痺の関係を検討した結果に基づいている．終了時の振幅がコントロール比で 30％未満の 10 症例のうち 9 症例において一時的なものも含む MMT のスケール低下を認めている．
- しかし，脳表直接刺激 MEP は，経頭蓋刺激 MEP と比較して感度が高く体動が小さいという利点があるが，経頭蓋刺激でスクリュー電極を頭皮に固定しているのとは異なり脳表上

4 ● 検査者的視点

にシート電極を設置しているため，手術操作などで容易に変動し，偽陽性すなわち振幅の低下が生ずることを考慮する必要がある．

IV アラーム時の注意点

神経機能に不可逆な損傷が加わる前に術者へ知らせる必要がある．そのため，ある程度の偽陽性を許容したアラームポイントを設定する必要があるが，前述の通り，脳手術におけるMEPモニタリングにおいては統一された評価基準は現在のところ定められていない．

> **Tips** MEP振幅低下のアラームは術者にとって大きなストレスとなるため，術者とコミュニケーションをとり，アラームのタイミングについて相談，工夫するとよい．

- MEP波形は錐体路への傷害がなくても20%程度の変動が認められ，振幅が低下した場合，術者へ知らせる前に波形の再現性を確認することが重要である．特に脳表刺激MEPは，手術操作によるシート電極のわずかなずれや，吸引操作による髄液の減少・生理食塩水による洗浄操作に伴うシート電極の浮きなどでMEP波形の振幅が容易に変動する．そのため，MEP波形の振幅変動が激しい場合，シート電極にずれや浮きなどの電極設置状態に起因する可能性も考慮し対応する．
- 筆者らは脳表刺激MEPモニタリング時に，再現性のある振幅低下（アラームポイント以下の低振幅波形）を認めた場合，術者に警告を発し操作を中断するとともに，シート電極の設置状態の確認を依頼し，振幅の回復が認められるか確認している．

> **Tips** 脳表刺激MEPモニタリング時に経頭蓋刺激MEPも同時に準備しておくと，波形が低下した際，錐体路の損傷によるものか，または刺激電極の設置状態による低下か素早い鑑別が可能となる場合がある．

V 実際のMEPモニタリング波形の提示

1 モニタリング中アラームを発し，術後麻痺の回避が可能であった症例

症例1：30代，女性

右側頭葉膠芽腫症例 **図12-4A** ．脳表刺激MEPモニタリングを施行した．開頭後，脳表が露出したところで一次運動野領域に16極シート電極を設置し，トレイン刺激を行い左短母指外転筋よりMEP波形を記録した **図12-4B** ．穿通枝領域操作中にMEPが低下したため **図12-4C,D** ，操作を中断したところ振幅の回復がみられた **図12-4E** ．手術終盤，錐体路からは離れた部位の操作中にMEP波形の低下を認めた **図12-4F** が，血管損傷なども認められなかった．そのため，刺激系の問題を疑い，術者に電極位置の確認を依頼したところ，位置のずれが認められ，修正し波形の回復を確認し **図12-4G** ，終了時にはコントロール波形の

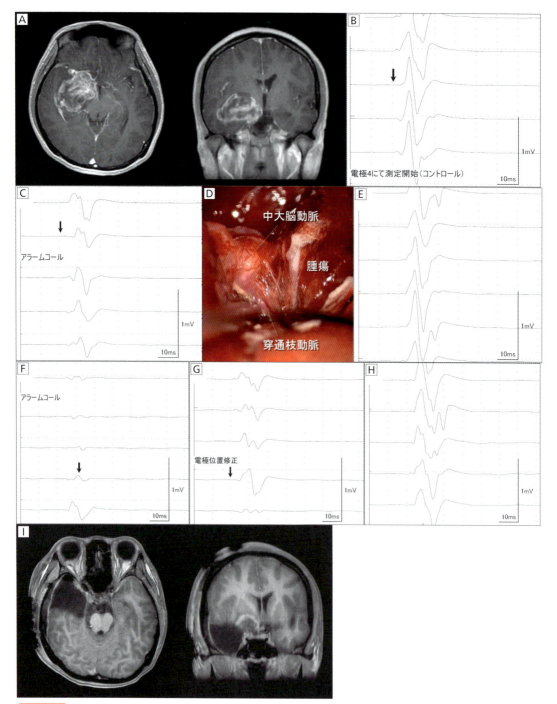

図 12-4 症例1：30代女性，右側頭葉腫瘍
A: 術前 MRI 画像．B: 左短母指外転筋（APB）より MEP 波形導出（矢印）．C: 穿通枝領域操作中に MEP が 40％程度まで低下（矢印）．D: MEP が低下した穿通枝領域．E: 操作の中断により MEP 波形の回復を確認した．F: 手術終盤，再び MEP 波形の低下（矢印）．G: 電極位置の修正により振幅が回復（矢印）．H: モニタリング終了時，コントロール比 70～80％を維持．I: 術後 MRI 画像

4 ● 検査者的視点

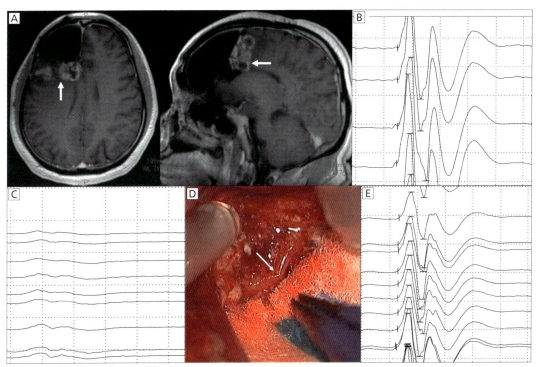

図12-5 症例2：30代男性，右前頭葉再発膠芽腫
A: 術前 MRI 画像．図中の矢印は術中に MEP が低下した領域．B: 左短母指外転筋（APB）より MEP 波形導出．C: 手術中，MEP 波形が消失．D: spasm を起こしたと考えられる穿通枝（矢印）．E: パパベリン塩酸塩による処置で MEP の振幅は回復した．

70〜80％の振幅を維持した 図12-4H．術後 図12-4I，麻痺の出現はみられなかった．

2 モニタリング中に突然の振幅の消失を認め血管のスパスムと考えられた症例

症例2：30代，男性

右前頭葉再発膠芽腫症例 図12-5A．開頭後，脳表が露出したところで一次運動野領域に16極シート電極を設置しトレイン刺激を行い，左短母指外転筋より MEP 波形を記録した 図12-5B．手術中，MEP 波形が急に消失した 図12-5C，術野で同時に錐体路に向かう穿通枝と思われる血管 図12-5D が露出したため，spasm と考え，パパベリン塩酸塩を1万倍に希釈し綿花に染み込ませ，血管に当てた．MEP の振幅は徐々に改善した 図12-5E．術後，麻痺は認められなかった．

脳腫瘍摘出手術では，一般的に操作が錐体路近傍へ及ぶに従って MEP が徐々に低下していくため，突如として MEP が消失した場合，初めに確認すべきはシート電極のずれや浮きなどの刺激・記録系の異常である．しかし，本症例のように血管トラブルに伴う MEP 変化は，突然波形の低下や消失を認める場合がある．

Ch.12 ● ピットフォールと対応策

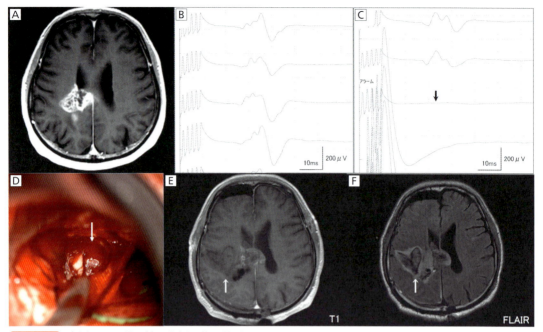

図 12-6 症例3：60代男性，右側頭葉膠芽腫
A: 術前 MRI 画像．B: 左短母指外転筋（APB）より MEP 波形を 5 分間隔にて記録．C: 手術終了直前，MEP が突如 0% まで低下（矢印）．D: 深部からの出血を認める（矢印）．E: 術後 MRI 画像．矢印の部位に血腫を認める．F: 術後 MRI 画像．矢印の部位に血腫を認める．

3 モニタリング中に突如として波形の消失を認め，腫瘍内出血・血腫形成により術後麻痺の増悪が生じた症例

症例3：60代，男性

　右側頭葉膠芽腫症例 図12-6A ．脳表刺激 MEP を 5 分間隔にて記録した 図12-6B ．手術終了直前，MEP が突如消失 図12-6C したため，操作を中断，刺激電極などのずれを疑い，電極位置の移動や刺激強度を上げるも回復しなかった．ほどなくして深部より出血を認め 図12-6D ，血腫を除去後圧迫により止血されたが，モニタリング終了時まで MEP の回復は認められなかった．術後，術前より確認されていた左側不全麻痺の悪化（上肢 MMT：3→1，下肢 MMT：4→1）を認めた．本症例における MEP の低下は，腫瘍内出血，血腫形成に伴う錐体路障害 図12-6E, F によるものと考えられた．

　本症例のように出血による錐体路障害に伴う MEP 変化は，突然波形の消失を認める場合があり，この場合不可逆な傷害が起こる前にアラームすることが困難である．この対策として，MEP 波形の突然の消失は出血や梗塞など血管障害の可能性を常に念頭におくことに加え，測定間隔を短くすることが挙げられ，MEP の測定間隔に関しても事前に術者と相談する必要がある．

VI トラブルシューティング

　モニタリング時のトラブルは，場合によっては手術自体の中断や延期に関わる重大な出来事である．各種トラブルを事前に回避できるよう日常の点検（可能であれば複数台による運用が望ましい）が重要である．以下に，覚醒下手術にて施行頻度の多いモニタリングでのトラブル時のチェックポイントと，筆者らの施設におけるフローチャート 図12-7 を示す．

1 装置の電源が入らない（MEP, SEP, 脳皮質マッピング）
[チェックポイント]
- 電源コードは装置側および電源側と確実に接続されているか．
- 本体とディスプレイが確実に接続されているか．
- 装置側のヒューズが切れていないか．

2 電気刺激が入らない（MEP, SEP, 脳皮質マッピング）
[チェックポイント]
- 刺激装置と電極の接続が確実にされているか，また接続位置は正しいか．
- 患者さんに設置している刺激電極が外れや浮きがないか．
　※経頭蓋刺激の場合，刺激に伴う体動が確認できれば電気刺激が入っていることが確認できる．また，測定機器によっては実測電流値が表示されるものもあり，刺激系の動

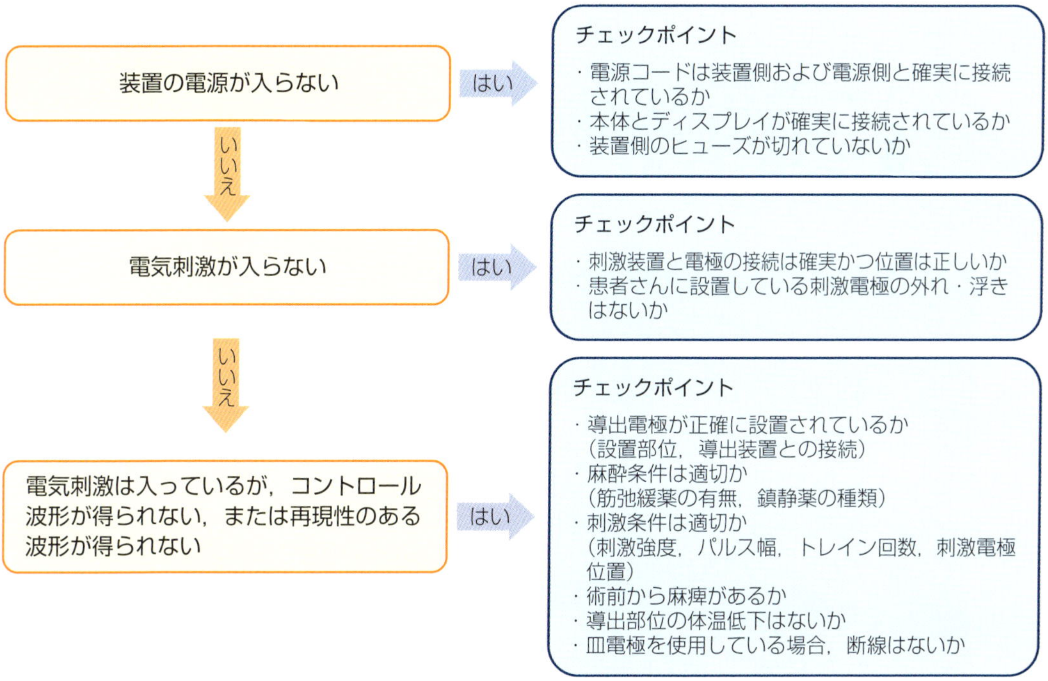

図 12-7　トラブルシューティングフローチャート

作確認は容易である．

※SEPモニタリングでは，刺激電極として皿電極やディスポーザブル電極を用いるため，設置前に接触インピーダンスを十分下げる．

3 電気刺激は入っているが，コントロール波形が得られない，または再現性のある波形が得られない（MEP，SEP）

［チェックポイント］

- 導出電極が正確に設置されているか（電極設置部位，導出装置との接続状態）．
    ※Free-run（モニター）状態で電極設置部位に触れ，波形に変化が認められれば記録系に問題はないことが確認できる．
- 麻酔条件は適切か（筋弛緩薬の有無，鎮静薬の種類）．
    ※筋弛緩薬はMEP測定に大きな影響を及ぼすため（SEPには影響しない），使用は原則として挿管時のみとし，やむを得ず使用する際にはtrain of four刺激（TOF）モニターを装着して筋弛緩レベルの確認を行う．
    ※吸入麻酔薬（例：セボフルランなど）はMEP・SEP抑制作用が強く，原則として静脈麻酔を選択する．ただし，脊椎手術における経頭蓋刺激MEP測定においてセボフルランの終末濃度が2.0％以下であれば，MEPの測定が可能であるという報告や，筆者らの施設でも1.5％セボフルランにてMEPモニタリングが可能であった事例もある
- 刺激条件は適切か（刺激強度，パルス幅，トレイン回数，刺激電極位置）．
    ※脳表刺激MEPでは，髄液の吸引や腫瘍摘出腔への沈降などにより脳表面が沈み込み，刺激電極が浮く場合がある 図12-8．その場合，振幅のばらつきや突然の消失がみられる．
- 術前から麻痺があるか（MEP）．
- 導出部位の体温低下はないか．
    ※28℃までであればMEPは導出可能とされる[5]．

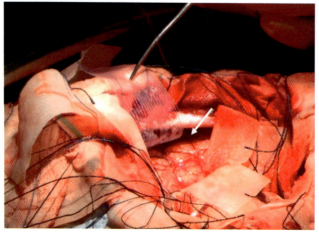

図12-8
脳表面が沈み込み，シート電極に浮きが生じている（矢印）

- 導出電極として再利用可能な皿電極を使用している場合,断線はないか(新しい導出電極と交換して再確認を実施する).

4 その他
- 測定機器の取扱説明書は常に参照できる場所に保管するとともに,メーカーのサポートの連絡先を控えておく.
- 術中モニタリングで使用する双極刺激電極などの物品は,必ず予備のものを準備しておく.

> **Tips** 術中に脳皮質マッピングに用いる双極刺激電極が破損した際,新しい電極を使用するのが原則だが,応急処置としてバイポーラ凝固装置のコネクタ部分とワニ口コードを組み合わせ,即席の刺激電極を作成することもできる 図12-9.

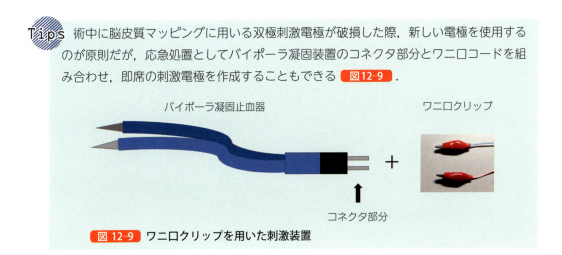

図 12-9 ワニ口クリップを用いた刺激装置

おわりに

　覚醒下手術での脳皮質マッピングをはじめ,各種術中モニタリングを行う検査者には,手術室という特殊かつ緊迫した環境下での検査業務に,不安や戸惑いを抱くものも多い.しかし,手術を無事に成功させ患者さんを救うという一つの目標に向かい,医師や看護師など様々なスタッフが協力している手術室は,まさしくチーム医療そのものであるといえる.モニタリングを行う検査者もそのような手術チームの一員として自覚と責任を持ち,他のスタッフと適切にコミュニケーションを取りながら患者さんにとって最善の結果が得られるようモニタリング業務に臨んでいただきたい.

> **Tips** 覚醒下手術は,モニタリング検査者なしでは成り立たない.つまり,モニタリング検査者は術者を安全な道へと導く道標であり,患者さんを術後合併症から守る砦である.それを心に刻み,自己研鑽による知識の習得と手術室で多くの経験を積むとともに,一つひとつの症例に真摯に向き合うことで術後合併症が1例でも減らせるよう努力したいものである.

文 献

1. 本村和也. 運動野近傍脳腫瘍摘出術. In: 川口昌彦, 中瀬裕之, 編. 術中神経モニタリングバイブル. 東京: 羊土社; 2014. p.243-6.
2. 佐々木達也, 鈴木恭一, 板倉 毅. MEP モニタリング①. In: 児玉南海雄, 監修. 超入門脳神経外科術中モニタリング. 大阪: メディカ出版; 2011. p.40-53.
3. Seidel K, Beck J, Stieglitz L, et al. The warning-sign hierarchy between quantitative subcortical motor mapping and continuous motor evoked potential monitoring during resection of supratentorial brain tumors. J Neurosurg. 2013; 118: 287-96.
4. Kamada K, Toda T, Ota T, et al. The motor-evoked potential threshold evaluated by tractography and electrical stimulation. J Neurosurg. 2009; 111: 785-95.
5. Shinzawa M, Yoshitani K, Minatoya K, et al. Changes of motor evoked potentials during descending thoracic and thoracoabdominal aortic surgery with deep hypothermic circulatory arrest. J Anesth. 2012; 26: 160-7.

［油野岳夫］

The Handbook of Awake Surgery

13 術後急性期の症状

▶Introduction▶

　覚醒下手術後には一過性に神経症状が増悪するが，重要な神経ネットワークが温存されているようであれば改善が期待できる[1]．特に特定の神経機能ネットワーク走行領域のぎりぎりまで摘出がなされている場合，相応する機能障害が離断症状として生じる可能性が高い．予想される症状については術前に患者さんへの説明が大切である．本項では，覚醒下手術後急性期においてよく経験する症状とその原因ならびに対策について解説する．

I 術後急性期の症状と原因

1 超急性期

　術直後にはほぼ全例において，術中の覚醒終了時と比較して脳機能低下を認める．原因として残存麻酔薬の影響を最も考慮する．術後から翌朝までに機能が回復することが多い．虚血に伴う症状でないことを確認するためにも術後24〜48時間以内にMRIを施行することによって新規脳梗塞と鑑別することが重要である．

2 急性期（術後3日まで）

　術後1週間頃まで摘出腔周囲に脳浮腫が生じ，関与領域の脳機能障害に伴い神経症状が生じうる．術後3日前後に症状のピークが来ることが多く，主要な神経線維束に近い切除が得られた症例ほど生じやすい．具体的に運動障害の増悪や言語機能の全般的な低下を認め，術翌日には目立たなかった神経症状が経過とともに明らかになることもある．また，同時期に生じる可能性が高いイベントとして痙攣発作が挙げられる．言語機能領域の手術症例で術後MRIにて脳梗塞合併のない場合，自発語の低下，喚語困難，音韻障害が突然現れた場合は注意を要する．SPECTやMRスキャンにおけるASL撮影にて摘出腔周囲の皮質に血流亢進所見があれば痙攣発作を積極的に疑う　図13-1 ．抗てんかん薬の追加投与にて速やかに改善す

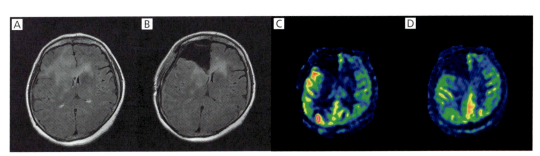

図13-1　術後に痙攣発作を合併した右前頭葉腫瘍の画像所見
A: FLAIR画像（術前）．B: FLAIR画像（術後）．C: 痙攣発作時のASL（arterial spin labeling）画像．右前頭葉から頭頂葉皮質にかけた血流亢進所見を認める．D: 発作消失時のASL画像．

3 急性期（術後2週間まで）

術後3日以降は通常の脳腫瘍手術の術後経過に準じる．脳浮腫は術後1週間まで，痙攣発作に関しては術後2週間まで生じる可能性が高く，特に神経膠腫では術後平均4.3日目の痙攣発作のピークが報告されている[2]．

Tips ASL（arterial spin labeling）法の有用性

術後急性期の焦点発作の判別にはASL法を用いたMRI撮影が簡便で有用である．意識障害や言語障害により発症した非痙攣性てんかん重積の場合，症状から痙攣発作と判断することが困難である．術後ルーチンに施行するMRI撮影時にASLを加えておくと，焦点発作の早期発見につながることが多い．

II 術後の錐体路症状と補足運動野症状との見極め

補足運動野～運動野病変の摘出後に生じる完全片麻痺は患者さんと術者を不安にさせる要素の一つである．一般的に，摘出終了時の皮質MEPにおいて波形が保たれている，術後MRIにて脳梗塞がない，以上の2つを満たせば補足運動野症候群による症状を疑い運動機能の回復が期待できる．術直後に完全な片麻痺を認めた場合，上下肢の他動運動において筋緊張を感じることができれば補足運動野症候群を疑う．具体的に肘関節や膝関節の伸展の他動運動時に生じる抵抗感の有無を確認する．錐体路症状の場合でも徐々に筋緊張が出現するため，術直後から翌日の筋緊張を確認しておきたい．補足運動野症候群の場合，ほとんどの症例では術後数時間～数日以内に自発運動が回復し始めるが，なかには1週間後に突然自発運動が再開する場合もある．また，前頭葉外側病変の術後にも補足運動野症候群を生じることがある．この現象では，自発運動の障害の場合は補足運動野から線条体を連絡する前頭線条体線維の影響を考慮し，自発語の障害の場合は補足運動野から下前頭回に至る前頭斜走路の損傷が原因として考えられる．

III 緊急の対応を要する症状

下記の症状出現の場合には迅速な対応が必要である．できるだけ被害を最小限に抑えるために，術直後に頭部CTにて後出血のスクリーニングを行い，術翌日のMRIにて脳梗塞と残存病変の範囲を確認したい．

1 意識障害

術直後に覚醒状態が悪い場合は速やかに頭部CTにて後出血を除外する．補足運動野病変

の術直後では自発性の低下が強く出ることが多く，意識障害として判断されることがあり注意を要する．また，術後の経過において生じる意識障害では複雑部分発作や痙攣重積が疑われるため，抗てんかん薬の強化を行い経過をみるとよい．

2 単麻痺

補足運動野にも体性局在が存在するが，補足運動野症候群のほとんどの症例では上下肢ともに自発運動障害が生じる．上肢のみ，もしくは下肢のみの重度の運動障害では各支配領域の運動野もしくは錐体路の障害を疑う．筋緊張を評価し，錐体路領域の脳梗塞が疑われる場合はエダラボンの投与を行い虚血の範囲を最小限に抑える．

3 言語障害

言語関連領域の術後には各領域に応じた言語障害が生じやすい．しかし，側頭葉病変術後

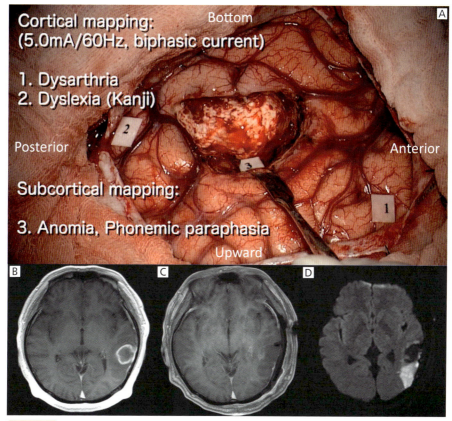

図13-2 術後脳梗塞を合併した左側頭葉腫瘍の一例
A: 腫瘍切除後の術中写真．タグ2の皮質において漢字の音読障害が誘発されたため，本領域を温存させた．
B: 造影T1画像（術前）
C: 造影T1画像（術後）
D: 拡散強調画像（術後）：摘出腔後方に新鮮梗塞を認める．術後に漢字優位の失読を合併した．

に流暢性が低下した場合や，前頭葉病変の術後に聴覚性言語理解の低下を認めた場合は覚醒下手術後の自然経過ではないと考える．術中に温存したはずの言語機能が明らかに障害を受けている場合，必ずMRIにて脳梗塞について鑑別を行う 図13-2 ．また，術後の経過中に突然出現した言語障害や症状が重い場合は痙攣発作を考慮し対応する必要がある．

IV 経過観察でよい症状

　術中に主要な神経線維束を同定し温存できたと判断した症例において，術後に運動障害，言語障害，感覚障害が生じた場合，症状が不完全な症例では残存麻酔や術後の浮腫による影響と考えて経過観察が可能な場合が多い．特に術直後から術翌日，術後1～2週間にかけて改善傾向を示す脳機能は早期回復が期待できる．また，術後1週間までの経過において症状が不安定で波を伴うことは覚醒下手術後によくみられる現象である．言語機能領域の手術症例では，術後早期に主要な神経ネットワークの機能が温存されているかどうかを簡易的に評価する．例えば，弓状束では復唱，下前頭後頭束では非言語性意味理解，ウェルニッケ領域では聴覚理解，ブローカ領域では流暢性などを行い，完全な障害を認める場合は想定外の問題が生じている可能性がある．感覚障害は回復が難しい機能の一つであるが，表在感覚は深部感覚に比べて改善しやすい．術中に視放線が同定され温存された症例では，一旦は完全な同名半盲に陥ったり温存視野にモヤモヤした違和感を訴えたりすることがあるが，1週間から1カ月にかけて劇的な改善を示す場合がある．患者さん，医療者ともに一喜一憂せずに，症状をしっかり観察しながら経過をみることが大切である．

おわりに

　覚醒下手術後における急性期神経症状について説明した．実際，術中の直接電気刺激により同定し温存できたと思われた神経症状の一過性増悪をよく経験する．症状の特徴と出現時期を周知することにより，余計な検査や治療が不要になるとともに，患者さんやその家族への適切な説明と病状の理解が可能となる．そのため，術後の症状の経過を詳細に評価，記録しておくことが大切である．想定外の症状が出現した場合には，その原因究明と治療に最善を尽くす必要がある．また，新たな神経機能ネットワークの発見につながる重要な所見である可能性も考慮したい．

文献

❶ Duffau H, Gatignol P, Mandonnet E, et al. Intraoperative subcortical stimulation mapping of language pathways in a consecutive series of 115 patients with Grade II glioma in the left dominant hemisphere. J Neurosurg. 2008; 109: 461-71.
❷ Dewan MC, White-Dzuro GA, Brinson PR, et al. Perioperative seizure in patients with glioma is associated with longer hospitalization, higher readmission, and decreased overall survival. J Neurosurg. 2016; 125: 1033-41.

［木下雅史］

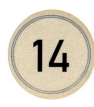

The Handbook of Awake Surgery

14 術後検査計画

> ▶Introduction▶
> 覚醒下手術は運動，感覚，言語やその他の高次脳機能といった機能温存を目的として行われる．したがって，意図した機能が温存できていたかを術後に確認することは術後の画像検査などと同じく重要である．一般に，覚醒下脳腫瘍摘出術直後は一過性に機能低下する場合が多いが，慢性期には回復する傾向がある．本章では，術後の機能評価の方法と時期，そして回復の見込みについて概説する．

I 術後評価の目的

術後の機能評価は主に，①覚醒下手術の効果判定（評価方法，評価技術の精度の検証を含む），②患者さんの早期の家庭・社会復帰のための支援を目的として行う．また，経時的に評価を行うことにより，現在の問題点を患者さん自身に把握してもらうこと，また問題に対する適切な対処方法や工夫点，今後の回復の見込みなどについて情報を提供することも，患者さんが術後早期に社会復帰し，家庭・社会生活を円滑に継続するためには必要である．

II 術後の評価法と時期　図14-1

評価法は，原則，術前評価で実施したのと同じ検査項目とする．一見，正常にみえたとしても，検査を行ってみると異常が明らかになることがある．したがって，術後障害をきたす可能性がある機能については，術前正常であったとしても検査を行っておくとよい．特に高次脳機能は，正常範囲の中でも，年齢や学歴，社会的背景，患者さんのモチベーションなどにより個人差が大きい．このため，術前と比較してどのように変化したかが重要である．た

| 手術 | 1週 | 1カ月 | 3〜6カ月 |

ベッドサイドでの評価　　術後評価と退院に向けた指導　　経過評価
　　　　　　　　　　　　　リハビリテーション　　　　　円滑な家庭・社会生活継続のための指導

  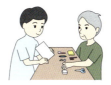 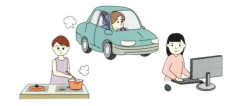

図14-1　術後の検査計画

だ，高次脳機能検査は時間を要すものであり，患者さんの負担も大きい．そこで，筆者らは，前頭葉，側頭葉，頭頂葉の病変に応じて，大まかに全ての主要な機能をカバーし，かつ必要最小限となるよう，検査項目をそれぞれで決めて実施している（検査項目の詳細は6章「タスク者の準備」を参照）．

　評価時期は，術後急性期と慢性期（術後3カ月以上経過後），少なくとも2回は行うのが望ましい．時期について，筆者らは，術後1週間〜10日頃の間に実施している．厳密な決まりがあるわけではないが，グリオーマにおいては，術後3〜4日頃が最もてんかんが起こりやすい[1]．また，術直後は，意識低下，せん妄，通過症候群，痛みなどにより検査に対する集中力が欠如するため，術後1週間頃から評価を行う．筆者らの施設では経過が良好ならば術後10日前後で退院するため，状態に応じてだが，この頃までに実施し終える．なお，術直後は様々な機能が低下している場合が多い．それは覚醒下手術において，限界まで摘出すると，機能は術直後，しばしば一過性に低下するからである[2]．術直後の検査は，現在の状態を把握し，一過性であるにせよ，機能障害が日常生活や社会生活に影響を与える可能性がないかを判断するために必要である．結果に応じて，患者さんに現状を伝えると共に，家庭や社会生活で起こりうる問題点，その対策や工夫点，回復の見込みなどを説明する．必要ならばリハビリテーションを実施する．慢性期の検査は，覚醒下手術の効果判定のために実施する．術後，一過性に低下した機能も，意図した機能と部位（皮質，神経線維）が温存できていれば，多くの機能は術後3カ月頃までには回復する[2,3]．したがって，覚醒下手術で実施した評価方法や技術の正確さを確認するためには，慢性期における評価が必要である．外来での検査は時間が限られているため，状況によっては，術中評価対象とした機能のみ，または，術直後に低下していた機能のみの確認でもよいかもしれない．

III 日常生活・社会生活への影響

　麻痺，感覚障害，言語障害は比較的，患者さん自身も，家族や周囲の人も理解しやすいが，その他の高次脳機能障害は患者さん本人さえ，なぜこのような不都合が生じているのかを理解できない場合も少なくない．そして，家族や周囲の人の理解を得ることはさらに難しい．また，障害名（例えば，視空間認知障害，注意障害など）を聞いても，実際にそれが今後の生活にどのような影響を及ぼす可能性があるのか，ほとんどの場合，全くイメージできていない．このため，生活に戻ってからトラブルが起こったり，逆に過剰に心配してなかなか社会生活に戻れないこともある．したがって，一過性であっても生活に影響を及ぼすと考えられる何らかの症状を認める場合は，患者さん自身，または家族に，現在認める症状と，それが生活にどのように現れる可能性があるかを伝えておくことは重要である．表14-1に，術後に起こりやすい高次脳機能障害と日常生活における具体的な症状の例を挙げた．なお，ここに挙げたのは一例であり，実際にはさらに多くの障害が生じうる．また，患者さんには生活背景に応じた具体的な情報提供が必要である．

表14-1 高次脳機能障害と日常生活への影響

高次脳機能障害	生活への影響の具体例
視空間認知	左側の物に気がつかない，よく物がなくなる・探すのに時間がかかる，車の運転時に左側の人や物に気が付かない，まっすぐに駐車できない，仕事でミスが増える，道に迷う
作業記憶	会話についていけない，テレビや本のストーリーが頭に入ってこない，"ながら"ができない，仕事のやり忘れが多い，他のことをすると前にしていたことがわからなくなる
メンタライジング	他の人の気持ちがわからない，過剰にマイペース，場の空気が読めない，状況判断で当然とるべきであろう行動ができない
注意	集中できない，すぐに気が散り一つのことを継続して行うことができない，ミスが増える（他の人に指摘される）
処理速度	全体的に仕事が遅くなった，家事に時間がかかる，頭がぼんやりする
記憶	覚えられない，思い出せない，頭に入ってこない，仕事で言われたはずなのにやっていないことが増える
失行	道具が何かはわかるのに上手く使えない，混乱する，使った経験のあるものは使えるが新しいものになると使えない，麻痺や感覚障害がないにもかかわらず手の使い方が拙劣になる
視覚運動失調	何かをとろうとすると手の位置がずれる，手元を見ない時に症状が著明に出現（車のワイパー操作，パソコンのブラインドタッチ，洗濯ハンガーを掛ける，何かをしながら物をとる，など）
地誌的見当識	地図が読めない，よく知っているはずの場所で道に迷う，景色に見覚えがない
相貌認知	顔を見ても誰かがわからない，声・髪型・服装・仕草であれば人を識別できる

IV 機能回復の見込み

前述したように，覚醒下手術を行った症例においては，術直後は一過性に低下するがほとんどの場合3カ月までに術前レベルまで回復し，重篤な機能障害を残すことはほとんどないといわれている[2,3]．また，WHO grade Ⅱ/Ⅲのグリオーマにおいては，術前の機能が正常であった場合は，障害されていた場合に比べ，術後3カ月時点で正常である可能性が高いこともわかってきた[4]．しかし，術後低下していた機能の回復の時期は，腫瘍の悪性度，機能低下の原因，機能の種類により異なる．例えば，機能低下の原因が浮腫ならば，その改善と共に早期に回復する．また，麻痺や言語障害の原因が補足運動野症候群ならば，急速に，多くの場合は数日から数週間で回復する 動画14-1 [5]．また，白質線維は機能代償が生じにくく[6〜8]，特に，神経機能ネットワークのうち中心的役割を果たす神経線維が損傷されると障害が残存する可能性がある．神経線維が損傷されているか否かについてはトラクトグラフィを用いた評価も有用である．また，high-grade gliomaの場合は覚醒下手術後に行う放射線治療や化学療法が即時の，また晩発性の機能低下を引き起こす可能性があるため[9,10]，lower-grade gliomaとは分けて考える必要がある．

おわりに

高次脳機能検査は時間を要すものであるため，患者さん，検査者双方にとって楽なものではない．しかし，患者さんの早期のスムーズな家庭・社会復帰，覚醒下手術の効果の検証の

ために必須であることはもちろん，脳科学の発展のためにも重要である．術後回復については，まだ解明されていない点が多くある．覚醒下手術は術前，術中，術後の3ポイントで脳機能を調べることができる唯一の方法であるため，今後，覚醒下手術症例を通して，術後回復のメカニズムが解明されていくかもしれない．

> **Tips** 覚醒下手術症例においては，温存された機能は術後回復する可能性が高い．そのため，術後一過性に障害を認めたとしても，いわゆる訓練室でのリハビリテーションに通い続けるより，状況が許す限り，できるだけ早く元の生活に戻ってもらう方がよいと筆者らは考えている．このため，退院後，経過評価を行い，結果や患者さんの訴えに応じて職場や家庭での対処方法を伝えることはスムーズな社会復帰と社会生活を継続するためには重要である．

文 献

1. Dewan MC, White-Dzuro GA, Brinson PR, et al. Perioperative seizure in patients with glioma is associated with longer hospitalization, higher readmission, and decreased overall survival. J Neurosurg. 2016; 125: 1033-41.
2. De Witt Hamer PC, Robles SG, Zwinderman AH, et al. Impact of intraoperative stimulation brain mapping on glioma surgery outcome: a meta-analysis. J Clin Oncol. 2012; 30: 2559-65.
3. Duffau H, Capelle L, Denvil D, et al. Functional recovery after surgical resection of low grade gliomas in eloquent brain: hypothesis of brain compensation. J Neurol Neurosurg Psychiatry. 2003; 74: 901-7.
4. Nakajima R, Kinoshita M, Miyashita K, et al. Damage of the right dorsal superior longitudinal fascicle by awake surgery for glioma causes persistent visuospatial dysfunction. Sci Rep. 2017; 7: 17158.
5. Krainik A, Duffau H, Capelle L, et al. Role of the healthy hemisphere in recovery after resection of the supplementary motor area. Neurology. 2004; 62: 1323-32.
6. Duffau H. Does post-lesional subcortical plasticity exist in the human brain? Neurosci Res. 2009; 65: 131-5.
7. Duffau H. The huge plastic potential of adult brain and the role of connectomics: new insights provided by serial mappings in glioma surgery. Cortex. 2014; 58: 325-37.
8. Ius T, Angelini E, Thiebaut de Schotten M, et al. Evidence for potentials and limitations of brain plasticity using an atlas of functional resectability of WHO grade II gliomas: towards a "minimal common brain". Neuroimage. 2011; 56: 992-1000.
9. Klein M, Heimans JJ, Aaronson NK, et al. Effect of radiotherapy and other treatment-related factors on mid-term to long-term cognitive sequelae in low-grade gliomas: a comparative study. Lancet. 2002; 360: 1361-8.
10. Douw L, Klein M, Fagel SS, et al. Cognitive and radiological effects of radiotherapy in patients with low-grade glioma: long-term follow-up. Lancet Neurol. 2009; 8: 810-8.

［中嶋理帆］

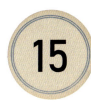

The Handbook of Awake Surgery

15 おわりに～覚醒下手術の今後の展望～

> ▶Introduction▶
> 覚醒下手術は今後どのように発展していくのか，改善点と発展の方向性から考えてみたい．

I 改善点

日本における覚醒下手術は黎明期で改善点はまだ多い．覚醒下手術を取り巻く機器の開発や，下記に掲げる点によってさらなる発展が望めると個人的には考えている．それに伴い，覚醒下手術はさらに洗練され多くの施設で広く行われることになるであろうと推測する．

1 MRI 画像からの作図手法の改善

術前計画では MRI 画像による病変の局在，拡散テンソルトラクトグラフィによる病変と近接する神経線維の詳細な分析が必要である．特に後者は，これまであまり知られていなかった白質神経線維の走行を 3D で把握することを可能にし，覚醒下手術において極めて有用なツールである．現時点の限界は，腫瘍周囲の浮腫が強い部分では白質神経線維を描出できないことが挙げられる．また，線維が交叉する部位の描出に限界があるとされている[1,2]．例えば，皮質脊髄路・脳梁と上縦束など神経線維交叉部で描出能が低下する．また，閾値設定によって恣意的に線維路を描出できてしまう．トラクトグラフィで描出された軌跡はあくまで仮想的なものであり，描かれた線維を鵜呑みにせず，術中電気刺激にて確認する姿勢が大切である．また，現時点では作図に個人の技量が大きく左右される．神経線維束の知識に優れた人とそうでない人のシミュレーション画像は全く異なる．しかし，近い将来，自動的に作図するソフトウェアが開発されることで個人差，施設間差がわずかになるであろう．こういった画像技術が進歩すれば術前のさらに綿密なシミュレーションが可能になると予測する．

2 タスクの開発

現在筆者らが用いている高次脳機能タスクが最適であるかは不明であり，まだ手探りの状態である．運動機能，体性感覚機能，視機能はそれぞれ錐体路，感覚路，視路が一対一対応として存在し，経路の電気刺激が単一の障害をきたす，あるいは症状を誘発する．しかし，高次脳機能は一対一対応とならない場合が多い．1 種類のタスクが複数の機能を反映している場合や，複数のタスクが 1 つの場所で陽性所見を示す場合がある．現在はこれらの問題点を熟知して，術中のタスク判定を行っているが，今後はより特異度の高いタスクを開発する必要がある．そのためには，高次脳機能研究者の協力を得て，試行錯誤を繰り返しながら工夫改善し，良いタスクを模索するしかない．また現時点ではタスクの選択や方法は施設によって異なり，統一されていない．いずれは，高精度のタスクは施設間での差がなく，広く使われることで画一的な覚醒下手術が可能になるであろう．

3 タスク者の養成

　覚醒下手術のキーとなるのは，術者とタスク者との連携である．タスク者の掛け声に合わせてタイミング良く術者は電気刺激をしなくてはならない．このように，電気刺激のタイミングには術者とタスク者との阿吽の呼吸が必要であるため，術者とタスク者との良い連携を図ることが重要である．タスク者は機能障害の判定に慣れた神経内科医・作業療法士・言語聴覚士・臨床心理士が適切であるが，施設によってはこれらの職種のスタッフが確保できず，脳神経外科医が行っている．タスク者はタスク別に機能低下の特徴や種類を的確に捉える訓練が必要である．タスク者にとって重要なことは，回答の正誤やタスク遂行の可否だけでなく，回答までの速さや自覚症状を含む患者さんの反応の詳細な観察により，微妙な陽性所見を捉える技術である．覚醒下手術のように特殊な状況で，患者さんの反応を瞬時に判定できるタスク者の養成は，今後本手術のさらなる発展のためには必須である．

4 真に覚醒下手術が必要な症例を見極める

　運動領域，感覚領域，視覚領域のマッピングで陽性反応を得た部位の摘出は，対応する機能の永続的な障害に直結する．しかし，高次脳機能タスクで陽性所見を呈する部位の摘出が恒久的な機能障害に直結するとは限らない．高次脳機能については術後に一過性の機能障害をきたしても機能回復が高い確率で認められる[3～5]．機能回復が確実に起こるのであれば，術中に機能局在を調べ温存する必要はないと考える．術後の長期間にわたる定期的な検査により，高次脳機能の推移を観察することで高次脳機能回復の特徴を明らかにする必要がある．現時点では回復する高次脳機能と回復困難な高次脳機能は明らかになっていない．筆者らの解析では視空間認知機能，作業記憶は一旦障害されると改善が得られにくいとの結果を得ている[6,7]．こういった機能は覚醒下モニタリングの適応になる．一方で処理速度，流暢性，社会的認知機能は，術後急性期の障害が慢性期までに回復する可能性が高い[7]．これらの機能については覚醒下モニタリングの必要性は低い．さらに，高次脳機能について永続障害の原因となるような機能中心を担う損傷部位，および機能回復が高確率で起こる損傷部位を明らかにしていく必要がある．画像統計解析技術は進歩しており，術前術後のMRI画像と，患者さんの症状の推移を組み合わせて解析することにより徐々に明らかになると考えている．

5 知られていない脳機能の解明

　術後に患者さんの何らかの違和感を，患者さん本人・家族あるいは医療者が感じることがあっても，通常の神経心理学的検査では明らかな異常が指摘できない場合がある．しかし，もし，その"違和感"を感じる機能障害が患者の術後QOLに影響を及ぼすとすれば，覚醒下手術において機能温存が必要かもしれない．脳科学の進歩により脳機能の理解がさらに進み，それに対応した術中タスクが確立されれば覚醒下手術のレベルが格段に上がるであろう．

Ⅱ 発展の方向性

　覚醒下マッピングでは，これまで全身麻酔手術では術中には決して知り得なかった脳機能の情報をリアルタイムに取得できる．脳神経外科手術に新しい考え方をもたらし，外科手術成績の向上が見込まれる．また，覚醒下手術はヒトの生きた脳に直接アプローチできる唯一の手段であり，本手術から多くの新たな科学的知見が得られる．今後覚醒下手術を起点として脳科学研究が大きく進展すると考えられる．様々な研究領域の研究者が協力し，アイディアを出し合いブレインストーミングを行うことでより学問的に発展するであろう 図15-1．特に下記の研究領域には影響を与えると思われる．ただし，覚醒下手術の本質は病変の安全・確実な摘出による患者さんの利益が目的であり，科学の発展はこれに付随するものである．覚醒下手術に携わる医療者はこれを常に銘記し，研究を目的とした患者さんの不利益になるような余計な電気刺激や余分なタスクは控える．

1 脳手術コンセプト

　これまで脳手術は機能局在の目安になる解剖学的指標を重要視して行われてきた．一方で覚醒下手術では機能局在を解剖学的指標に頼らずリアルタイムで直接知ることができる．これは，脳病変に対する外科的治療の明確な摘出限界を脳機能温存の観点から科学的に規定することを可能にした．特にグリオーマの摘出術においては"摘出限界を解剖学的指標ではなく，術中に同定する機能局在を指標とする"根本的な手術指針のパラダイムシフトが生じる可能性がある．

2 脳の機能局在

　覚醒下手術では，覚醒下でヒトの神経線維を電気刺激することにより神経回路を一過性に遮断，または興奮させることで脳機能を直接調べることを可能にした．本手法によりこれまで明らかにされなかったヒト脳機能の局在が明らかになっていくと思われる．

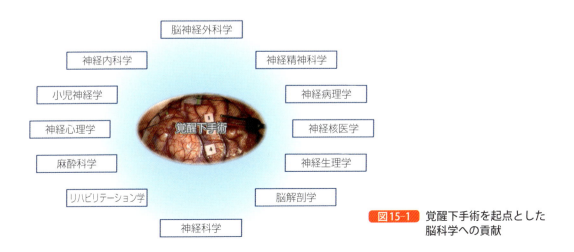

図15-1　覚醒下手術を起点とした脳科学への貢献

Ch. 15 ● おわりに〜覚醒下手術の今後の展望〜

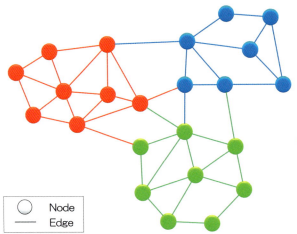

図15-2 グラフ理論
グラフ理論では，ネットワークを点（node）と線（edge）で表現する．脳の特定の機能を担う領域は複数のnodeにより構成され，機能単位は他の機能単位とedgeにより結びつくことで統合的な脳の働きが成立する．

3 脳の可塑性

環境に適応するために，脳には神経細胞同士の連結構造を組み替え，この変化を保ち続ける性質を持つとする"脳の可塑性"は1970年代に唱えられた比較的新しい概念である[8]．発達期の脳において顕著に脳の可塑性が観察される．成人脳においては緩徐に進行する脳腫瘍では，脳の可塑性による神経回路の再編成が起こることが知られている[9]．また，術後の脳機能障害が慢性期には回復を認める場合があるのも脳の可塑性によるものと考えられる．このような脳の可塑性は新しい神経回路が機能することによって起こるとされるが[3]，解剖学的には本来存在するものの機能していない神経線維が近隣脳の慢性的な傷害性刺激により代償的に機能するようになるのか，新たな神経線維が形成され新規のネットワークが構成されるのかは不明である．覚醒下手術症例の詳細な機能評価，画像統計解析，解剖学的観察，そして覚醒下手術による直接的証明により脳の可塑性を担う神経回路の再編成の詳細を明らかにできる可能性がある．

4 脳機能ネットワーク

脳科学の分野では，脳は近隣の脳で構成される機能単位とその機能単位同士を複数の神経線維で結び付けて有機的に活動させるとする"グラフ理論"が注目されている[10] 図15-2．いまだ明らかにされていない脳機能ネットワークの研究に覚醒下手術がブレイクスルーをもたらすかもしれない．

> **Tips** 覚醒下手術により機能温存を担保しながら病変摘出率の向上が可能になった．本手術法は医療に直接役立つのみならず，脳科学研究への貢献が期待できる．本手術に関わる医療者・研究者はそのような視点からも手術に臨み，神秘の臓器"脳"の解明に努めていただきたい．

文 献

❶ Jones DK. Studying connections in the living human brain with diffusion MRI. Cortex. 2008; 44: 936-52.

❷ Dell'Acqua F, Catani M. Structural human brain networks: hot topics in diffusion tractography. Curr Opin Neurol. 2012; 25: 375-83.

❸ Duffau H, Capelle L, Denvil D, et al. Functional recovery after surgical resection of low grade gliomas in eloquent brain: hypothesis of brain compensation. J Neurol Neurosurg Psychiatry. 2003; 74: 901-7.

❹ van Dellen E, Douw L, Hillebrand A, et al. MEG network differences between low- and high-grade glioma related to epilepsy and cognition. PLoS One. 2012; 7: e50122.

❺ Groshev A, Padalia D, Patel S, et al. Clinical outcomes from maximum-safe resection of primary and metastatic brain tumors using awake craniotomy. Clin Neurol Neurosurg. 2017; 157: 25-30.

❻ Kinoshita M, Nakajima R, Shinohara H, et al. Chronic spatial working memory deficit associated with the superior longitudinal fasciculus: a study using voxel-based lesion-symptom mapping and intraoperative direct stimulation in right prefrontal glioma surgery. J Neurosurg. 2016; 125: 1024-32.

❼ Nakajima R, Kinoshita M, Miyashita K, et al. Damage of the right dorsal superior longitudinal fascicle by awake surgery for glioma causes persistent visuospatial dysfunction. Sci Rep. 2017; 7: 17158.

❽ Des Rosiers MH, Sakurada O, Jehle J, et al. Functional plasticity in the immature striate cortex of the monkey shown by the [14C]deoxyglucose method. Science. 1978; 200: 447-9.

❾ Hayashi Y, Nakada M, Kinoshita M, et al. Functional reorganization in the patient with progressing glioma of the pure primary motor cortex: a case report with special reference to the topographic central sulcus defined by somatosensory-evoked potential. World Neurosurg. 2014; 82: 536.e1-4.

❿ Chiang S, Haneef Z. Graph theory findings in the pathophysiology of temporal lobe epilepsy. Clin Neurophysiol. 2014; 125: 1295-305.

［中田光俊］

索引

数字

2-back 課題	107
4 分割絵画課題	100, 168

あ

アセトアミノフェン	60, 66, 182, 188
アトロピン硫酸塩水和物	57
アナルトリー	50, 142, 146
アラーム	201
アラームポイント	130, 198

い

閾値上刺激	129
異常運動	82
異常感覚	86, 155
異常反応	75
位相の逆転	123
一次運動野	80
異方性	39
異方性拡散	39
意味記憶	105
意味性錯読	92
意欲低下	190
陰性運動ネットワーク	81, 150, 196
陰性運動反応	83
陰性反応	67

う・え

ウェルニッケ失語	90
運動	80
運動覚	86
運動コントロール	20
運動停止	196
運動の加速	83
エアウェイスコープ	183

お

悪心	188
悪心, 嘔吐	182
音韻性錯語	90, 160
音韻性錯読	92
音読課題	95, 101

か

外側膝状体	100
回答方法	76
カウンティング課題	94
書き取り課題	95
拡散強調画像	39
拡散テンソル画像	39
拡散テンソルトラクトグラフィ	217
覚醒下手術記録装置	28
覚醒下手術ことはじめ 10 箇条	26
覚醒下手術のエビデンス	1
拡大摘出	4
確率論的方法	41
下肢 SSEP	135
下縦束	17, 93
下前頭後頭束	18, 93
可塑性	220
感覚	195
感覚障害	11, 85
感覚路	10
眼窩上神経	49
換気困難	183
喚語困難	90, 165

き

偽陰性	198
吃音	20
機能回復	215, 218
機能シフト	3
機能代償	215
機能評価	52
休憩	78
弓状束	16, 93, 165
境界型悪性グリオーマ	2
胸腔内圧	65
偽陽性	111, 128, 130, 135, 192, 195, 198
協調運動障害	83, 196
局所麻酔	34, 58
局所麻酔中毒	34, 58
極性交互波	66
記録装置	28
筋弛緩モニター	59
筋弛緩薬	57, 61, 117
筋収縮	81

く

グラフ理論	220
グリッド電極	118

け

経頭蓋刺激法	116, 127
経頭蓋刺激 MEP	199, 200
経脳溝アプローチ	68
痙攣	183, 188
痙攣重積	211
決定論的方法	41
言語マッピング	88
検査法	52
幻視	99
健忘失語	90

こ

膠芽腫	3
抗痙攣薬	183
後索・内側毛体路	10, 85
高次脳機能	103, 172, 178, 218

索引

[こ続き]

高次脳機能検査	213, 217
高次脳機能障害	214
高次のメンタライジング課題	146
鉤状束	22, 93
後発射	67, 124, 198
後方上縦束	16, 93
交連線維	7
呼称課題	71, 94
誤信念課題	108
語性錯語	90, 165
コントロールデータ	195

さ

再挿管	185
最大上刺激	129
再発形式	3
再麻酔導入	61
作業記憶	14, 103, 107, 218
寒気	187

し

耳介側頭神経	49
視覚性錯読	92
視覚野	99, 167
視覚誘発電位	12
視空間認知機能	103, 106, 175, 194, 218
視空間認知障害	14
刺激強度	66
刺激後発射	49, 50, 66
刺激時間	76
刺激電極	118
刺激頻度	66
施設認定	36
失読失書	92
失名辞失語	90
シバリング	187
視放線	11, 99, 212
シミュレーション	54
社会的認知機能	218
視野	195
視野障害	194
自由会話	95
手術の説明	35
術後回復	77
術前練習	54
術中タスク	74
腫瘍内出血	190
純粋失書	92
純粋失読	91
上肢 SSEP	133
小指外転筋	117
上縦束	12, 93
小発作	188
書字	13
処理速度	218
視路	99
神経ブロック	49
浸潤麻酔	49, 50
新造語	90
深部感覚	86

す

遂行機能	14, 22
錐体路	9, 144
錐体路障害	204
数唱課題	66
スクリュー電極	118
ステロイド	59
スパイラル気管チューブ	185
スパスム	203

せ

精神的不安	189
声門上器具	57
脊髄視床路	10, 85
接触インピーダンス	116
前脛骨筋	117
閃光	99
全失語	91
全身麻酔導入	57
前頭斜走路	20, 80, 94, 210
前頭線条体線維	210
前頭線条体路	20, 80, 146, 147
線分二等分検査	101, 106, 142, 151, 170, 175, 194, 195

そ

双極刺激電極	120
相貌失認	18
相貌認知	18
側臥位	34, 62
側性化	9
側頭頭頂葉境界部	164

た

大・小後頭神経	49
体位	34
帯状回	180
帯状束	21, 179
体性感覚野	153
体性感覚誘発電位	133
大発作	188
タイミング	193, 194
タスク者	218
タスク装置	29
タスクの選定法	74
タスクの作り方	75
短母指外転筋	117

ち

チーム医療	26
注意機能	22, 105, 109
注意障害	105
中縦束	23
中心後回	85, 155
中心溝の同定	123
中心路	99
聴覚的理解課題	95
鳥距溝	99
超皮質性運動失語	91
超皮質性感覚失語	91
直接電気刺激	66
直接路	99
鎮静薬	57
鎮痛薬	57

て

低次のメンタライジング課題	175
適応症例	30

と

デキサメタゾン	188
デクスメデトミジン	66, 182, 188, 189
デフォルトモードネットワーク	22
デュアルタスク	82, 175, 196
電気刺激	76, 114
伝導失語	90

と

投射線維	7
疼痛	59, 182, 188
等方性拡散	39
動脈圧ライン	58
トラクトグラフィ	39

な・に

軟膜下剝離	69
二相性電流	66
二相性波	66
日常生活	214, 215

ね

ネガティブコントロール	67
ネガティブマッピングテクニック	51, 66, 67
眠気	192

の

脳圧亢進	189
脳皮質マッピング	125
脳表刺激 MEP	199, 200
脳表直接刺激法	116, 131
脳浮腫	43

は

パーカー気管チューブ	185
背側上縦束	12, 93
波形の位相	123
バタフライ型神経膠腫	158
パフォーマンス	78, 88
パルス幅	66
半側空間無視	103, 194

ひ

非言語性意味記憶	105, 109
非言語性意味理解	19
非言語性意味理解課題	97, 101
皮質-皮質間誘発電位	50, 136
皮質下刺激	132
皮質下刺激 MEP	199
皮質下マッピング	5, 68
皮質マッピング	5, 67
ビデオ喉頭鏡	183
表在感覚	86
疲労	78, 192

ふ

フィルター	117
フェンスポスト	146, 175
復唱課題	96
復唱障害	17
腹側上縦束	15, 93
不随意運動	83
物品呼称	82
ブラインド	195, 197
ブローカ失語	89
プローブ電極	66
プロクロルペラジン	60, 182
プロポフォール	57, 59, 189

ほ

母趾外転筋	117
ポジティブマッピングテクニック	51, 67
ホスフェニトイン	189
補足運動野	72, 80, 146, 147, 148, 150, 175, 178, 210

ま・み

マイヤーループ	11, 99
麻酔	117
麻酔管理	56
マックグラス	183
麻痺	10
見逃し	192, 195

む・め

霧視	99
メトクロプラミド	60, 182, 188
メペリジン	187
メンタライジング	19, 21, 105, 108

ゆ・よ

誘発電位	114
陽性所見	76
陽性反応	67, 89
抑制機能	109

り

リスクファクター	56
リドカイン	49, 58
硫酸マグネシウム	187
流暢性	20, 218
倫理委員会	29

れ

レベチラセタム	189
レボブピバカイン	49
レミフェンタニル	57, 59
連合線維	7

ろ

ロクロニウム	57
ロピバカイン	49, 58

A

acceleration	150
after discharge	49, 50, 66, 124, 198
air-Q	185
Aldrete スコアリングシステム	59
alternating wave	66
anarthria	50
anisotropy	39
arterial spin labeling（ASL）	210
Asleep	47

Asleep-Awake-Asleep 法　46	frontal aslant tract（FAT） 20, 81	**S**
Awake　47, 65	fronto-striatal tract（FST） 146	sensory evoked potential（SEP）　48, 123
B	**G**	SLF（superior longitudinal fascicle）II　12
belly-tendon 法　128	Grade II glioma　2	SLF III　15
biphasic wave　66	Grade III glioma　2	SLF-tp　16
bispectral index　58, 66	**I**	somatosensory evoked potential（SSEP）　120
BIS モニター　58, 59, 66	i-gel　61, 185	Stroop 課題　109, 161, 180
C	inferior fronto-occipital fascicles（IFOF）　18	subcallosal fasciculus（FST）　81
calcarine sulcus　99	isotropy　39	subcortical mapping　68
central bundle　99	**K**	subpial dissection　69, 70
color-coded map　43	kissing effect　44	supplementary motor area（SMA）　80, 196
cortex MEP（Co-MEP）　131	**M**	SMA 症候群　83, 196
cortical mapping　67	Meyer's loop　11, 99	SMA 症状　196
cortico-cortical evoked potential（CCEP）　50, 136	motor evoked potential（MEP）　48, 116	supratotal resection　2
crossing effect　44	multi-train 刺激　130	**T**
D	**N**	temporo-parietal junction（TPJ）　164
deterministic tractography　41	negative control　67	train 刺激　116
diffusion tensor image（DTI）　39	negative motor response　50	trans-sulcal approach　68
diffusion weighted image（DWI）　40	NSAIDs　66	transcranial MEP（Tc-MEP）　127
direct bundle　99	**O**	**U**
dystonic movement　195	onco-functional balance　74	U-fiber　68, 69
E	**P**	**Y**
eloquent area　2	Papez の回路　22	Yakovlev の回路　22
F	probabilistic tractography　41	
fiber tracking 法　41	Pyramid and Palms Tree Test　109	
fractional anisotropy value（FA 値）　40		

<ruby>覚醒下手術<rt>かくせい か しゅじゅつ</rt></ruby> ことはじめ　　　　Ⓒ

発　行	2019年3月15日	初版1刷

編著者　<ruby>中田光俊<rt>なか だ みつ とし</rt></ruby>

発行者　株式会社　中外医学社
　　　　代表取締役　青　木　　滋

〒162-0805　東京都新宿区矢来町 62
電　　話　03-3268-2701（代）
振替口座　00190-1-98814 番

印刷・製本/三報社印刷（株）　　　〈MS・KN〉
ISBN978-4-498-32832-7　　　Printed in Japan

JCOPY ＜(社)出版者著作権管理機構 委託出版物＞

本書の無断複製は著作権法上での例外を除き禁じられています．
複製される場合は，そのつど事前に，(社)出版者著作権管理機構
（電話 03-5244-5088, FAX 03-5244-5089, e-mail: info@jcopy.
or.jp）の許諾を得てください．